JOE MANGANIELLO

Men's Healths 100 fitteste Männer aller Zeiten
Men's Healths Beach Body Nr. 1 in der Welt
Men's Fitness' 25 fitteste Männer des Jahres

EXTREM FIT

„Es war ein Glücksfall, dass ich Joe vor ein paar Jahren im Aufenthaltsraum bei den NFLPA-Pulse-Awards traf. Er und sein Trainer kamen zu mir und wir begannen sofort über Arbeitsmoral und Disziplin zu reden, und zwar im Zusammenhang mit Gesundheit und Ernährung. Wir waren uns darüber einig, was harte Arbeit und Hingabe bedeuten und was wir tun müssen, damit diese beiden Aspekte sich für uns auszahlen, wenn wir sie ernst nehmen. Seither sind etwa zwei Jahre vergangen und ich kann ehrlich sagen, dass ich Glück hatte und mich inspiriert fühle – Joe hat mein Leben positiv beeinflusst! Machen Sie mit!"

– Marcedes Lewis, Tight End der All-Pro
NFL Jacksonville Jaguars

„Ich bin mir ziemlich sicher, dass Joe Manganiellos Foto neben der Definition des Begriffs Fitness in Webster's Dictionary zu sehen ist. Aber wenn das nicht ausreicht, um ihm zuzuhören: Er ist einer der kreativsten und motiviertesten Menschen, die ich kenne. Er wird Sie inspirieren. Und wenn Ihnen das immer noch nicht genügt: Wer dieses Buch kauft, bekommt einen kostenlosen Lapdance!"

– Channing Tatum, *People's* Mann mit dem größten Sexappeal 2012

„Es ist unglaublich, in welcher Form er ist. Manche sagten beim Drehen scherzhaft, er sei eine lebende Computeranimation."

– Steven Soderbergh, Regisseur von „Magic Mike"

„Ich kenne Joe seit fast zwanzig Jahren. Er überzeugt durch sein Beispiel. Ich kenne keinen, der ein so umfassendes, ausgewogenes Wissen über Training und Fitness besitzt, und das sieht man ihm an. Außerdem steht er zu seinem Wort: Mit diesem Buch werden Sie Erfolg haben. Mit den einfachen Übungen und Ernährungsratschlägen, die er mir gegeben hat, habe ich in einem Monat fast zehn Pfund Muskelmasse zugelegt. Hören Sie Joe zu – er lässt Sie nicht im Stich!"

– Matt Bomer, Star der US-Fernsehserie „White Collar"

„Wenn Sie wissen wollen, ob Joe Manganiello etwas von Gesundheit und Fitness versteht, DANN SCHAUEN SIE IHN EINFACH AN. Okay, hören Sie auf, ihn anzustarren – jetzt werden Sie aufdringlich."

– Chris Hardwick, Moderator der Talkshows „Talking Dead" bei *AMC* und „The Nerdist" bei *BBC America*

„Als ich in Atlanta filmte, arbeiteten Joe und ich regelmäßig und hart mit Gewichten. Er zeigte mir einige seiner Übungen und weihte mich in ein paar Geheimnisse ein. Als ich wieder zu Hause war, wurde meine Frau ECHT scharf! Danke, Kumpel! Wer sich gerne flachlegen lässt, muss Joes Buch lesen!"

– Max Martini, Star in „Pacific Rim" von Warner Brothers

„Man hört oft von Schauspielern, die wegen eines Films abnehmen oder zunehmen. Joe lebt sein Programm 24 Stunden am Tag und sieben Tage in der Woche. Haben Sie sich je gefragt, warum er so oft auf Titelseiten zu sehen ist? Nun, er ist immer bereit. Ich trainiere seit über 40 Jahren und weiß, dass man zweierlei braucht, um einen Körper wie diesen zu bekommen: eine unglaubliche Arbeitsmoral und eine übermenschliche Disziplin. Joe besitzt beides und kennt obendrein die perfekte Ernährung. Probieren geht über Studieren!"

– „Big Sexy" Kevin Nash, ehemaliger WWE-Champion

EXTREM FIT

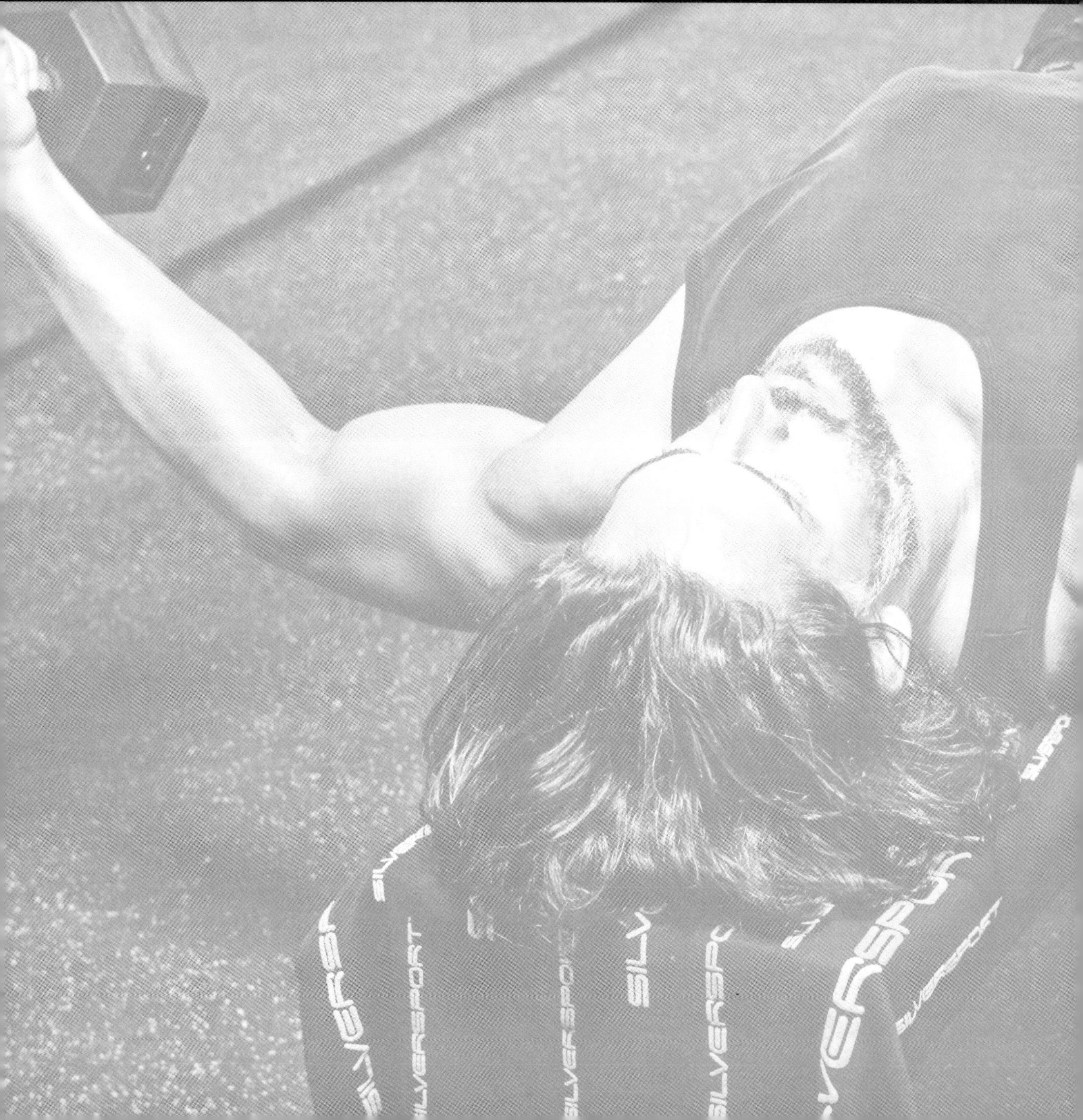

Das ultimative Training für echte Kerle

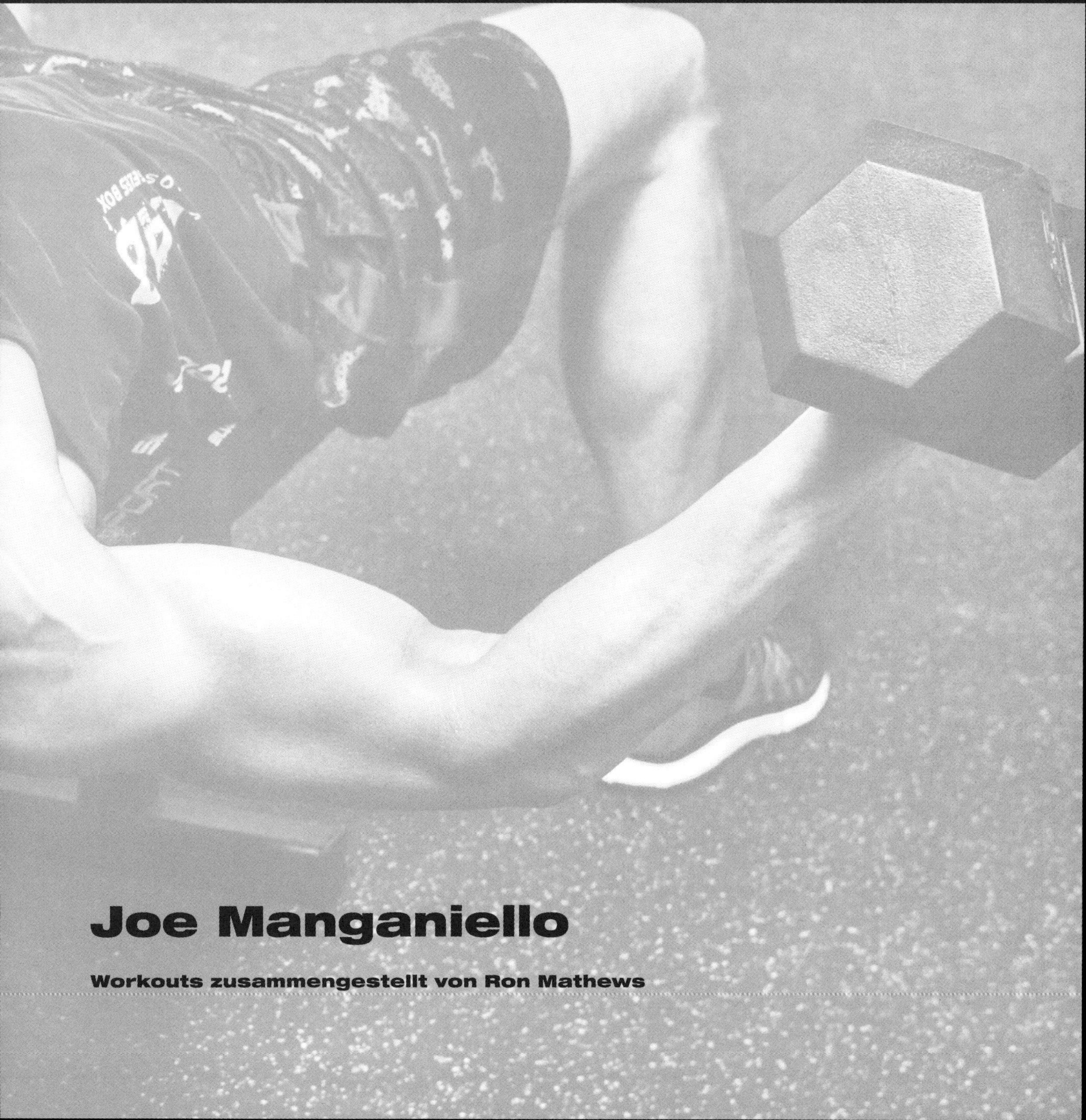

Joe Manganiello

Workouts zusammengestellt von Ron Mathews

Die Originalausgabe erschien unter dem Titel
Evolution: The Cutting-Edge Guide to Breaking Down Mental Walls
and Building the Body You've Always Wanted

ISBN 978-1-4767-1670-1

3. Auflage 2016

Übersetzung: Martin Rometsch
Covergestaltung: Johanna Wack
Gestaltung und Satz: Tanja Erhardt
Lektorat: Elke Sabat
Druck: Florjančič Tisk d.o.o., Slowenien

ISBN 978-3-86470-213-6

Bibliografische Information der Deutschen Nationalbibliothek:
Die Deutsche Nationalbibliothek verzeichnet diese Publikation in der
Deutschen Nationalbibliografie; detaillierte bibliografische Daten
sind im Internet über <http://dnb.d-nb.de> abrufbar.

BÖRSEN MEDIEN
AKTIENGESELLSCHAFT

Postfach 1449 • 95305 Kulmbach
Tel: +49 9221 9051-0 • Fax: +49 9221 9051-4444
E-Mail: buecher@boersenmedien.de
www.books4success.de
www.facebook.com/books4success

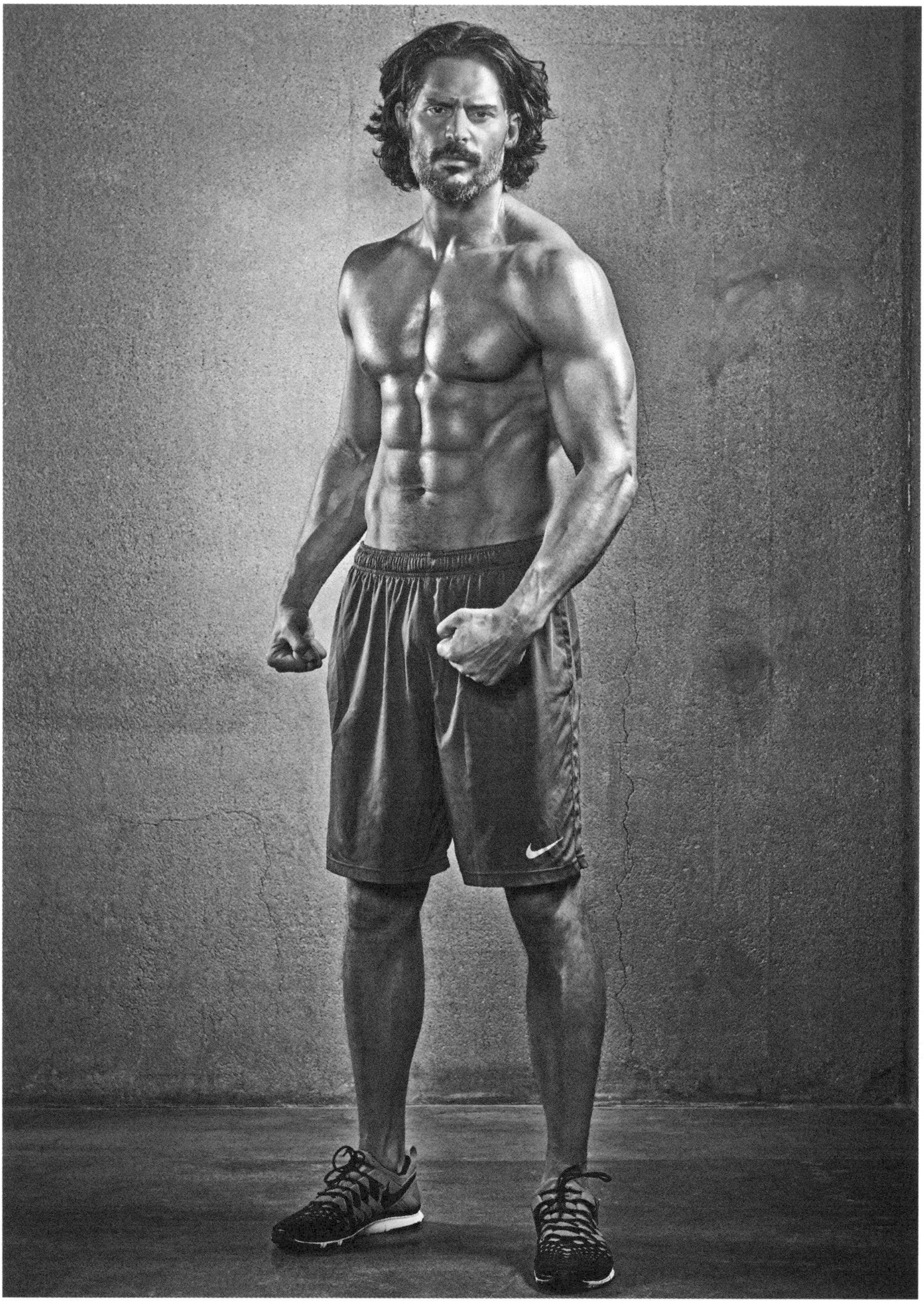

INHALT

Brust

Rücken

Beine

Trizeps

Deltamuskeln

Bizeps

Dynamisches Aufwärmen

Bauchmuskeln

Vorwort von Arnold Schwarzenegger

In diesem Jahr habe ich einen Menschen verloren, der mir sehr nahe stand und mein Leben prägte. Joe Weider starb im März und ich verlor eine Vaterfigur und einen Mentor. Gleichzeitig verlor die Welt einen der größten Verfechter des Fitnesstrainings, den Vater des Bodybuildings.

Falls Sie es nicht wissen: Joe Weider inspirierte mich mit seinen Zeitschriften dazu, Bodybuilding als Erfolgsanleitung zu begreifen, und er brachte mich nach Amerika, damit ich alle meine Träume erfüllen konnte. Joe gab den Anstoß zu der Fitnesskampagne, an der ich mich seit über vier Jahrzehnten beteilige.

Als wir uns hinsetzten, um seine Gedenkfeier zu planen, wollte ich ihm Ehre erweisen und seinen enormen Einfluss auf die Menschheit aufzeigen. Selbstverständlich luden wir Bodybuilding-Legenden wie Franco Columbu und Lou Ferrigno als Redner ein.

Aber ich wollte auch jemanden einladen, der die nächste Generation der Actionstars und Kraftsportler repräsentierte, um allen klarzumachen, was Joe geleistet hatte.

Am Anfang meiner Karriere, als ich begann, für Fitness zu werben, waren Fitnessstudios Verliese, die vor den meisten Menschen versteckt wurden. Die Leute sprachen im Flüsterton über Krafttraining – als würden nur Verrückte es praktizieren. Heute gibt es überall Fitnessstudios und die Ärzte befürworten das Krafttraining.

Als ich begann, einen jüngeren Redner zu suchen, der Joe Weiders Vermächtnis nachempfinden konnte und sich als neuer Fahnenträger der Fitnesskampagne eignete, lag die Wahl auf der Hand.

Ich rief meinen Freund Joe Manganiello an.

„Joe, am kommenden Wochenende ist die Gedenkfeier für Joe Weider und ich möchte, dass du darüber sprichst, was er dir bedeutet hat."

Er schien verdutzt zu sein. „Im Ernst, Arnold? Dort wird es von Bodybuilding-Stars wimmeln. Ich weiß nicht, ob ich es so weit gebracht habe, dass ich auf diesem Podium sprechen darf."

Ich sagte: „Wir sehen uns am Sonntag."

Für mich war klar, dass Joe auf dieses Podium gehörte.
Als wir zusammen an unserem Film „Sabotage“ arbeiteten, fiel mir Joes Leidenschaft für Gesundheit und Fitness sofort auf. Nun ja, das stimmt nicht ganz. Zuerst bemerkte ich seine mächtigen Arme und seine Deltamuskeln, groß wie Kanonenkugeln.
Wir aßen fast jeden Tag gemeinsam zu Mittag und ich entdeckte, dass wir vieles gemeinsam haben. Joe arbeitete als Maurer, um bis zu seinem großen Durchbruch über die Runden zu kommen. Und ich war ein Bauarbeiter, der mit seinem besten Freund Franco eine Maurerfirma gründete, die uns über Wasser hielt, solange wir vom Bodybuilding nicht leben konnten. Falls alles andere schiefging, wussten wir, dass wir zusammen eine fantastische Baufirma gründen konnten.
Je länger wir redeten, desto stärker wurde mein Eindruck, dass Joe der richtige Mann war, um weiter für den Fitnesskreuzzug zu kämpfen, den Joe Weider begonnen und den ich in all diesen Jahren fortgesetzt hatte. Joe glaubt wirklich an Fitness. Er macht keine Crashdiät, nur weil in seinem Vertrag steht, dass er ohne Hemd großartig aussehen muss. Er hätte immer noch diesen Bizeps, selbst wenn er nie seinen Durchbruch erlebt hätte und immer noch als Maurer arbeiten würde. Und vor allem glaubt er an die gute alte harte Arbeit. Jeder sieht, dass sich diese Einstellung für ihn ausgezahlt hat: Joes Körper ist im Film und im Fernsehen sein Partner, weil er so hart trainiert. Und er ist zum Sexsymbol und zur Inspiration für Männer und Frauen geworden.
Wir sprachen immer wieder über unsere gemeinsame Überzeugung, dass es keine Abkürzung zu Gesundheit und Fitness gibt. Wir glauben beide fest daran, dass jede Minute, die Sie damit vergeudet haben, nach einer Abkürzung oder nach einem Zaubermittel zu suchen, eine Minute war, in der Sie sich den Arsch hätten aufreißen können.
Eines Tages sagte Joe, er wolle dieses Buch schreiben. Als er jung war, hatte ich ihn mit „Das große Bodybuilding Buch“ inspiriert und nun wollte er die nächste Generation inspirieren.
Ich war hocherfreut.
Dieses Buch will die Leser wachrütteln. Es ist ein Wecker, der klingelt, um Ihnen zu sagen, dass Sie nicht länger warten dürfen. Hören Sie auf

zu jammern, beginnen Sie mit Ihrer Evolution und seien Sie die beste Version Ihrer selbst.

Nicht morgen. Jetzt.

Es ist nicht leicht, „die beste Version Ihrer selbst“ zu definieren. Lassen Sie es mich so erklären:

Gehen Sie jeden Abend als die beste Version Ihrer selbst zu Bett ... die bisher beste.

Wachen Sie jeden Morgen als die beste Version Ihrer selbst auf, und zwar mit dem Vorsatz, am Ende des Tages eine neue, bessere Version zu sein.

Ich habe das immer „hungrig bleiben“ genannt. Joe nennt es „Evolution“. Einerlei, wie Sie es nennen, es ist der Weg zu einem glücklichen und gesunden Leben.

Dieses Buch verspricht weder Zaubermittel noch technischen Schnickschnack. Darum gefällt es mir. Aber wenn Sie es heute zu lesen beginnen, werden Sie morgen besser sein. Und am nächsten Tag. Und am Tag danach.

Als Joe an jenem Sonntag bei der Gedenkfeier für Joe Weider auf dem Podium stand und den Gästen erzählte, wie stolz es ihn mache, dass aus dem kleinen träumenden Jungen, der Weider-Magazine las, der Mann auf der Titelseite des meistgelesenen Fitness- und Bodybuilding-Magazins der Welt geworden sei, der die nächste Generation inspiriere, wusste ich, dass ich die richtige Wahl getroffen hatte.

Du hast es geschafft, Joe.

Für alle anderen gilt: Aufgepasst!

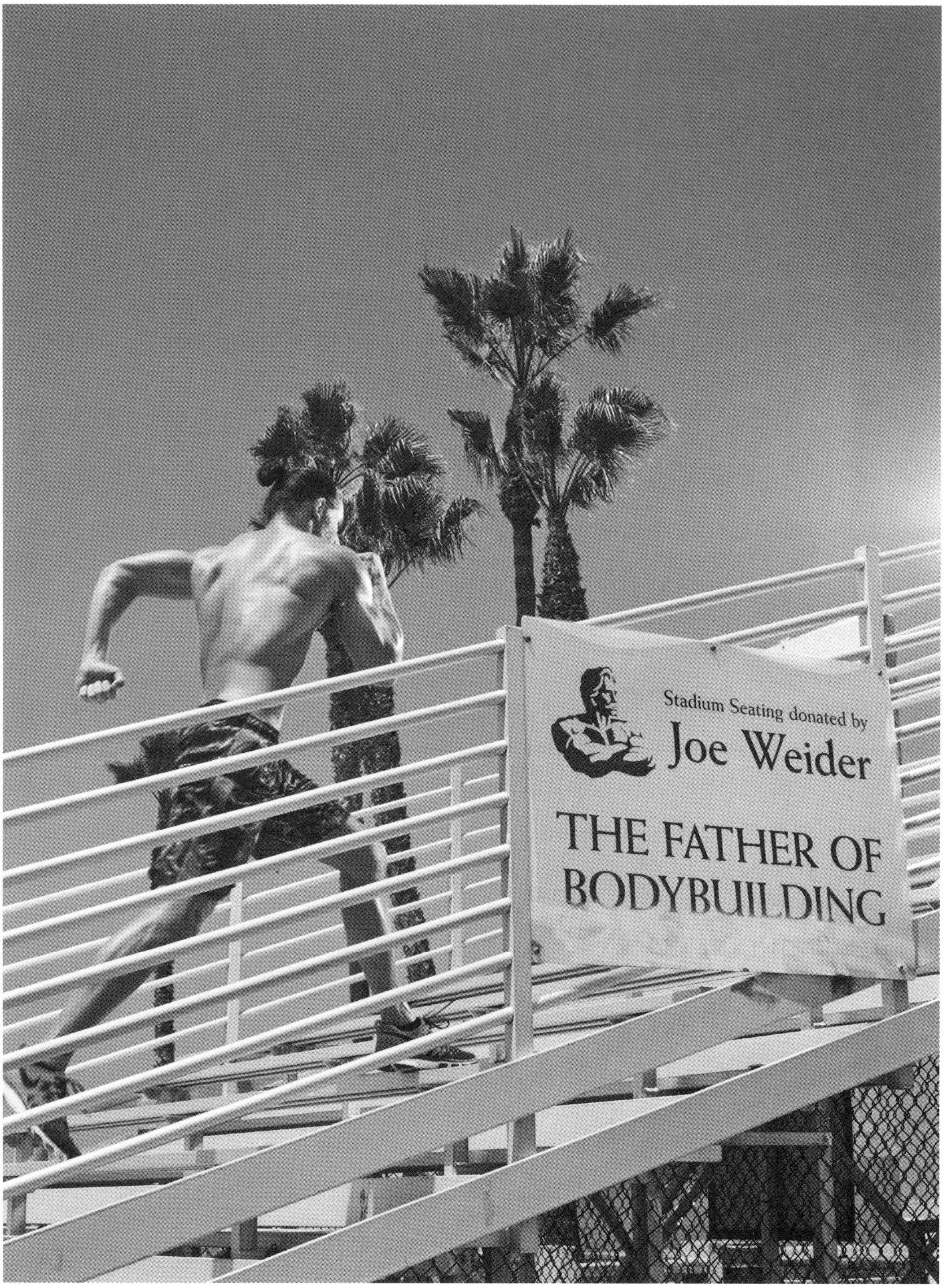
Stadium Seating donated by
Joe Weider
THE FATHER OF
BODYBUILDING

EXTREM FIT

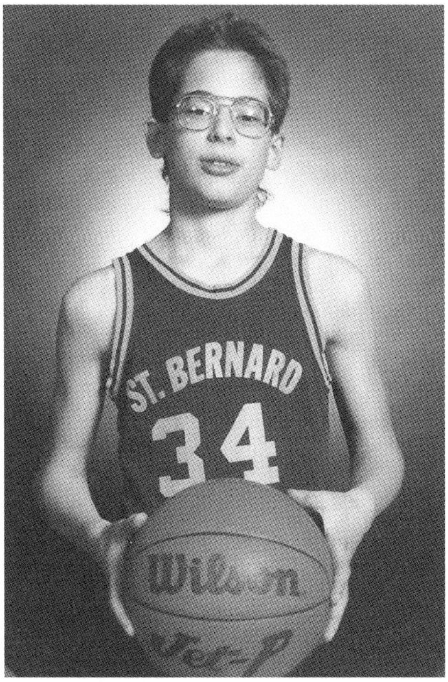

Ich damals

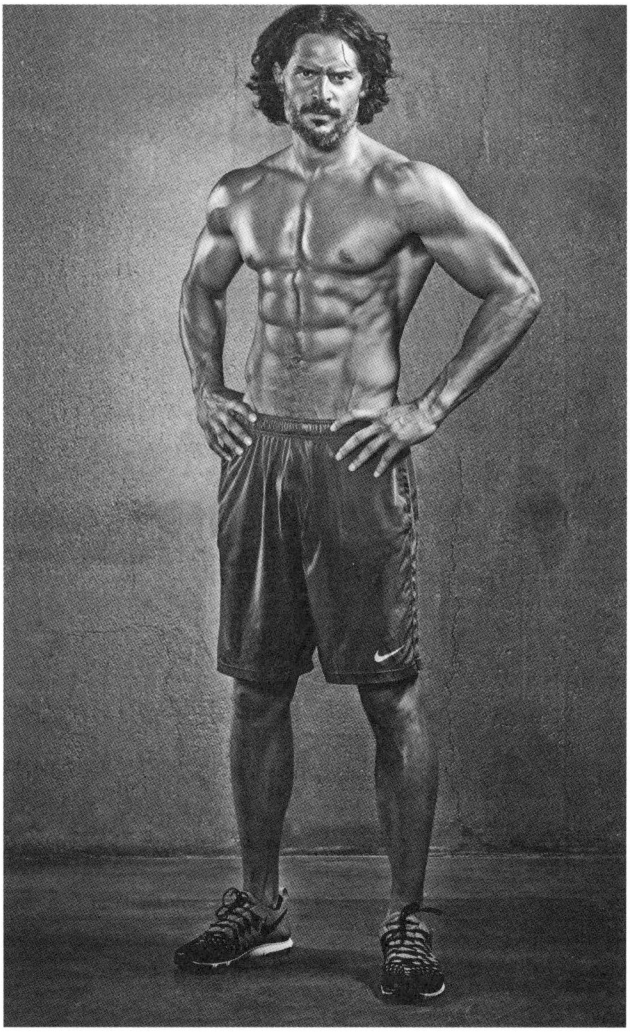

Ich heute

Einführung

Wenn Sie mir damals, als dieses erste Bild gemacht wurde, das zweite Bild gezeigt und meinem kleinen Ich erklärt hätten, was ich aus meinem Leben machen würde, hätte ich Ihnen nicht einmal in einer Million Jahren geglaubt.

Zum Teufel, es gibt fünfzehn Jahre alte Fotos von mir, auf denen ich nur mit Mühe den Typ erkenne, der in „True Blood" und „Magic Mike" auf der Leinwand erscheint.

Wenn ich den Jungen auf dem ersten Bild betrachte, wandern meine Gedanken zurück in die Zeit, als ich davon träumte, wie die Comic- und Actionfilmstars auszusehen, die meine Kindheitsidole waren. Damals war das wirklich nur ein Traum. Ich glaube sogar, das Wort Traum ist etwas zu kühn, denn so etwas konnte ich mir nicht einmal vorstellen.

Hätten Sie meinem mageren Ich gesagt, dass ich eines Tages auf der Titelseite fast jedes wichtigen Bodybuilding- und Fitnessmagazins zu sehen sein und den Auftrag erhalten würde, ein Buch über modernes Fitnesstraining zu schreiben, hätte ich Sie schief angesehen. Und wenn Sie dann behauptet hätten, dass mein Kindheitsidol Arnold Schwarzenegger mich bitten würde, neben Leuten wie Lou Ferrigno im Namen meiner Generation bei der Trauerfeier für Joe Weider, den Vater des Bodybuildings, zu sprechen, wäre ich aufgestanden und weggegangen. Kein vernünftiger Mensch hätte sich je vorstellen können, dass der dürre Junge auf dem Bild eines Tages gemeinsam mit Hulk und dem Terminator an vorderster Front die Kampagne für ein besseres Fitnesstraining anführen würde.

Und doch ist genau das passiert.

Dieses Foto soll einen Wandel bewirken und eine Botschaft verbreiten: *Jeder* ist imstande, so auszusehen, wie er will.

Ich glaube, unsere Gesellschaft hat einige ernste Probleme, wenn es um Gesundheit und Fitness geht. Dieses Buch ist mein Schlachtruf, meine St.-Crispins-Ansprache. Ich stelle eine Armee zusammen, eine Streitmacht für den gesellschaftlichen Wandel, und ich will, *dass Sie mitmachen!* Es ist

Zeit, niemandem mehr den Rücken zu tätscheln und „Netter Versuch!" zu sagen. Ich werde Klartext reden und Ihnen sagen, was gesagt werden muss. Dann werde ich eine Linie in den Sand zeichnen und Sie dürfen bestimmen, auf welcher Seite Sie stehen wollen.

Fitness ist nicht mein Beruf und ich brauche Ihnen nichts zu verkaufen als die Wahrheit. Ich habe die Trainings- und Ernährungspläne der Stars, die angeblich über Nacht wirken, eine Wunderdiät enthalten oder „rasiermesserscharfe Bauchmuskeln" garantieren, ebenso gelesen wie auch andere unrealistische Versprechungen in diversen Magazinen. Mein Foto war auf den Titelseiten dieser Zeitschriften und sie haben Artikel über mich geschrieben, aber ich muss Ihnen sagen: Die Programme sind oft unvollständig. Sie erzählen nicht die ganze Geschichte, weil mentale oder körperliche Aspekte fehlen. Und sie verschweigen die unvermeidlichen Hürden, denen Sie begegnen, während Sie Ihre Denkweise verändern und Ihren Körper in Form bringen.

Ich will nicht alle diese Magazine heruntermachen. Einige werden von hervorragenden Fitnessexperten herausgegeben und enthalten viele fantastische Informationen. Sie sind ein Teil des Puzzles. Doch wenn Sie wirklich aussehen wollen wie die Jungs in diesen Zeitschriften, kratzen die Ratschläge, die populäre Magazine und Bücher Ihnen zu bieten haben, nur an der Oberfläche. Es genügt nicht zu wissen, wie viele Wiederholungen Sie beim Bankdrücken brauchen, um die Brustmuskeln zu entwickeln, oder wie viele Curls notwendig sind, damit der Bizeps wirklich die Hemdsärmel strafft.

Ich werde Ihnen zeigen, welche Knöpfe Sie drücken müssen und wie Sie diese Knöpfe härter und beständiger als je zuvor drücken.

„Extrem fit" ist Neugeburt

Ich weiß das, weil ich früher alle falschen Knöpfe gedrückt habe, zur falschen Zeit und auf die falsche Art und Weise. Viele gescheiterte Versuche und irrige Vorstellungen davon, was ich werden konnte, entmutigten mich. Ich war unbewusst darauf programmiert, immer wieder zu scheitern, und begann zu glauben, dass ich einfach nicht dazu geboren war, so wie meine Vorbilder auszusehen. Als ich in Mt. Lebanon in Pennsylvania aufwuchs, wurde ich zeitweise sogar von älteren Mitschülern drangsaliert. Was die Leute heute sehen, verrät nicht, was ich durchmachen musste, bis ich lernte, mich zu wehren und die Hürden und Barrieren des Lebens zu überwinden. Ich musste lernen, bei jedem einzelnen Schritt enorme Schwierigkeiten zu bewältigen.

Was Fitness anbelangte, war ich ein junger Mann, der sein Potenzial nicht nutzte und an Tiefschläge gewöhnt war. Ich musste jahrelang kämpfen, um in Form zu kommen und gesund zu leben. Als Erwachsener festigten dieselben Probleme meine Entschlossenheit, die besten Methoden zu finden, um erfolgreich zu werden und einen Körper aufzubauen, der das repräsentierte, was ich wirklich war und was ich erreichen konnte. Meine Geschichte handelt nicht von günstigen Genen oder Zufällen. Das Einzige, was ich richtig machte, war vielleicht, dass ich nie aufgab. Ich kämpfte unermüdlich und suchte Techniken, Mentoren und Methoden, um besser zu werden. Zum Dank dafür, dass Sie dieses Buch lesen und meine Ratschläge befolgen, erspare ich Ihnen einen großen Teil meiner Kämpfe, indem ich Ihnen alle Antworten gebe.

Der einzige Unterschied zwischen uns besteht meiner Meinung nach darin, dass ich die „Geheimnisse" entdeckt habe, die tatsächlich funktionieren.

Geheimnis Nr. 1: Es gibt keine Geheimnisse

„Extrem fit" ist eine geistige Einstellung

Ihre Evolution beginnt, sobald Sie die unendlichen Möglichkeiten begreifen und akzeptieren und versprechen, nie den einfachsten Weg zu wählen oder nach Ausreden zu suchen. Viele Menschen wollen glauben, dass ich nicht arbeiten musste, um zu werden, was ich heute bin – dass ich die richtigen Erbanlagen habe und dass mir mein Körper geschenkt wurde, sodass ich ihn mir nicht verdienen musste. Ich glaube, diese Leute können nicht begreifen, dass sie selbst hart arbeiten müssen. Sie wollen glauben, dass manche Menschen ein Glückslos bekommen. Vielleicht stimmt das, aber ich bin verdammt sicher, dass ich es nicht bekommen habe!

Es spielt keine Rolle, dass Sie sich möglicherweise seit Jahren im Fitnessstudio abrackern oder sich fürchten, eines zu betreten. Ich kann mit absoluter Sicherheit sagen, dass die hier beschriebenen Techniken Ihnen wirklich helfen werden.

„Extrem fit" ist kein Schnellverfahren

Veränderungen *können* schnell eintreten. Aber in diesem Buch lesen Sie nicht nur, welche Übungen Sie machen und was Sie essen sollten. Es geht tiefer. Mein Programm ist allumfassend: mental, körperlich und spirituell. Was nützt es, Ihnen die körperliche Seite beizubringen, wenn Sie nicht über die Denkweise verfügen, die Sie brauchen, um die Barrieren niederzureißen und die Enttäuschungen zu verarbeiten, die viele Leute am Erfolg hindern? Ich möchte, dass dieses Buch Ihr Leben verändert. Ich bin der lebende Beweis dafür, dass das möglich ist, denn was in diesem Buch steht, hat auch mein Leben völlig verwandelt.

„Extrem fit" ist Glauben

Eine meiner größten Stärken ist, dass ich nichts halbherzig anpacke. Dafür musste ich bisweilen einen hohen Preis zahlen. Aber was Fitness anbelangt, kann ich behaupten, dass ich alles, was ich investierte, zehn-

fach zurückbekommen habe. Wenn ich meinem Bauchgefühl traue und ein Ziel mit 110 Prozent Einsatz anstrebe und *so tue, als ob,* bin ich zu 110 Prozent sicher, dass es funktioniert. Dann geschieht das Unglaubliche.
Ich empfehle Ihnen dasselbe. Wenn Sie dieses Buch gekauft haben, sind Sie offensichtlich der Meinung, dass Ihnen etwas fehlt. Wenn Sie entschlossen sind und sich anstrengen, wie Sie sich nie zuvor angestrengt haben, kann ich Ihnen versprechen, dass Sie sich ändern werden!
Im Jahr 1987 schrieb Arnold Schwarzenegger „Das große Bodybuilding Buch“. Vieles von dem, was in diesem Buch steht, finden Sie im nächsten Kapitel wieder. Ich verwende Techniken, die seit Langem vergessen sind oder völlig übersehen wurden. Hier finden Sie die Gesamtsumme dessen, was wir wissen und wie weit wir gekommen sind.

Sind Sie bereit für „Extrem fit“?

Ihre Verwandlung beginnt, sobald Sie die Seite umblättern.

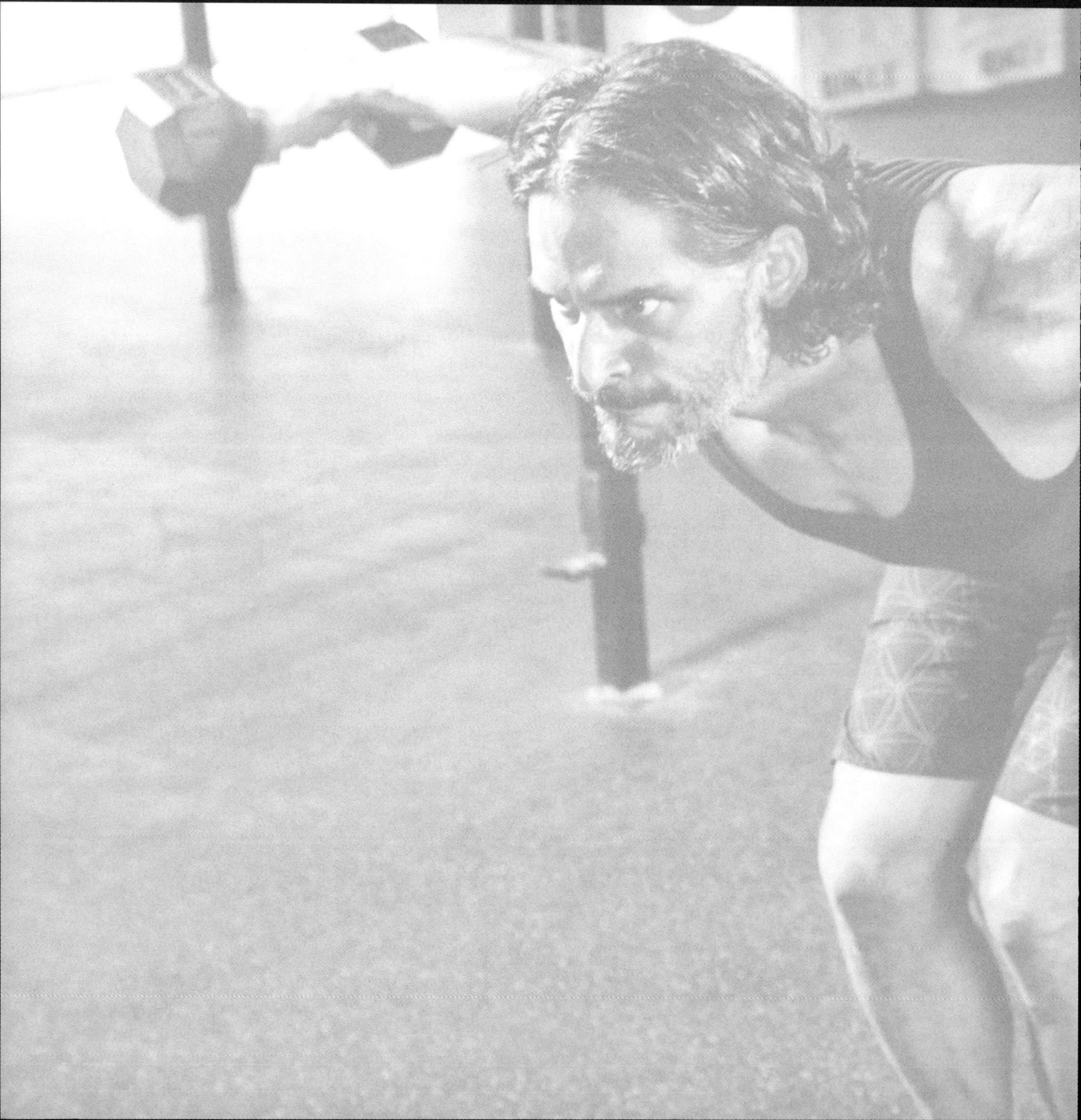

Kapitel 1

Misserfolge sind die Grundlage des Erfolgs

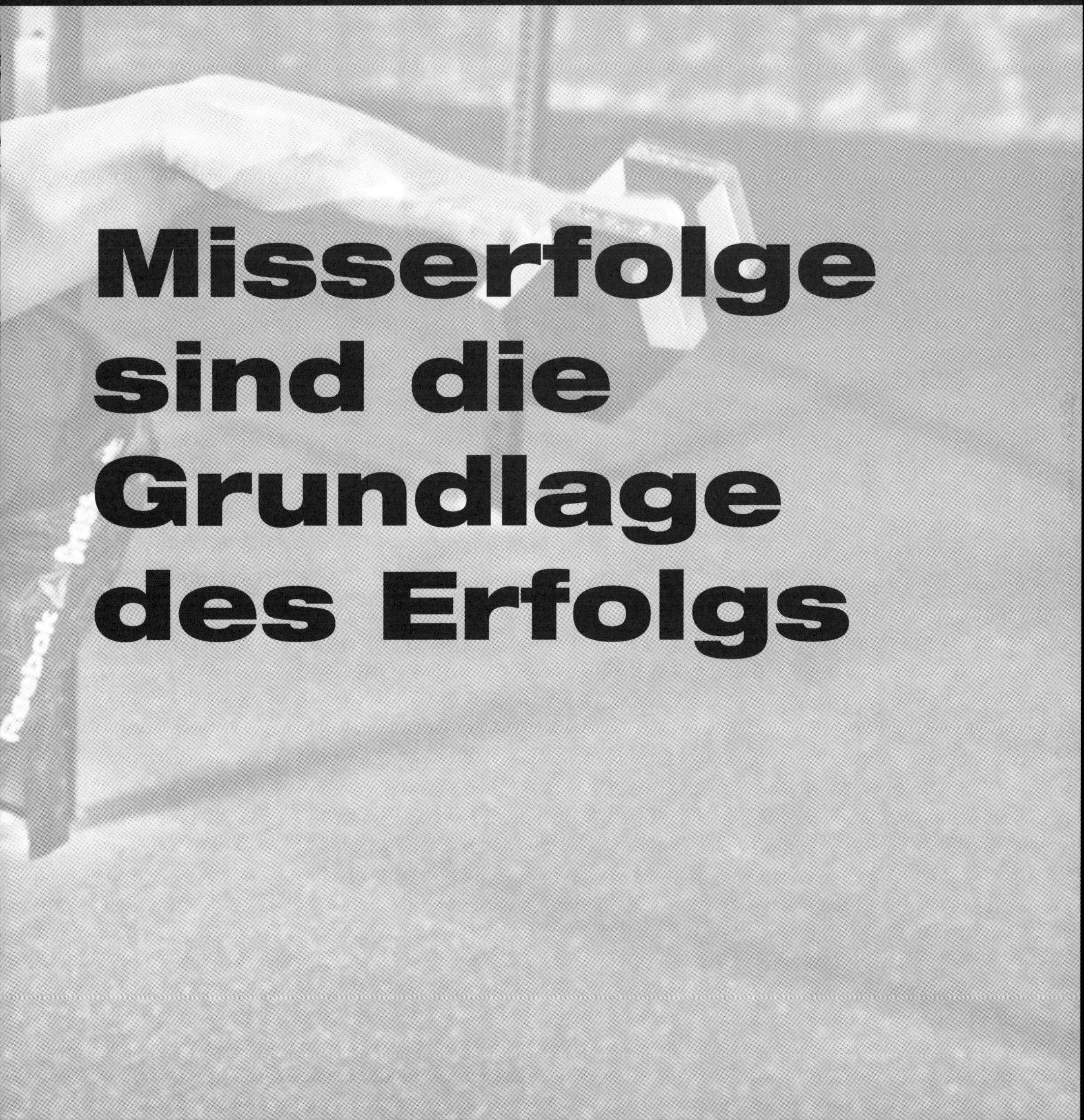

Wir leben in einer Gesellschaft, die einen furchterregenden Weg eingeschlagen hat. Sie entwickelt sich rasch zu einer Kultur, die zerbrechliche Egos vor Misserfolgen schützt. Deshalb loben immer mehr Menschen Potenziale statt Resultate und begnügen sich mit „Gut genug", statt „Besser denn je" anzustreben.

Unsere überempfindliche Gesellschaft hat eine Mentalität hervorgebracht, die mit Misserfolgen nicht umgehen kann. Einerlei, ob Sie Erster oder Letzter sind, wir predigen „Guter Versuch!" anstatt „Arbeite härter!". Das gilt für alle Lebensbereiche, auch für die Gesundheit. Wir verhätscheln uns und deshalb glauben so viele Menschen, es sei nicht schlimm, übergewichtig und außer Form zu sein. Deshalb finden es so viele Menschen normal, dass sie keinen Sport treiben und sich ungesund ernähren. Sie scheitern einmal und reden sich dann ein, besser gehe es nicht. Die Realität? Man hat Ihnen beigebracht, dass Sie nach einem Fehlschlag aufgeben sollen. Sie kennen den Geschmack des Erfolges nicht, weil nichts Sie ansporntt weiterzumachen.

Das Problem ist überall sichtbar. Wir brauchen uns nur die heutige Jugend anzuschauen. Kinder bevorzugen Spiele, bei denen das Ergebnis nicht zählt, und am Ende bekommt jeder eine Trophäe. Ich bin sehr dafür, dass Kinder in einem liebevollen Umfeld aufwachsen. Fast alle Wohltätigkeitsorganisationen, mit denen ich zusammenarbeite, wollen

Kindern ein besseres Leben ermöglichen. Aber Menschen brauchen Anstöße, sowohl äußerliche als auch innerliche. Damit das innere Feuer lodern kann, ist Brennstoff in Form von Enttäuschung, Beschämung und sogar Eifersucht notwendig. Zweifellos macht die Dosis das Gift und natürlich sind diese Emotionen extrem schädlich, wenn sie lange anhalten. Aber wenn Sie lernen, sie in positives Tun umzuwandeln, können sie eine enorme Hilfe sein.

Ich habe von meinen Misserfolgen profitiert. Ich musste sie spüren. Ich musste sie durchmachen. Ich musste wissen, wie eine Niederlage sich anfühlt, ich musste wütend werden und mir vornehmen, mich nie wieder so mies zu fühlen. Ohne Misserfolge hätte mir das Lebensblut gefehlt, das mich in all diesen späteren Jahren angetrieben hat. Andernfalls hätte ich nie die Chance gehabt zu wachsen.

Ich hasse Misserfolge und ich hasse es erst recht, sie einzuräumen. Aber wenn ich am Abend in den Spiegel schaue, weiß ich, dass jeder Misserfolg für mich ein Segen war. Ich stand wieder auf, schmiedete einen besseren Aktionsplan und setzte ihn in die Tat um. Ich wollte es den Leuten zeigen, die an mir zweifelten, wenn ich ihnen sagte, was ich erreichen wollte, welche Veränderungen ich bewirken wollte und was ich werden wollte.

Sie stehen vor der gleichen Herausforderung. Schauen Sie Ihren Misserfolgen ins Gesicht, sagen Sie „Willkommen" zu ihnen, tauchen Sie in sie ein. Verwenden Sie den Schmerz dann als Treibstoff und setzen Sie sich dieses eine, scheinbar einfache Ziel: Was kann ich in einem Jahr verändern?

Sie müssen wirklich Ihr Bestes geben. Sie sind es sich selbst schuldig, ein für allemal zu wissen, wie weit Sie es bringen können. Schauen Sie in den Spiegel und lieben Sie, was Sie sehen, innerlich und äußerlich. Ich möchte, dass Sie abends das Gefühl haben, Ihren Schlaf zu verdienen.

Ich bitte Sie nur um eines: Glauben Sie mir, dass alles, was ich Ihnen erzähle, bei mir funktioniert hat, und machen Sie sich dann an die Arbeit.

Der lange, harte Weg aus der Hölle

Was siehst du, wenn du dich selbst betrachtest?
Diese ehrliche Frage stellte ich mir vor Jahren. Was Sie heute sehen, wenn Sie mich anschauen, verdanke ich nicht dem Zufall, und es war nicht einfach zu erreichen. Mein „schneller" Erfolg dauerte zwanzig Jahre und ich möchte, dass der Weg, den ich ging, in Ihnen Vertrauen weckt, damit Sie wieder aufstehen, wenn ihnen jemand ins Gesicht getreten hat. Wie Sie noch erfahren werden, haben die erfolgreichsten Menschen der Welt Niederlagen erlitten und gelernt mit ihnen umzugehen.
Nachdem ich in dem Film „Spider-Man" (2002) Flash Thompson gespielt hatte, bekam ich vier Jahre lang keine Rolle mehr. Wie ist das passiert? Kurz gesagt, ich geriet in einen heimtückischen Kreislauf, weil ich zu viel trank, zu viel rauchte und mich aufführte, als hätte ich in der Lebenslotterie gewonnen – nur weil ich in einem großen Film mitgespielt hatte. Es ging immer weiter bergab, bis ich schließlich ganz unten in meiner eigenen Hölle landete.
Victoria Santa Cruz, eine meiner Lehrerinnen an der Carnegie Mellon University School of Drama, pflegte zu sagen: „Sobald du sagst ‚Ich hab's geschafft' spaziert der Teufel zur Tür herein." Genau das ist mir passiert. Mehrere Jahre lang war ich wie benebelt und kaum zu gebrauchen. Selbst die einfachsten Dinge fielen mir enorm schwer, weil mir die Motivation fehlte. Ich hatte keine Lust, das Haus zu verlassen, und erst recht konnte ich mich nicht dazu aufraffen, so zu trainieren, wie ich wollte. Ich begann zu akzeptieren, dass die Schauspielerei höchstwahrscheinlich nichts für mich war, dass ich aus Eitelkeit den falschen Beruf gewählt, zu viele Brücken abgebrochen und einen Fehler begangen hatte. Jeden Tag drehte sich mir der Kopf und ich fragte mich unablässig: „Was wäre, wenn …?" Was wäre, wenn ich mich irgendwie dazu aufraffen könnte, mich zu ändern? So unglaublich es sein mag, dank mehrerer bizarrer Ereignisse – und, wie mir heute scheint, vielleicht auch dank göttlicher Fügung – fand ich die Kraft, allmählich Ordnung in mein Leben zu bringen.

Der Freund eines Freundes stellte mich einem Eishockeyprofi vor, einem Abräumer, den die NHL viele Male gesperrt hatte. Wir waren uns sofort sympathisch. Er brauchte einen Sparringpartner, der ihm half, wieder in Form zu kommen und in die Liga zurückzukehren. Wir verstanden einander, weil wir ähnliche Probleme hatten. Ich ahnte nicht, dass sein Comeback meines widerspiegeln würde – dafür reichte meine Fantasie nicht aus.

Ich hatte nie zuvor richtig geboxt, aber weil ich sonst nichts zu tun hatte, sagte ich Ja.

Wir trainierten drei Mal in der Woche. Das Boxen wurde zur Gewohnheit und half mir, ein anderes Laster aufzugeben: das Kettenrauchen. Meist gingen wir abends um sechs in die Sporthalle. Ich achtete darauf, vorher nicht zu rauchen und nach dem Training aß ich etwas, duschte und ging dann sofort zu Bett – bevor der Drang zu rauchen mich überwältigen konnte. Diese gute Gewohnheit führte zu anderen guten Gewohnheiten und gleichzeitig veränderte sich meine Denkweise.

Ich überlegte nicht mehr, wie ich mich durchschlagen konnte; ich überlegte, was ich *tun* konnte.

Die Erlösung

Schließlich kehrte mein Freund zum Eishockey zurück und ließ mich mit meinem leeren Bankkonto allein. Ich hatte seit vier Jahre nicht mehr als Schauspieler gearbeitet und stand nun vor der beängstigenden Frage, was ich mit dem Rest meines Lebens anfangen sollte. Mir hatte das Buch „Der Ursprung“ von Ayn Rand immer gefallen. Es wurde vom Leben und von der Persönlichkeit des berühmten Architekten Frank Lloyd Wright inspiriert. An einer Stelle der Geschichte brechen das Privatleben und die Karriere der Hauptfigur vollständig zusammen. Er muss sein Büro dichtmachen und beschließt, in einem Steinbruch zu arbeiten und den ganzen Tag lang Steine zu klopfen. Ich fand das verwirrend, aber auch bewundernswert. Jahrelang war ich verblüfft darüber, dass dieser gebildete, brillante Architekt sich dazu herabließ, nur mit den Händen zu arbeiten. Warum tat er das? Ich beschloss, die Antwort selbst zu finden.

Also nahm ich einen Job in einer Baufirma an und schaufelte jeden Tag von sieben Uhr morgens bis vier Uhr nachmittags Sand und Kies. Meiner Meinung nach war meine Karriere als Schauspieler beendet. Niemand beantwortete meine Anrufe und jeder Agent und Manager in der Stadt hatte mich abgewiesen. Irgendwie mochte ich es, morgens mit dem Lkw zu fahren, meine Anweisungen entgegenzunehmen, mein Gehirn abzuschalten und stundenlang zu schaufeln.

In der ersten Woche dachte ich, die Arbeit werde mich umbringen. Wie sollte ich diese Schufterei durchhalten? Mein Rücken schmerzte, meine Beine und Schultern schmerzten und jeden Morgen wachte ich mit pochenden Kopfschmerzen auf. Ich schluckte Advil und trank eine Menge Wasser, aber ich wurde die Kopfschmerzen nicht los – jedenfalls nicht, bis ich jeden Morgen in Los Angeles bei über dreißig Grad schaufelte und dabei in Schweiß ausbrach. Mir ging es wie einem Drogensüchtigen oder Alkoholiker, der heftig zittert, bis er seine morgendliche Dosis bekommt. Es war, als schrien mein Körper und meine Seele mich an: „Du brauchst das!“ Tag für Tag fuhr ich mit dem Lkw zur Arbeit und nach einigen Wochen begann mein Körper sich drastisch zu verändern. Es war, als hätte es in mir eine genetische Barriere gegeben, die mich daran gehindert hatte, Körpermasse und Muskeln aufzubauen. Nun hatten meine täglichen Workouts auf der Baustelle diese Barriere vollständig beseitigt. An diesem Punkt hatte ich seit fast drei Jahren nicht mehr getrunken und seit zwei Jahren nicht mehr geraucht. Ich begann, mich gesünder zu ernähren, und gewöhnte mir an, nach diesen langen Arbeitstagen auf dem Bau noch ins Fitnessstudio zu gehen. Ich war 28 Jahre alt und wollte herausfinden, wie viel ich an Muskelmasse zulegen konnte. Ich wollte wissen, wie es sich anfühlte, *muskulös* zu sein.

Ich arbeitete auf dem Bau, weil ich meine Rechnungen bezahlen musste. Aber die Tatsache, dass ich mich selbst demütigte und mich so akzeptierte, wie ich war, veränderte mein Leben. Zum ersten Mal seit langer Zeit begann ich, mich weiterzuentwickeln. Die harte Arbeit half mir dabei, meinen Hochmut zu überwinden, und genau das brauchte ich, um wirklich Erfolg zu haben. Langsam, aber sicher verstand ich, warum der Held in „Der Ursprung“ den Job im Steinbruch angenommen hatte. Die monotone körperliche Arbeit verschaffte mir sozusagen einen klaren Kopf und reinigte zugleich meine Seele. Ich war jeden Tag allein in meiner Blase und fand heraus, wie ich beschaffen war. Ich zog Bilanz und verdaute alles, was ich durchgemacht hatte. Ich glaubte immer noch, mein Traum von einer Karriere als Schauspieler sei vorbei, doch in der Zwischenzeit wollte ich der größte Schaufler, Zementmixer und Vorschlaghammerexperte aller Zeiten werden.

Wenn ich zurückblicke, war diese demütigende Erfahrung das, was mich zu dem Mann machte, der ich heute bin, und zwar in fast jeder Hinsicht. Obendrein ging ich jetzt nach der Arbeit ins Fitnessstudio. Die Arbeit und das Training brachten mein Leben langsam wieder in Ordnung. Aber ich trainierte nicht nur nach Feierabend, ich rackerte mich ab. Ich quälte mich so sehr, dass die Leute um mich herum beinahe Angst bekamen. Ich war ein Mann mit einer Mission.

Warum Potenzial nicht genügt

Wie stark fordern Sie sich?

Das ist die Frage, die ich Ihnen stellen möchte. Kennen Sie die Antwort?

Gut, denn jetzt ist es Zeit für ein bisschen Liebe.

Strenge Liebe.

Die meisten Männer kapieren nicht, dass harte Arbeit nicht genügt. Sie schauen sich um und wundern sich darüber, dass alle anderen Erfolg haben. Sie wollen wissen, warum sie den Durchbruch nicht schaffen. Wissen Sie, warum? Weil Menschen, die im Leben Erfolg haben, nicht auf die große Chance warten. Sie erarbeiten sich Chancen. Eine aggressive Einstellung zum Leben und unaufhörliches Streben verschaffen ihnen, was sie haben wollen. Die Besten sehen keine verschlossene Tür und gehen in eine andere Richtung. Sie werden wütend und treten das verdammte Ding ein! Besser noch: Sie brechen durch die Ziegelwand neben der Tür, weil sie es können.

Während meines Absturzes war ich damit zufrieden, durchschnittlich zu sein und weniger zu haben, als ich haben wollte. Damit zufrieden, nicht aufzustehen oder zurückzuschlagen, wenn mich jemand niederschlug, anstatt ein bisschen zäher zu sein. Darum begnügte ich mich mit weniger.

Menschen, die eine Entwicklung durchmachen, springen von den Klippen des Lebens. Ihre Welt besteht nicht aus Besitzenden und Besitzlosen, und es ist keine Welt der Potenziale. Es ist eine Welt des Tatendrangs, des Ehrgeizes und der unermüdlichen Entschlossenheit.

Ich wünsche Ihnen einen magischen Augenblick, wie ich ihn hatte, damit Sie die volle Verantwortung für Ihr Leben übernehmen und auf Ausreden verzichten können.

Ich will niemanden verurteilen. Ich möchte Ihnen nur schildern, was für mich notwendig war, um aus meinen vielen Chancen das Beste zu machen, und ich möchte Ihnen klarmachen, was Sie tun müssen, damit Sie mehr bekommen, als Sie für möglich halten.

Halten Sie sich nicht für ein Fertigprodukt. *Niemals.* Wir alle haben Schwächen. Aber Schwächen bedeuten nicht, dass Sie schwach sind. Sie bedeuten, dass es noch vieles gibt, was Sie erreichen können.

Was wäre geschehen, wenn Michael Jordan aufgegeben hätte, als man ihn nicht ins Basketballteam seiner Uni aufnahm, weil er angeblich nicht gut genug war?

Was wäre geschehen, wenn Arnold Schwarzenegger auf die vielen Miesmacher in seinem winzigen österreichischen Dorf gehört hätte, als er sich anschickte, der größte Bodybuilder zu werden? Und Actionstar? Und Gouverneur?

Was wäre geschehen, wenn Steve Jobs aufgegeben hätte, als Apple scheiterte und von der PC-Welt zerquetscht wurde?

Menschen, die an ihren Schwächen, Mängeln und Fehlschlägen arbeiten, sind dazu bestimmt, groß zu werden. Jene, die das nicht tun, fallen zurück.

Große Menschen, die Rückschläge und Fehlschläge überwanden

- Arnold Schwarzenegger
- Michael Jordan
- Steve Jobs
- Henry Ford
- Walt Disney
- Albert Einstein
- Oprah Winfrey
- Thomas Edison
- Harrison Ford
- Jerry Seinfeld
- Steven Spielberg
- J.K. Rowling
- die Beatles

Begrüßen Sie Fehlschläge

Akzeptanz ist ein innerer Zustand der Demut, den wir nur nach einer Periode zermürbender und wirklich harter Arbeit erlangen.

Ich schaudere, wenn ich daran denke, welchen Verlauf mein Leben womöglich genommen hätte, wenn ich es mir ausgeredet hätte, an der Carnegie Mellon University School of Drama vorzusprechen, nur weil ich kein Geld hatte, um die Studiengebühren zu bezahlen, selbst wenn man mich annahm. Tatsächlich wäre es noch leichter gewesen aufzugeben, nachdem ich den Mut aufbrachte gleich nach der Highschool vorzusprechen – nur um dann abgewiesen zu werden.

Sie sagten „Nein" zu mir. Ich hatte versagt ... Aber ich wusste, dass ich es besser machen konnte. Also schmiedete ich einen Plan.

Ich beschloss, an der University of Pittsburgh zu studieren, weil ich mir die staatliche Unterrichtsgebühr leisten konnte, weil diese Uni ein Studienprogramm für freie Künste und Theater anbot und weil die Carnegie Mellon vom Campus aus zu Fuß zu erreichen war.

Es war Zeit, an die Arbeit zu gehen.

In diesem ersten Semester meldete ich mich für jeden Schauspielkurs an, den ich in meinem Stundenplan unterbringen konnte. Irgendwann zog mich der Vertrauenslehrer beiseite und riet mir, mein Tempo zu drosseln, sonst würde ich alle meine Theaterkurse in den ersten beiden Jahren absolvieren. Aber ich dachte nie daran, länger als ein Jahr dort zu bleiben.

Soweit es mir möglich war, sprach ich an der Pitt für jedes Stück vor und bekam mehrere Male Hauptrollen, sehr zum Ärger einiger Studenten in höheren Semestern.

Wann immer ich in der Zeitung von einem Vorsprechen las, ging ich hin. Ich fuhr endlos lange mit der U-Bahn und mit dem Bus zum Vorsprechen und zu Filmaufnahmen und übernahm die amateurhaftesten, mickrigsten, am schlechtesten bezahlten, verrücktesten Videojobs, die man sich vorstellen kann, nur um vor einer Kamera zu stehen.

Ich nahm an Kursen teil, in denen alle klassischen Theaterstücke behandelt wurden, und belegte sogar Kurse in Filmphilosophie.

Ich meldete mich freiwillig für Fototermine mit aufstrebenden Fotografen und bekam dafür Porträtbilder.

Obendrein schrieb ich neue Monologe fürs Vorsprechen und trug sie den Studenten vor, die in meinem Wohnheim ein paar Türen weiter lebten.

Nachdem die CMU mich abgewiesen hatte, verbrachte ich jeden einzelnen Augenblick dieses Jahres damit mich zu verbessern und herauszufinden, wie sehr ich mich ändern und weiterentwickeln konnte. Falls man mich nach diesem Jahr erneut ablehnte, wollte ich in der Gewissheit zurückblicken, alles getan zu haben, was mir möglich war. Nur dann hätte ich es geschafft, mir meinen Traum aus dem Kopf zu schlagen.

Das Jahr flog vorbei und an einem schicksalhaften Samstagmorgen Anfang Februar ging ich von der Pitt über die Straße zur CMU und versuchte es erneut. Ich bewarb mich bei keiner anderen Schule und hatte nie einen Ersatzplan. Entweder-oder. Es gab keinen Plan B.

Ich wurde aufgenommen.

In diesem Jahr war ich einer von nur 17 Schauspielern, die aus 800 Bewerbern ausgewählt wurden. Als der Leiter der Schauspielabteilung

der CMU von meiner finanziellen Situation erfuhr, verschaffte er mir ein 75-Prozent-Stipendium.
Wenn ich auf mein Leben zurückschaue, dann waren es die Hindernisse, Schwächen und Niederlagen, die mich zwangen, härter zu kämpfen und Fähigkeiten zu nutzen, von deren Existenz ich nichts geahnt hatte. Meine Fehlschläge waren notwendig für mein Wachstum; denn jedes Mal, wenn ich scheiterte, erkannte ich den Grund dafür: Ich hatte nicht so hart gekämpft, wie es menschenmöglich ist.
Beachten Sie, dass ich nicht sage: „Ich hatte nicht mein Bestes gegeben." Viele geben ihr Bestes, aber *eingebildete* Barrieren begrenzen ihren Erfolg. Was wir wirklich leisten können, wissen wir erst dann, wenn wir uns mehr anstrengen als je zuvor und weiter gehen denn je. Es gibt einen Ort jenseits unserer Vorstellung davon, was erreichbar ist, und genau dort winken uns echte Erfolge.
Nach Jahren voller Fehlschläge lernte ich, dass irgendwo in mir ein zusätzlicher Gang steckte, und oft war ein Fehlschlag notwendig, damit ich hochschalten konnte. Ich begann zu glauben, dass ich mich – genügend Zeit und einen klugen, disziplinierten Plan vorausgesetzt – so drastisch verändern konnte, dass mich niemand wiedererkennen würde. Ich hatte gelernt, was Evolution ist.

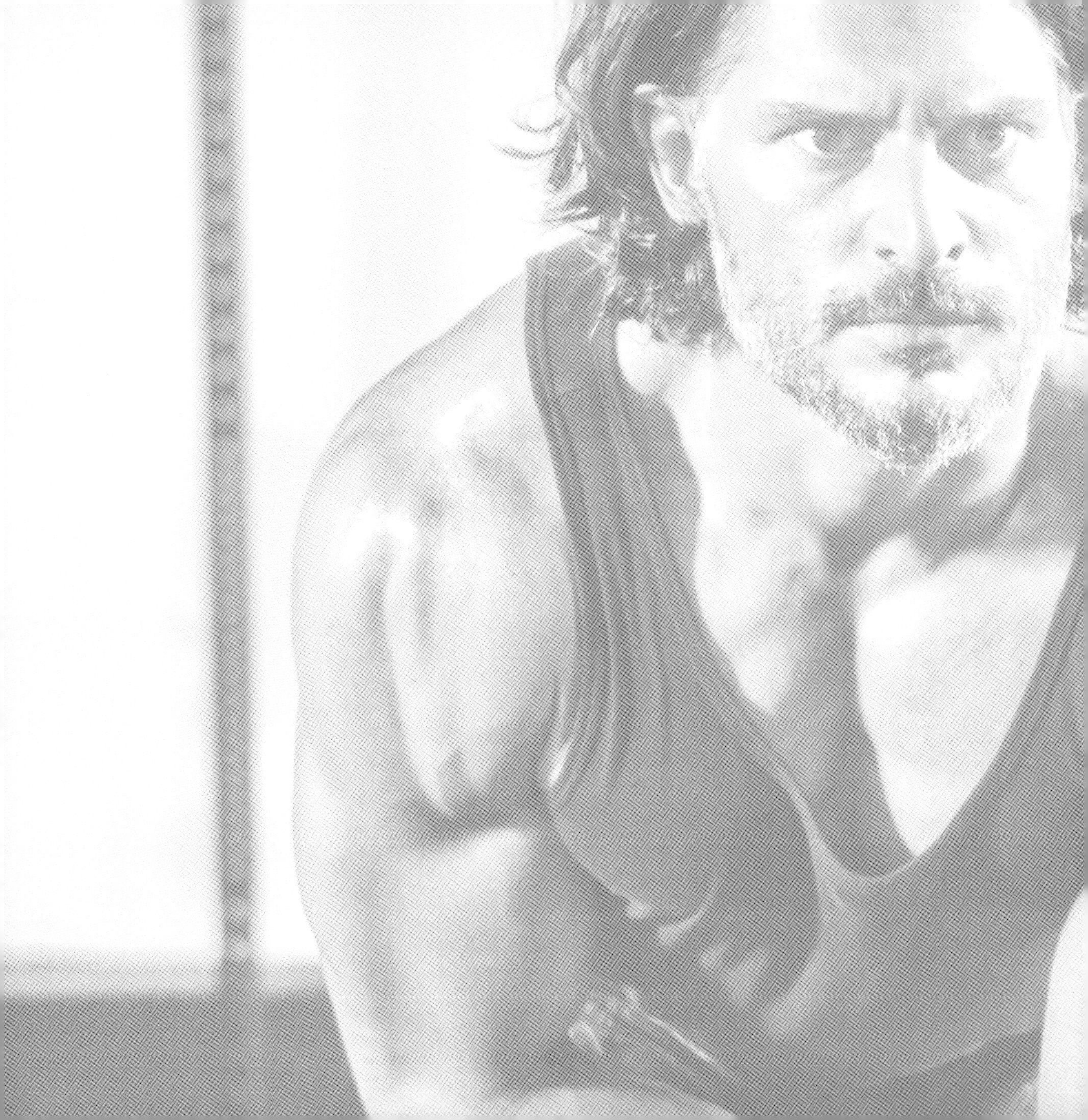

Kapitel 2

3:59 – die Zahl, die Ihr Leben verändern wird

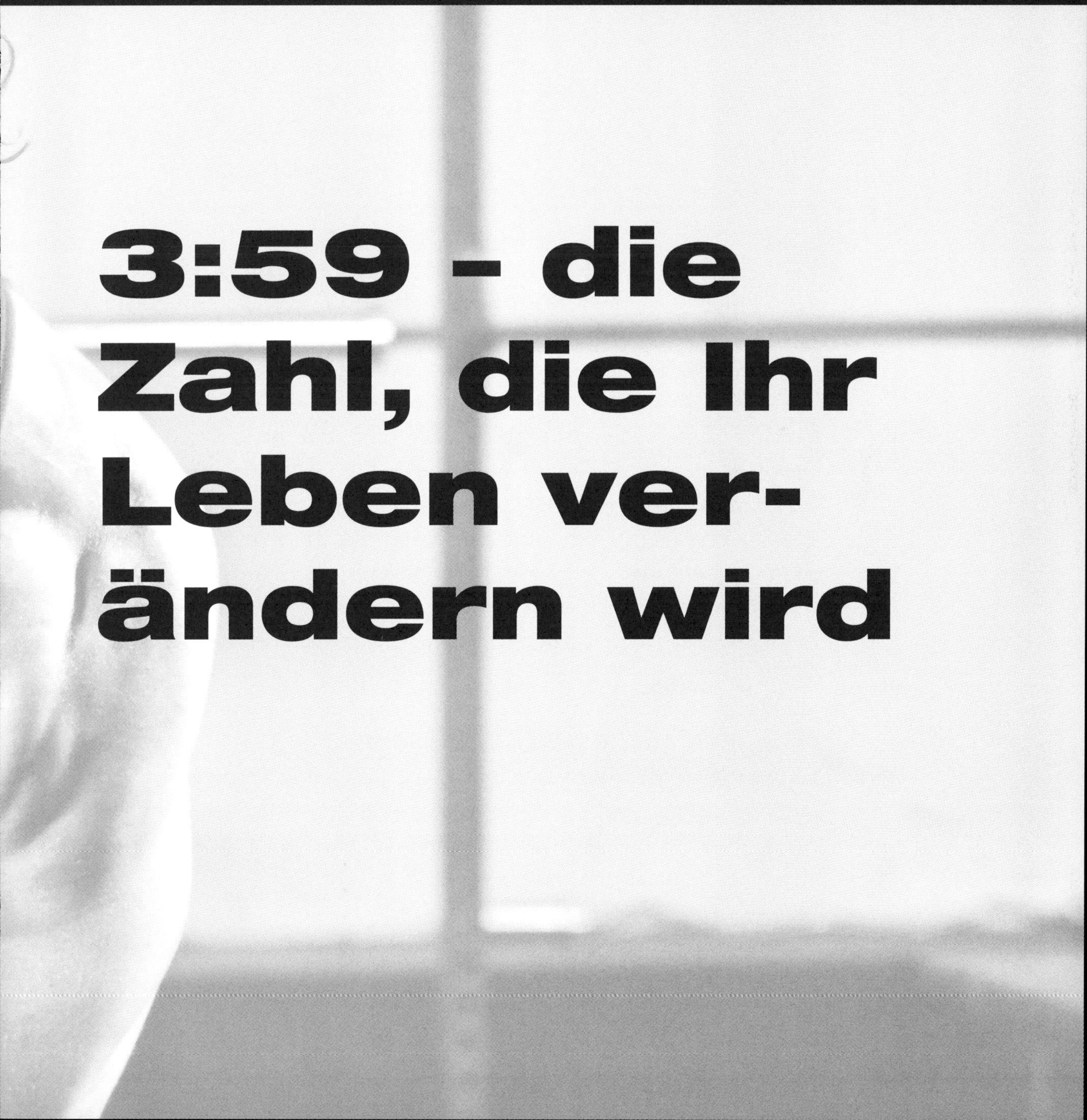

Jedes Mal, wenn Sie etwas bezweifeln, was ich in diesem Buch schreibe, möchte ich, dass Sie an Roger Bannister denken.

Falls Sie die Geschichte von Bannister nicht kennen: Er war in den 1950er-Jahren ein angesehener englischer Neurologe und Olympiateilnehmer. Wenn Sie die Protokolle durchstöbern, werden Sie Mühe haben, seinen Namen zu finden – mit einer Ausnahme. Er war der erste Mensch, der die Meile unter vier Minuten lief.

Das mag heute nichts Besonderes mehr sein, doch damals galt es als *unmöglich*, diese Barriere zu durchbrechen. Die Meile war schon im alten Rom bekannt. Sie ist eine Längeneinheit, die rund 1609 Metern entspricht. Ursprünglich bezeichnete sie die Strecke, die eine römische Legion mit tausend Doppelschritten zurücklegen konnte. Jahrtausendelang vermochte niemand – kein einziger Mensch – die Vier-Minuten-Grenze zu unterbieten. Deshalb behaupteten Sportjournalisten und sogar Ärzte, die Evolution des Menschen habe gewisse Grenzen und eine dieser Grenzen hindere ihn daran, die Meile in weniger als vier Minuten zu laufen. Dann änderte Roger Bannister die Geschichte.

Mit innovativen Trainingsmethoden – er lief *weniger*, absolvierte dafür aber intensivere, kürzere Trainingseinheiten – gelang Bannister das „Unmögliche“ und er legte als erster Mensch eine Meile in weniger als vier Minuten zurück. Seine Zeit: 3:59,4.

Doch die erstaunlichsten Dinge geschahen, *nachdem* Bannister den Rekord gebrochen hatte. Nur 46 Tage später wurde nämlich sein Rekord unterboten und dann immer und immer wieder pulverisiert. Das ist eine wichtige Lektion, die nichts mit Laufen oder der Vier-Minuten-Meile zu tun hat. Bannister hatte das wahre Hindernis zertrümmert, das die meisten Menschen am Erfolg hindert. Es ist ein dunkles Geheimnis, über das nur wenige Leute reden und das nur wenige einräumen: Die meisten Barrieren sind mentaler Natur. Und diese mentalen Barrieren können uns körperliche und emotionale Grenzen setzen, sodass wir nicht erreichen, was wir erreichen könnten.

Obwohl die ganze Welt glaubte, es sei unmöglich, eine Meile in weniger als vier Minuten zu laufen, bewies Bannister das Gegenteil. Seine Vision und seine Entschlossenheit eröffneten jedem die Chance, daran zu glauben, dass alles möglich ist. Als die Menschen erkannt hatten, was möglich war, wurde der Rest der Welt schneller und besser.

Ich möchte, dass die Leute von diesem Buch das Gleiche sagen. Sie werden oft zu hören bekommen, Ihr Körper sei bestimmten Grenzen unterworfen oder Sie seien wegen Ihrer Gene gezwungen, in einer bestimmten Weise zu denken und zu fühlen, oder es sei unmöglich, Muskeln aufzubauen und gleichzeitig Fett abzubauen.

Wollen Sie wirklich so denken? Wollen Sie glauben, dass Ihre Fähigkeiten festgelegt und begrenzt sind? Wenn das zuträfe, wäre ich nicht dort, wo ich heute bin.

Meine Empfehlung lautet: Reißen Sie angebliche Grenzen nieder, indem Sie sich ein Ziel setzen und dieses in kleinere Teilziele aufspalten, die Sie dann sehr viel leichter erreichen können.

Roger Bannister ist aus vielen guten Gründen eine Inspiration. Er machte das Unmögliche möglich, indem er bewies, dass der Geist unser schlimmster Feind ist. Ich habe sogar meine Produktionsfirma „3:59“ genannt, um Bannisters Leistung zu ehren und dieses Prinzip nie zu vergessen. Der Name drückt aus, dass alles möglich ist.

Drücken Sie auf „Neustart“

Ich war immer ein großes Kind – und mit groß meine ich lang. Aber die Wahrheit ist, dass ich kaum hätte schwächer sein können, wenn es um messbare Kraft ging. Ich erinnere mich noch an den Tag, an dem ich mich in der Mittelstufe beim Footballtraining zum ersten Mal im Kraftraum mit anderen messen musste. In einem Flur stand ein Barren zwischen zwei Bänken. Alle setzten sich auf die Bänke, während ein Schüler nach dem anderen zum Barren ging und so viele Stütze machte, wie er konnte.

Als ich an der Reihe war, glaubte ich, zu den Besten zu gehören – aber ich schaffte nicht einmal einen einzigen Barrenstütz! Denken Sie daran, wenn Sie wieder einmal behaupten möchten, dass ich meinen Körperbau den Genen verdanke. Ich konnte nicht einmal mein Körpergewicht stemmen, und das machte mich wütend.

Diese Erfahrung war ein harscher Weckruf und der Beginn meines persönlichen Kampfes. Ich wollte neu festlegen, wozu mein Körper fähig war. Ich habe lange Gliedmaßen, was fürs Gewichtheben oft als Fluch gilt. Ich war dazu bestimmt, schlaksig zu sein, nicht muskulös.

Ich versuchte gegen die Wünsche meines Körpers anzukämpfen. In der Highschool war ich knapp 1,96 m groß, wog aber nur mickrige 83 Kilo. Ich wollte unbedingt kräftiger werden. Ich stemmte Gewichte. Ich trank Tag für Tag jedes Aufbaugetränk der Welt und aß eine Menge, aber nichts änderte sich, außer dass ich wegen der zusätzlichen leeren Kalorien ein paar Pfund Fett zunahm.

Ich rackerte mich weiter ab, doch nichts schien zu wirken. Ich war immer ein guter Sportler gewesen. Ich war Kapitän der Football-, Basketball- und Volleyballmannschaft, seit ich zu spielen begonnen hatte. Trotzdem hoben meine Basketballtrainer in der neunten Klasse während meines jährlichen Leistungstests meine Schwächen heraus. Ich war der Beste im Team, was Punkte und Abpraller anbelangte, aber unten auf dem Bericht stand die Anmerkung: „Du brauchst mehr Oberkörpermuskeln. Du musst stärker werden.“

Wo blieb das Lob? Die Bewunderung? Die Eins plus? Wo blieb der Klaps auf den Rücken? Ich hatte eine fantastische Saison hinter mir und das war alles, was ich dafür bekam – Kritik?

Es war peinlich und frustrierend. Aber sie hatten recht. Ich blieb allein auf einer Bank im Umkleideraum sitzen und fragte mich, ob es wirklich unmöglich war, Gewicht zuzulegen. Niemand konnte behaupten, dass ich es nicht versuchte.

Bald darauf begegnete ich meinem persönlichen Roger Bannister und alles änderte sich. Da Sie in diesem Buch blättern, nehme ich an, dass Sie der gleiche magere Typ mit wenig Kraft im Oberkörper sind, der ich einmal war. Vielleicht auch nicht. Vielleicht wiegen Sie 135 Kilo und suchen verzweifelt jemanden, der Ihnen Hoffnung macht. Oder Sie stemmen seit Jahren Gewichte und haben sich damit abgefunden, dass Sie nicht weiterkommen.

Es ist an der Zeit, Ihre Vier-Minuten-Meile zu unterbieten.

Legen Sie einen neuen Kurs fest

Etwa zu der Zeit, als ich vergeblich versuchte, einen einzigen Barrenstütz zu schaffen oder in Rückenlage ein Gewicht zu stemmen, mit dem ich prahlen konnte, fiel mir ein neuer Trend an unserer Schule auf. Einige magere Jungs sahen nach den Sommerferien körperlich wie verwandelt aus. Einer von ihnen war mein Freund und er war plötzlich ein Muskelprotz. Also fragte ich ihn, was zum Teufel passiert sei.

Es stellte sich heraus, dass ein Geschichtslehrer an unserer Schule namens Dr. Jim Mooney in den 1970er-Jahren Bodybuilder trainiert hatte. Er wählte Schüler aus, die mehr Selbstvertrauen brauchten, trainierte mit ihnen in seiner Garage und machte Maschinen aus ihnen. An diesem Punkt, nach endlosen Kämpfen und kritischen Bemerkungen meiner Basketballtrainer, nahm ich mir vor, diesen Mann aufzusuchen – ich wollte ihn überreden, mir zu helfen.

Ich spürte also Dr. Mooney auf und wir vereinbarten ein Gespräch. Meine erste Lektion war überhaupt nicht das, was ich erwartet hatte. So stellte ich mir eher eine psychologische Untersuchung eines Bewerbers bei der CIA vor. Er stellte mir zahllose Fragen. Er zog medizinische Bücher und Zeitschriftenartikel hervor und breitete sie auf dem Tisch aus. Dann erklärte er mir, warum alles, was ich auf Anweisung meiner Trainer im Kraftraum tat, falsch war. Er hörte sich an wie ein Oliver Stone, der Bodybuilding machte, und er erläuterte seine Theorien über den neusten Stand des Fitnesstrainings. Doch als ich dastand und ihm stundenlang zuhörte, sagte mir mein Bauchgefühl, dass dieser Bursche recht hatte. Er sagte die Wahrheit.

Ich erinnere mich lebhaft daran, dass Dr. Mooney am Ende unseres Gesprächs sagte: „Wenn du mitmachst, will ich, dass du voll dabei bist. Hundertprozentig. Keine Fragen. Ich vergeude mein Wissen nicht an dich, wenn du zu den Leuten gehörst, die eine Zehe eintauchen, sich dann umdrehen und sagen: ‚Seht ihr, es funktioniert nicht.' Du musst mir vertrauen und du musst meine Anweisungen buchstabengetreu befolgen." Dann sprach er mit seiner dröhnenden Moon-Dog-Stimme zum ersten Mal die Worte, die ich bald als sein Motto kennenlernen sollte: „Ich weiß, was ich tue."

Ich fragte ihn nach einem Beweis dafür, dass er das scheinbar Unmögliche vollbringen könne. Er versprach mir, den Umfang meiner Arme in einem Monat um zweieinhalb Zentimeter zu steigern. Sofort holte er ein Maßband, maß meinen Armumfang und schon hatten wir unseren Ausgangspunkt.

Ich versprach, ganz bei der Sache zu sein und seine Zeit nicht zu vergeuden. Ich würde die Energie aufbringen, zu lernen und das Gelernte anzuwenden.

Dann sprang ich auf und wollte gehen, aber er wies mich an, am folgenden Montag wiederzukommen und anzufangen. Die Woche zwischen diesem Psychotest und dem ersten Workout lehrte mich, dass das Training im Kopf beginnt. Sie müssen richtig denken, sich die richtige Philosophie aneignen, ehe Sie loslegen.

Am folgenden Montagabend fingen wir an.

Das Krafttraining war anders als alles, was ich bis dahin probiert hatte. Zuerst zeigte mir „Moon Dog", wie ich ihn bald nannte, eine Seite aus dem Buch von Arthur Jones und Dr. Ellington Darden. Jones und Darden waren zwei Querdenker, die eine Trainingsphilosophie begründeten, die in den 1970er-Jahren zur Erfindung und Entwicklung der Nautilus-Geräte führte. Arthur Jones war fasziniert von der Stärke der Alligatoren in den Everglades und er wandte sich an Dr. Darden in der Hoffnung, Geräte zu bauen, die menschliche Muskeln dazu bringen konnten, wie Alligatormuskeln zu arbeiten. Mooneys Garage war mit Nautilus-Geräten gefüllt, alle in tadellosem Zustand. Damit trainierten wir und dabei lehrte er mich Jones' und Dardens Philosophie. Er verbot mir, Wiederholungen zu zählen. Ich musste mich ganz darauf konzentrieren, meine körperlichen und mentalen Grenzen zu überschreiten. Zum Beispiel machte ich Klimmzüge, bis ich erschöpft war, und wenn ich die Arme nicht mehr bewegen konnte, ließ er mich negative Klimmzüge machen. Das war körperlich und mental eine große Herausforderung, denn ich hing an der Stange und ließ mich acht Sekunden lang allmählich sinken. Das war schwer genug, wenn ich voll ausgeruht war – aber wenn ich bereits müde war ... Es war eine besondere Art der Muskelbestrafung. Es fühlte sich an, als würde mein Bizeps die Haut meines Armes zerreißen.

Mooney setzte seine Methoden resolut durch. Seine Strategie glich der von Bannister: Reiß die Barrieren in deinem Geist nieder und alle körperlichen Grenzen hören auf zu existieren.

Ich erinnere mich an einen bestimmten Moment, als plötzlich alles einen Sinn ergab. Moon Dog zitierte Muhammad Ali, den ein Reporter nach dem Training fragte: „Wie viele Liegestütze schaffen Sie?"

Ali, ein dreifacher Weltmeister im Schwergewicht, antwortete: „Ungefähr acht oder neun."

Der Reporter war verdutzt. „Wie? Nur acht oder neun?"

Ali wollte damit sagen: „Ich fange erst an zu zählen, wenn ich nicht mehr kann. Dann mache ich acht oder neun weitere Liegestütze."

Diese Einstellung musste ich lernen, denn dabei handelt es sich um eines der wichtigsten Prinzipien im Training.

Manchmal sind wir müde oder erschöpft. Dann hören die meisten Menschen auf. Aber das sind nur Barrieren, keine Haltepunkte. Sie können aufhören und ein guter Athlet sein. Aber wenn „gut" nicht genug ist, wenn „gut" nur „durchschnittlich" bedeutet? Die Alternative sind herausragende Ergebnisse. Auf dieses kühne Unterfangen lassen sich nur wenige Menschen ein.

Die meisten sehen eine Barriere und denken: Die Straße ist zu Ende. Aber an den Straßensperren des Lebens beginnt erst der Erfolg.

Moon Dogs Strategie funktionierte. Nach einem Monat waren meine Arme mehr als zweieinhalb Zentimeter dicker. Und meine Kraft nahm weiter zu. Während dieser Anfangsphase bei Mooney wuchsen meine Arme sogar um fast fünf Zentimeter. Das war ein drastischer Wandel, vor allem für die anderen Jungs im Basketballteam. Meine Trainer konnten es kaum glauben, wie ich mich verändert hatte, und alle Kameraden fingen an, mich „Weider" zu nennen, in Anspielung an die Bodybuilding-Legende Joe Weider.

Das spornte mich an. Es zeigte mir, dass ich trotz aller Mühe bei meinen früheren Workouts nicht an meine genetischen Grenzen gestoßen war. Ich hatte einfach falsch trainiert.

Wie Roger Bannister erkannte ich, dass jeder mehr erreichen kann – sogar ein magerer Typ wie ich. Das Geheimnis lag nicht in Wiederholungen und Durchgängen. Ich musste meinen Körper und meinen Geist verstehen und dieses Wissen nutzen, um zu lernen, wie ich aus meiner Wohlfühlzone ausbrechen konnte. Damals begann ich Resultate zu sehen.

Der Körper folgt dem Geist

Die meisten Leute, die ein Fitnessstudio betreten, denken: „Wie überstehe ich die nächste Stunde?" Das ist die Einstellung eines Versagers, die jeden Workout schwierig macht. Das Gleiche gilt für die Frage: „Kann sich mein Körper wirklich ändern?" Ich möchte, dass Sie vergessen, was

Sie zu wissen glauben. Werfen Sie den ganzen Mist in die Mülltonne und versinken Sie in Fitnessamnesie.

Nehmen Sie sich ein Beispiel an Bannister, der sich sein Rekordtempo mit einer Methode antrainierte, die niemand je probiert hatte. Er zerlegte die Meile in vier Teile. Als er die Viertelmeile in weniger als einer Minute lief, hängte er die zweite Viertelmeile an und lief schließlich auch diese in weniger als einer Minute. Eines Tages konnte er vier Viertelmeilen hintereinander in jeweils weniger als sechzig Sekunden laufen. Nun war er bereit, es der Welt zu zeigen und Geschichte zu schreiben.

Das Gleiche können Sie mit Ihrem Körper erreichen und genau so planen wir Ihre „Extrem fit"-Workouts. Sie zerlegen Ihren Körper in Körperteile und Muskeln und Ihr Training in Sätze (diese geben an, wie oft Sie eine Übung machen) und Reps (kurz für „repetitions", also das Ausführen einer Übung – ein vollständiger Klimmzug gilt beispielsweise als eine Rep). Und innerhalb jeder Rep müssen Sie all Ihre Energie in die positive Bewegung (das Stemmen eines Gewichts) und in die negative Bewegung (das Absenken des Gewichts) investieren. Über alles andere brauchen Sie sich keine Gedanken zu machen. Konzentrieren Sie sich einfach auf die positive und negative Bewegung, Rep für Rep, und treiben Sie sich weiter zu Höchstleistungen an. Dann werden Sie immer besser.

Das ist die Grundlage von „Extrem fit". Sie werden lernen, in jedem Moment Ihr Bestes zu geben, und das wird Auswirkungen auf jeden Bereich Ihres Lebens haben. Es ist nicht anders als bei einem Samurai, der Kalligrafie übt, um im Schwertkampf besser zu werden. Indem Sie sich voll auf den Moment konzentrieren, bringen Sie Ihrem Geist bei, konzentriert und aktiv zu bleiben, selbst wenn Sie sich unwohl fühlen. Sie lernen, nach Vollkommenheit und Erfolg zu streben, selbst wenn es um einfache Dinge geht, zum Beispiel ums Atmen, Stoßen oder Ziehen. Dennoch werden Sie dank all dieser Fähigkeiten bekommen, was Sie wirklich wollen: eine eindrucksvollere, muskulösere Figur.

Dieses Buch will Sie attraktiver und fitter machen. Aber Fortschritte sind nur möglich, wenn Sie schlechte Gewohnheiten aufgeben. Als ich zu viel trank und eine Zigarette nach der anderen rauchte, war ich total abgeschlafft. Ich hatte keine Ahnung, was ich dagegen tun konnte, weil ich wie gelähmt war. Um erfolgreich zu werden und mein Potenzial ganz zu verwirklichen, musste ich zuerst diese Lähmung überwinden. Ich durfte mir nicht mehr selbst im Weg stehen.

Als ich jung war, sagten die Leute jahrelang zu mir: „Du hast so viel Potenzial." Das schmeichelte mir. Doch mit der Zeit wurde mir klar, dass Potenzial ein negatives Wort ist. Es bedeutet: Du hast etwas – oder vieles – nicht erreicht. Eine Zeit lang suchte ich nur nach dem einfachsten Weg; erst später gelang mir ein Paradigmenwechsel und ich überlegte: *„Was kann ich tatsächlich tun? Was kann ich tatsächlich erreichen?"*

Ich bin nicht mehr 18, aber Sie werden mich deswegen nie jammern hören. Ich bin jetzt 36, fast 37, und in besserer Verfassung als je zuvor, körperlich und mental. Vielleicht glauben Sie, Sie seien zu mager, um muskulös zu werden. Oder Sie denken, Sie seien zu dick, um sich anzustrengen. Vielleicht schüchtert ein Fitnessstudio Sie ein. Egal, was Sie zurückhält, wir werden es gemeinsam herausfinden, damit Sie den Körper bekommen, den Sie haben wollen, und das Leben führen können, von dem Sie träumen. Es ist machbar. Es ist möglich.

Sie können Ihr Leben von heute an neu beginnen.

Ihr neuer Plan beginnt jetzt

Ich möchte, dass Sie etwas sehr Wichtiges verstehen: Niemand geht am ersten Tag muskelbepackt ins Fitnessstudio. Selbst Arnold war in Thal, Österreich, ein magerer 15-Jähriger, der Hanteln und Gewichten lieber aus dem Weg ging. Das Fitnessstudio ist der große Gleichmacher. Jeder, der dort trainiert, verdient Respekt, unabhängig von seiner Form, seiner Figur oder seinem Entwicklungsstand. Alle arbeiten hart, um besser zu werden. Wichtig ist, dass Sie überhaupt im Studio aufkreuzen.

Schon deswegen haben Sie Achtung und meinen Respekt verdient.

Als ich eines Tages in einem Fitnessstudio in Arizona trainierte, fiel mir ein kleiner Junge auf. Er saß auf einer Preacher Bench (einer Schrägbank, die die Arme so stützt, dass sie in einem Winkel von 45 Grad zum Rumpf hängen) und machte hoch konzentriert perfekte Armbeugen. Nach jeder Serie setzte er die Stange ab, griff nach einem kleinen Notizbuch und einem Kugelschreiber, die neben ihm lagen, und trug alles genau ein.

Ich schaute ihm eine Minute zu. Er strengte sich an wie ein Erwachsener, obwohl er ein Junge war. Ich lachte in mich hinein, weil er so toll war. Ich hatte großen Respekt vor ihm. Ohne es zu wissen, beschämte er die meisten Erwachsenen, die ihre Zeit mit dem Handy verplemperten und sich unterhielten, während sie auf der Trainingsbank saßen. Wenn ich in diesen Jungen Geld investieren könnte, würde ich es tun, weil er so intensiv trainierte, dass er in zehn oder zwanzig Jahren mit Sicherheit ein ganzer Kerl sein wird. Wenn auch Sie ein ganzer Kerl werden wollen, müssen Sie zuerst wie dieser Junge werden. Er legt sich ins Zeug und es ist ihm völlig egal, wie viel Gewicht ich stemme. Er ist zu beschäftigt, es zu bemerken, er ist hoch konzentriert und er folgt seinem Plan.

Wenn er so weitermacht und alle Schritte geht, wird dieser Junge bekommen, was er verdient.

Gehen Sie ohne Scheu ins Fitnessstudio und vergleichen Sie sich nicht mit anderen. Sie befinden sich nur mit einem einzigen Menschen im Wettkampf: mit sich selbst. Sobald Sie durch die Tür treten, wird niemand sich über Sie lustig machen, weil Sie zu wenig Gewicht stemmen oder etwas falsch machen. Das Fitnessstudio ist eine Gemeinschaft von Leuten, die zusammenarbeiten, um besser zu werden, anstatt ihr Schicksal als gegeben hinzunehmen: „Ich habe nun mal diese Figur und nichts, was ich tue, wird daran etwas ändern."

Ron Mathews, mein Trainer seit 2010, schaffte in der Highschool keinen einzigen Klimmzug oder Barrenstütz – genau wie ich. Ron ist jetzt Mitte 40 und eine wahre Bestie. Bis vor zwei Jahren spielte er immer noch als Tight End für die zweitbeste halb professionelle Footballmannschaft der USA. In diesem Jahr machte er bei den CrossFit Games mit. Bei diesem Wettbewerb messen einige der besten Athleten der Welt ihre Kraft, Schnelligkeit und Ausdauer – und Ron kam bei den Männern über 40 auf Platz neun! Anstatt sich an Leuten zu orientieren, die schon dort sind, wo Sie sein wollen, und einfach hinzunehmen, dass Sie dieses Niveau nie erreichen werden, müssen Sie Ihre nächsten Schritte genau überlegen.

Als ich vor ein paar Jahren umzog und einige Kisten leerte, fand ich ein *Men's Health*-Magazin, das ich 2003 gekauft hatte. Ich erinnere mich noch daran, was ich dachte, als ich es auf dem Stand sah: „Ich möchte so aussehen wie der Kerl auf dem Titelblatt." Also kaufte ich es und im Laufe der Jahre geriet es irgendwie in diese Kiste. Ich traute meinen Augen nicht, als ich merkte, dass der Mann auf dem Cover niemand anders als mein Trainer Ron war. Jetzt, sieben Jahre später, trainierte ich also bei genau dem Burschen, der meine Fitnessziele symbolisierte. Zufall? Ich glaube nicht.

Um Ihren Weg zu finden, brauchen Sie nicht immer positive Beispiele, damit Sie am Ball bleiben. Manchmal ist es unglaublich motivierend zu sehen, was Sie frustriert, und darüber wütend zu werden. Ich war immer fest davon überzeugt, dass Groll ein Raketentreibstoff ist, und ich habe im Leben gelernt, dass meine Eifersucht und mein Neid ein nützlicher Kompass sein können, der mir den Weg zu meinen Zielen zeigt.

Als ich in die Highschool ging, saß ich eines Tages mit meiner Freundin auf dem Sofa und schaute MTV. Auf einmal kam das Video „Under the Bridge" von den Red Hot Chili Peppers. Es endet damit, dass Anthony Kiedis ohne Hemd, mit wehendem langem Haar und mit wippenden Brustmuskeln in Zeitlupe läuft. Es wurde still im Zimmer – auffallend still. Ich schaute rüber zu meiner Freundin und merkte, dass sie diesen Burschen anschmachtete. Damals war ich ein 15-Jähriger mit kurzem, adrettem Haar und einem eingesunkenen Brustkorb, der nicht wachsen wollte. Ich spürte, dass ich wütend wurde. Ich hasste diesen Kerl und die Chilis konnte ich jahrelang nicht leiden. Jedes Mal, wenn jemand sie erwähnte, ärgerte ich mich. Was machte mich so eifersüchtig? Ganz einfach: mein ungenutztes Potenzial.

Als Erwachsener kann ich zurückblicken und lachen. Ich liebe die Red Hot Chili Peppers. Sie sind sogar eine meiner Lieblingsgruppen! Ich habe sie mehrere Male im Konzert gesehen und sogar Kiedis einige Male getroffen. Er ist einer der coolsten Jungs, die mir je begegnet sind. Dieser

Bursche hat sich für alles abgerackert, was er erreicht hat, und er verdient seinen Erfolg. Ich war nur ein Teenager, der aufhören musste zu jammern und andere zu hassen, der vom Sofa aufstehen und anfangen musste, sein Potenzial zu verwirklichen. Es dauerte eine Weile, doch schließlich fand ich heraus, wie ich meine Wut positiv nutzen konnte.

Das Lustige ist, dass ich mir über zwanzig Jahre später vorstelle, wie irgendein Typ auf einem Sofa sitzt und zusieht, wie ich in „True Blood" mit langem Haar und ohne Hemd durch den Wald laufe oder in „Magic Mike" in meiner Feuerwehrmannuniform herumrenne, und eine Stinkwut auf mich hat.

Groll und Unsicherheit dieser Art können Sie genau dorthin führen, wo Sie hingehen müssen.

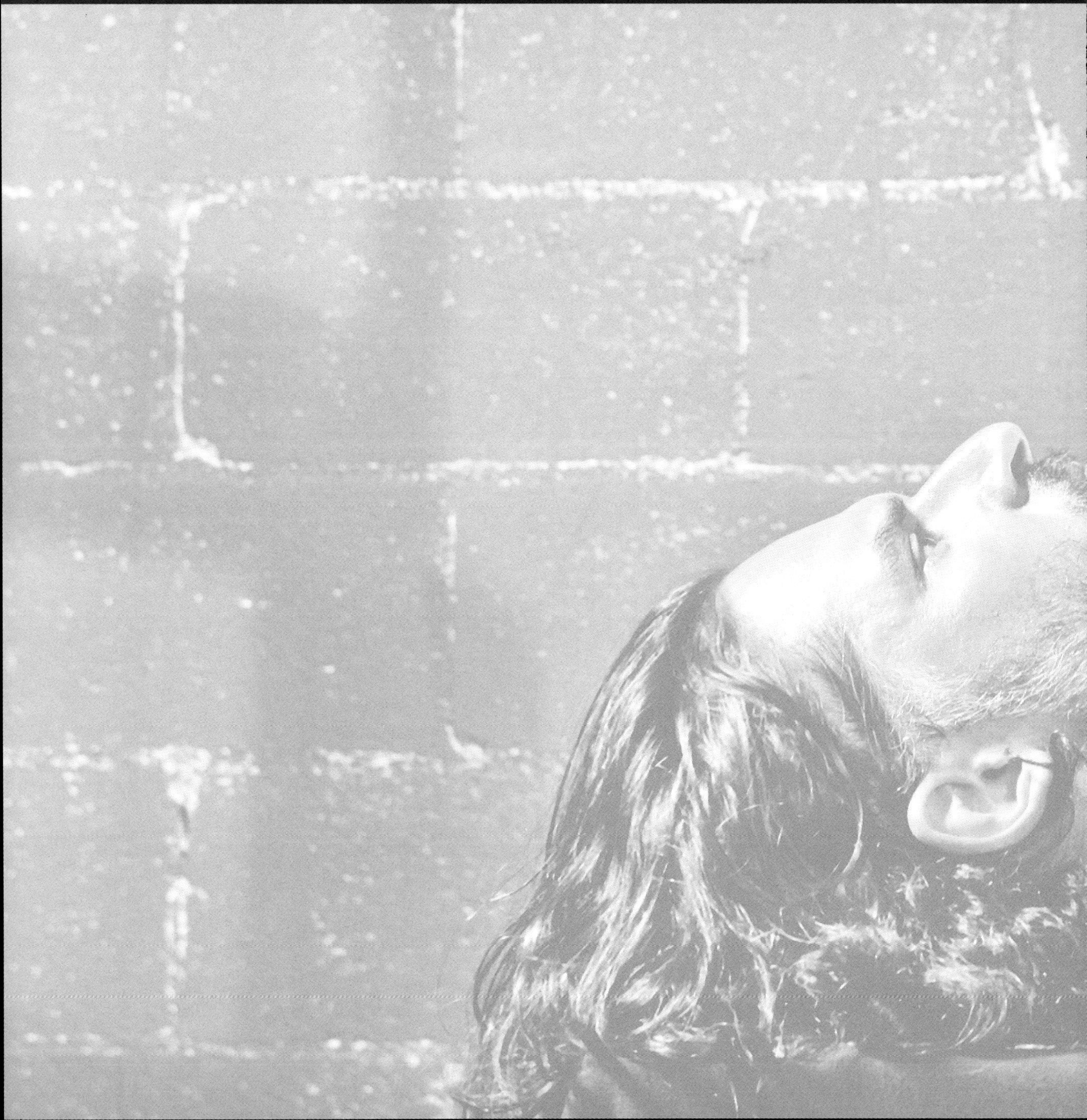

Kapitel 3

Handeln Sie!

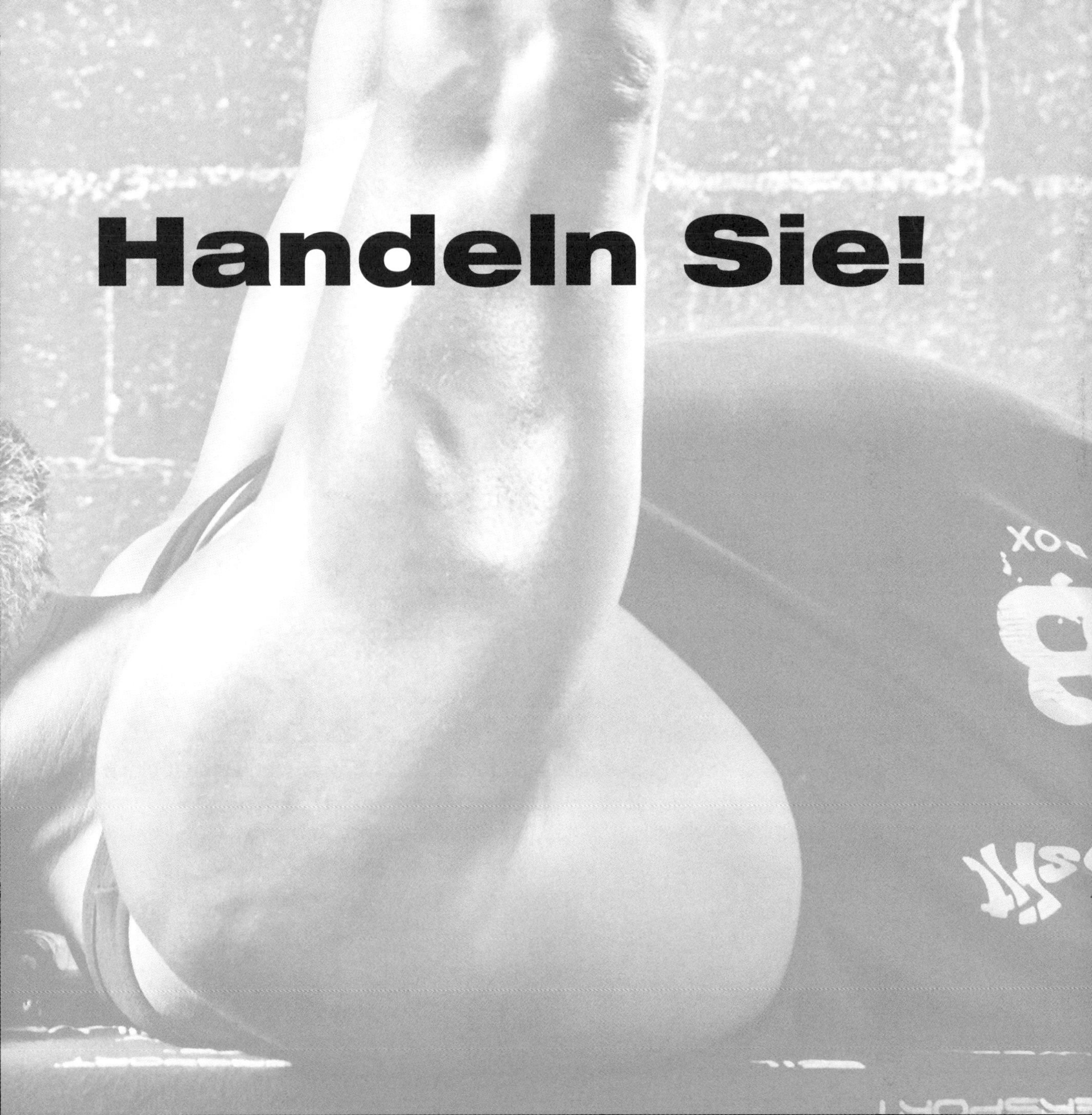

Wenn ich eine neue Rolle annehme, achte ich auf jedes Detail. Nehmen wir meine Rolle als Alcide Herveaux in „True Blood" als Beispiel. Sobald ich meinen Vertrag hatte, zerlegte ich die Figur in Einzelteile. Da war zunächst der geografische Aspekt. In der Serie kommt Alcide aus Jackson, Mississippi. Das bedeutete, dass ich mir den Jackson-Dialekt aneignen und mir einige Wertvorstellungen der Südstaatler zulegen musste, die sich ein wenig von denen anderer Amerikaner unterscheiden. Dabei ließ ich mir von einem der besten Dialektlehrer der Welt helfen, der zudem das Stimm- und Sprechprogramm der Carnegie Mellon School of Drama geleitet hatte, bevor ich dort eingeschrieben war. Wir lauschten einer CD nach der anderen, bis ich jemanden aus Mississippi fand, der sich nach Alcide anhörte. Dann benutzten wir die Lautschrift, die ich in der Schauspielschule bis zum Erbrechen gelernt hatte, um jeden Dialogsatz in Silben zu zerlegen, die aus Vokalen und Konsonanten bestanden, damit ich die typischen Sprechmuster der Einheimischen erlernen konnte.

Dann kamen die spirituellen und mentalen Aspekte. Ich benutzte die Vampir-Romane von Charlaine Harris – auf denen „True Blood" basiert –, um mir eine Hintergrundgeschichte für Alcide auszudenken und herauszufinden, warum er so und nicht anders denkt und fühlt.

Nach der inneren Arbeit wandte ich mich der körperlichen zu. Alcide ist ein Mann, der DNS mit Wölfen gemeinsam hat. Also las ich alles über

Wölfe, was ich finden konnte. Es gelang mir sogar, einige Zeit mit echten Wölfen zu verbringen und sie zu beobachten. Außerdem ließ ich mich von der Sonne bräunen, weil Alcide im Freien lebt und arbeitet und weil ich mich von den kalten, leichenähnlichen Vampiren unterscheiden musste, gegen die er kämpfte.

Zu guter Letzt wollte ich, dass mein Körper muskulös und sehnig wie der eines Tieres aussah. Je imposanter ich körperlich aussah, desto deutlicher konnte ich Alcides sensitive und romantische Seite betonen. Ich wollte stärker als ein durchschnittlicher Mann aussehen und dafür musste ich mich überdurchschnittlich anstrengen. Also engagierte ich Ron Mathews, der Hugh Jackman für „X-Men" in Form gebracht hatte, und der Rest ist Geschichte.

Das Unterfangen mag bizarr erscheinen – oder völlig unrealistisch für Sie –, aber die Art und Weise, wie ich vorging, ist eine wichtige Lektion, wenn es darum geht, aus einem Ziel eine Tat und daraus mit unfehlbarer Sicherheit einen Erfolg zu machen.

Meine Verwandlung in einen Werwolf war ausgeklügelt. Ich versuchte herauszufinden, was ich brauchte, um die Rolle eines Bauunternehmers aus Jackson zu spielen, der halb Mensch, halb Tier war und es hasste, so zu sein.

Auch wenn Ihr Ziel wahrscheinlich nicht darin besteht, ein Werwolf zu werden, möchte ich Ihnen nur zeigen, wie man an eine Aufgabe herangeht. Das gleiche Rezept habe ich benutzt, um meinen Körper umzuformen und Jahr für Jahr besser zu werden.

Je präziser Sie planen, desto besser sind die Ergebnisse. Für den Film „Sabotage" mit Arnold bereitete ich mich auf meine Rolle als Joseph „Grinder" Phillips vor. Er ist ein Beamter der amerikanischen Antidrogenbehörde, der als verdeckter Ermittler in einer Motorradgang arbeitet. Ich las ein Buch über einen ehemaligen College-Footballspieler, der Agent bei der ATF (der Sicherheitsbehörde für Alkohol, Tabak und Schusswaffen) wurde, sich als Biker ausgab und im wahren Leben die Hells Angels unterwanderte. Ich schaute mir Fotos von ihm an und benutzte sie als Inspiration für das äußere Erscheinungsbild meiner Figur. Er sah aus wie ein Linebacker. Der ehemalige College-Footballspieler mit dickem Hals war jetzt über und über tätowiert. Er war groß und furchteinflößend. Ich nannte Ron mein Ziel und wir passten mein Training diesem Ziel an. Ich trainierte mehr Gewichtheben, zum Beispiel Kreuzheben, Drücken, Umsetzen und Stoßen, und übernahm die Tricks der Kraftdreikämpfer. Die Folge war, dass ich in etwa zwei Monaten 18 Pfund zunahm und stärker aussah als je zuvor.

Als ich mich darauf vorbereitete, den Stripper Big Dick Richie in „Magic Mike" zu spielen, war mein Ziel einfach: muskulöser werden. Deshalb konzentrierte ich mich auf Krafttraining ohne Ruhepausen. Außerdem musste ich mich darauf einstellen, wochenlang jeden Tag ohne Hemd gefilmt zu werden. Das war eine enorme Herausforderung, auf die ich in Kapitel 9 genauer eingehen werde (dort geht es um Fotos und Filmaufnahmen).

Ich rate Ihnen, sich nach derselben Methode vorzubereiten. Legen Sie Ihre Ziele fest, bestimmen Sie Ihre nächsten Schritte und zerlegen Sie diese nächsten Schritte ihrerseits in Einzelschritte. In diesem Buch finden Sie auch ein Programm für Anfänger – genau das Programm, das mich auf meine erste Staffel bei „True Blood" vorbereitete. Einerlei, ob Sie massiger und stärker oder imposanter und muskulöser werden möchten, ich habe die Arbeit für Sie getan. Aber Sie müssen selbst entscheiden, was Sie erreichen wollen. Denken Sie daran, dass die meisten Menschen an mentalen Blockaden scheitern. Die Zielsetzung ist einer der wichtigsten mentalen Aspekte des Trainings und dennoch wird sie oft übersehen. Deshalb habe ich mithilfe meines Trainers Ron einen optimalen Plan zusammengestellt. Es handelt sich um einen Schritt-für-Schritt-Leitfaden, der es Ihnen ermöglicht, Ziele zu setzen, Selbstzweifel zu überwinden, den Körper Ihrer Träume zu erlangen und so zu leben, wie Sie es immer schon wollten.

Die Kunst der Zielsetzung

Klimmzüge sind mir immer schwergefallen. Meine langen Arme machten sie zu meinem Albtraum. Ich weiß das und darum weiß ich auch, was ich am ersten Tag im Fitnessstudio *nicht* tue: Ich sage nicht, dass ich 30 Klimmzüge machen werde; ich erwarte nicht, dass ich das auf magische Weise schaffen werde; und ich halte mich nicht für einen Versager, wenn ich es nicht schaffe. 30 Klimmzüge sind mein *Endziel*, nicht mein *erstes* Ziel. Bevor wir gehen können, müssen wir krabbeln. Allerdings möchte ich, dass Sie schneller zu gehen anfangen, als Sie es je für möglich hielten.

Wenn Sie 30 Klimmzüge machen wollen, sollten Sie einen Plan ausarbeiten, der Ihnen hilft, einen zu schaffen. Oder fünf. Oder zehn. Egal, welches Ziel Sie haben, es gibt immer einen Weg. Sie müssen nur beschließen, ihn zu gehen.

Wenn Sie keinen einzigen Klimmzug oder Barrenstütz schaffen, könnte das ein Segen für Sie sein. Es bedeutet nämlich, dass Sie ein Programm ausarbeiten müssen, um diese Übung nur ein einziges Mal zu bewältigen, indem Sie jeden Muskel Ihres Körpers entsprechend stärker machen. Dann zwei Mal, drei Mal und vier Mal. Es ist schwieriger, den Körper in Bewegung zu versetzen, als den Schwung beizubehalten.

Es muss wehtun. Beißen Sie die Zähne zusammen. Arnold ließ Körperteile, die ihm nicht gefielen, absichtlich unbedeckt, um sich zu motivieren. Leugnen Sie Ihre Schwächen nicht. Nutzen Sie sie als Energiequelle. Sie müssen sich Ziele setzen, die Ihnen unangenehm sind. Den meisten Menschen gefällt das nicht. Aber wenn Sie Erfolg haben wollen, müssen Sie „das Baby in der Wiege weinen lassen", wie ein amerikanisches Sprichwort sagt. Wir alle haben das Bedürfnis zu jammern und zu klagen, wenn das Leben hart ist, und wir geben oft auf, wenn wir uns unwohl fühlen. Aber wenn es keinen Grund zum Weinen gibt – wenn die Windeln sauber sind und das Baby satt ist –, muss der kleine Schreihals lernen, still zu sein. Das mag Übung erfordern, aber der Anfang ist immer am schwersten.

Sobald Sie sich mit dem Unbehagen abgefunden haben, werden Sie Ihre kleinen Ziele erreichen und können sich auf den Weg zu größeren machen. Als ich für „True Blood“ ausgewählt wurde, dachte ich nicht daran, eines Tages in *Men's Health* auf der Liste der 100 fittesten Männer aller Zeiten zu stehen – neben Bo Jackson und Michael Jordan, den Helden meiner Kindheit. Mir ging es nicht darum, mit Arnold in einem Film zu spielen oder einen Vertrag für ein Fitnessbuch zu bekommen. Zunächst wollte ich nur in die beste Form meines Lebens kommen und dann versuchen, mich Schritt für Schritt weiter zu verbessern. Ich leitete all meine Energie ins Grundlagentraining und der Weg öffnete sich von selbst. Ich setzte mir ein kleines Ziel nach dem anderen, um Größeres zu erreichen. Ich verschob die Ziellinie immer wieder nach hinten, um hungrig zu bleiben und zu testen, was ich erreichen konnte, wenn ich am Ball blieb.
Diese Einstellung empfehle ich auch Ihnen. Viele Menschen setzen sich Ziele, doch sehr wenige geben sich selbst die Chance, herauszufinden, wozu sie wirklich fähig sind. Es ist ein Hochgefühl, sich immer höhere Ziele zu setzen, anstatt Obergrenzen festzulegen. Auf diese Weise können Sie erstaunliche Leistungen vollbringen, die Ihre kühnsten Träume übertreffen.

Fallen vermeiden und den richtigen Dreh finden

In dem Buch „Morgen fange ich an ... warum nicht heute? Überwinden Sie Ihre inneren Widerstände“ beschreibt Steven Pressfield die verschiedenen Widerstände, denen wir im Leben begegnen. Seine wichtigste Lehre lautet: Der Amateur gibt auf, der Profi kämpft sich durch.
Das Gleiche gilt, wenn Sie körperlich in Höchstform kommen wollen, in die beste Form Ihres Lebens.
Manche Leute starren mich an wie einen Außerirdischen, wenn sie sehen, wie ich trainiere, und ihre Fragen bringen mich zum Lachen:

„Darf man das wirklich nicht essen?"
„Macht das wirklich einen Unterschied?"
„Warum trainieren Sie immer noch so hart?"
„Einen Tag darf man doch aussetzen, oder?"
„Kann ich Übungen im Programm durch andere ersetzen?"

Der schwierigste Aspekt des Trainings ist vielleicht der Umgang mit Leuten, die unsicher sind, was ihre Gesundheit und Fitness anbelangt. Leider sind manchmal Angehörige und Freunde die Ursache dieser Unsicherheit. Deshalb brauchen Sie Menschen in Ihrem Umfeld, die Ihnen helfen, fit zu werden. Ich hatte Freundinnen, die so sehr mit ihren eigenen Problemen beschäftigt waren, dass sie nicht das geringste Verständnis für meine Pläne aufbrachten. Sie fühlten sich irgendwie bedroht, weil ich mich vernünftig ernährte und mit vollem Einsatz trainierte. Offenbar waren ihre Schwächen deutlicher zu sehen, je fitter ich wurde. Woher ich das weiß? Nun, sie sagten es mir – manchmal sehr laut, manchmal sehr subtil. Anstatt sich von mir inspirieren zu lassen, machten sie meine ohnehin schwierige Aufgabe noch schwieriger. Manche Leute unterstützen Sie, andere nicht.

In der ersten Staffel von „True Blood" hatte ich die Ehre, mit dem in jeder Hinsicht großartigen Don Swayze zu arbeiten. Als wir eine unserer Werwolfkampfszenen probten, erzählte mir Don, er habe vor ein paar Jahren beim nächtlichen BASE-Jumping einen bösen Unfall gehabt und sein Bein sei an 72 Stellen gebrochen oder angebrochen gewesen. Die Knochen wurden durch Stahlstäbe ersetzt, in sein Becken implantierte man eine Stahlplatte und der vordere Teil des Fußes wurde amputiert. Don war sein Leben lang ein begeisterter Fallschirmspringer gewesen und dieses geliebte Hobby hatte ihn zu dem gefährlichen Sport des BASE-Jumpings verleitet (dabei springt man nicht aus einem Flugzeug, sondern von hohen Objekten). Ich erzählte Don, dass ich mit den Golden Knights, einem Fallschirmjägerteam der Armee, zwei Tage lang gesprungen sei und es wundervoll gefunden habe. Die Jungs im Team boten mir sogar an, mich zu trainieren und bis zur Fallschirmspringerprüfung zu begleiten. Aber meine damalige Freundin war entsetzt bei dem Gedanken, dass ich jemals wieder aus einem Flugzeug springen würde. Daraufhin sagte Don: „Alter, es gibt eine Menge anderer Frauen, die das Fallschirmspringen lieben." Auch Don liebte es und er hätte sich mit einem Sprungverbot abfinden können, mit einem Leben ohne seine Lieblingsbeschäftigung. Jeder vernünftige Mensch hätte ihn verstanden. Trotzdem gab er nicht auf. Don sprang weiter mit dem Fallschirm und brachte es mit dem Gipsverband an seinem Fuß auf tausend protokollierte Sprünge! Ich wette, Don Swayze ist jetzt, während ich diese Sätze schreibe, irgendwo da draußen und springt oder plant seinen nächsten Sprung – nach 13 Operationen und 22 Monaten an Krücken.

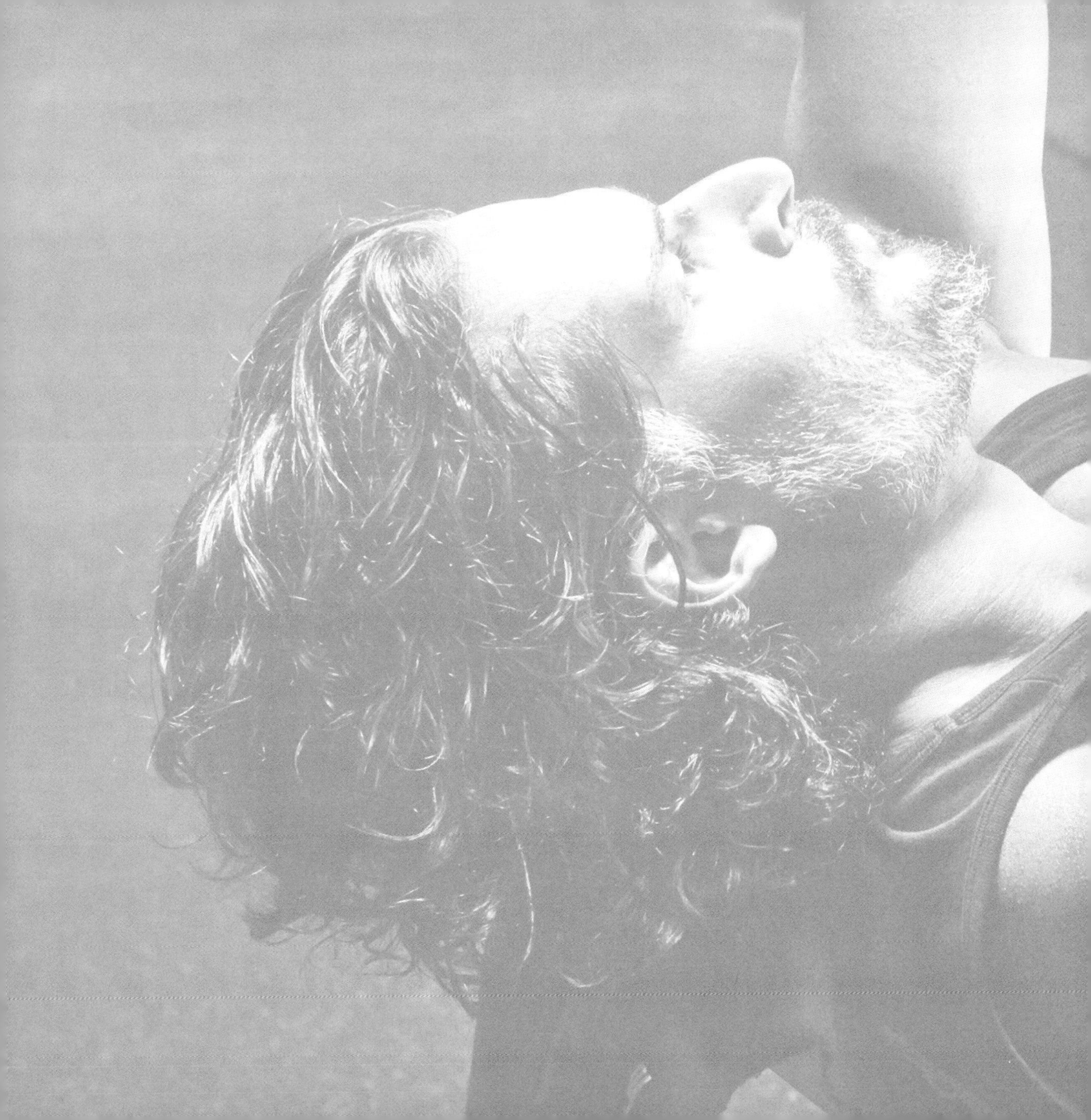

Kapitel 4

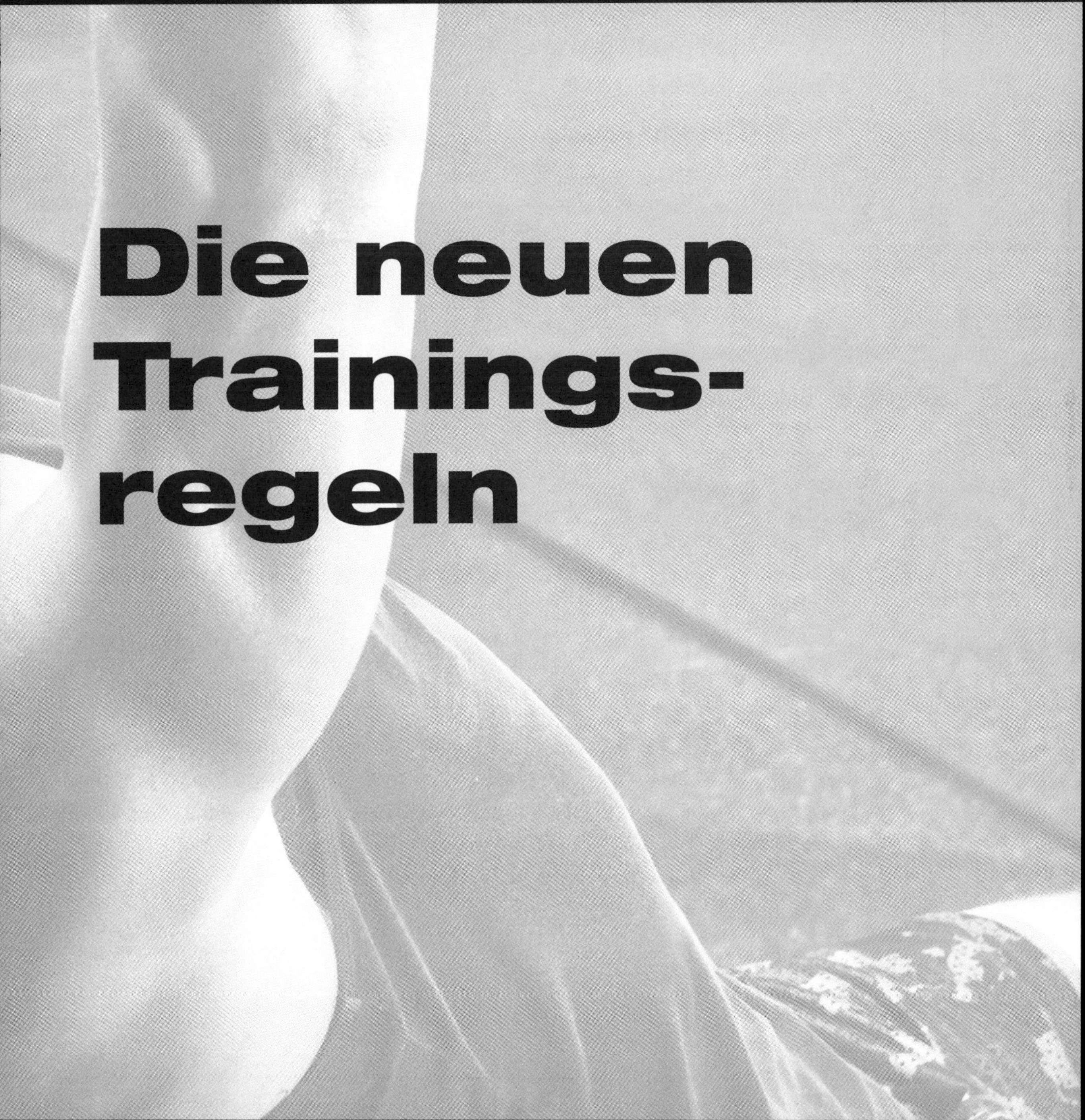

Die neuen Trainingsregeln

Ich habe das Privileg, viel Zeit auf der Straße zu verbringen. Damit meine ich, dass ich die Welt sehe, viele verschiedene Menschen treffe und verschiedene Kulturen und Bräuche kennenlerne, sowohl in den Vereinigten Staaten als auch in Übersee. Was die Fitness anbelangt, ist mir jedoch auf all diesen Reisen und an allen Orten eine Gemeinsamkeit aufgefallen: Die Leute haben keine Ahnung, was sie im Fitnessstudio machen.

Das Problem ist nicht fehlender Einsatz, sondern fehlendes Wissen: Welche Übungen soll ich machen, wie mache ich sie und wie stark muss ich mich anstrengen, um die erwünschten Ergebnisse zu erzielen?

Die Menschen wollen es leicht haben. Sie wollen ein Zaubermittel haben. Das beste Beispiel dafür ist die Rolltreppe. Diese Erfindung des 20. Jahrhunderts ist im Grunde nur eine elektrische Treppe, die sich ungefähr so schnell bewegt wie – ja, wie ein Mensch, der eine Treppe hinaufsteigt. Was also tun die Leute? Sie stehen einfach da und gelangen ohne körperliche Bewegung in der gleichen Zeit ans Ziel wie ohne Rolltreppe. Das ist die Welt, in der wir leben.

Vielleicht war es schon immer so und ich komme nur zu spät zur Party. Der berühmte Psychologe C.G. Jung schrieb Abhandlungen über seine Angst vor einer Technik, die immer schnellere Fortschritte macht. Wenn die Moral damit nicht mithalten kann, geraten wir seiner Meinung nach irgendwann in eine sehr schwierige Situation. Ich sehe es genauso, vor allem was Fitness und die heutige Arbeitsmoral anbelangt.

Der legendäre Joe Weider steht auf C.G. Jungs Schultern.

Joe Weider, der Visionär

Joe Weider war ein futuristischer Denker und Praktiker. In der Zeitschrift *Your Physique* wagte er im Juli 1950 zehn Voraussagen über den Einfluss des Bodybuildings auf die Zukunft der Gesundheit. Es ist erstaunlich, wie recht er damals schon hatte.

1. „Ich sage voraus, dass die Zivilisation sich in jeder Hinsicht beschleunigen und der Stress und die Belastung der Menschen zunehmen werden.“
2. „Ich sage voraus, dass die daraus resultierenden geistigen und körperlichen Krankheiten die Welt zwingen werden, die Bedeutung des systematischen Trainings und der körperlichen Aktivität anzuerkennen.“
3. „Ich sage voraus, dass Bodybuilding die Hauptform des systematischen Trainings und der körperlichen Aktivität werden wird und dass die vorbeugende Medizin es als eine der wirksamsten Therapien ansehen wird.“
4. „Ich sage voraus, dass die ganze Welt begreifen wird, wie wichtig der Aufbau der Muskulatur ist, und dass Bodybuilding als Sportart sprunghaft wachsen wird.“
5. „Ich sage voraus, dass die fundamentalen Prinzipien des Bodybuildings – nämlich eine ausgewogene Ernährung, genügend Schlaf, viel frische Luft, ausreichend Sonnenlicht und regelmäßige Workouts – sich zu grundsätzlichen Lebensprinzipien entwickeln werden.“

6. „Ich sage voraus, dass Bodybuilding das Sprungbrett zu jedem anderen Sport und zu jeder anderen körperliche Aktivität werden wird."

7. „Ich sage voraus, dass die Kunst der Entspannung, eines der fundamentalen Prinzipien im Bodybuilding, immer wichtiger werden wird, weil Verspannungen zunehmen, und dass man überall Entspannung lehren und befürworten wird."

8. „Ich sage voraus, dass Bodybuilding sich in jeden Winkel der Welt ausbreiten wird und dass man es eines Tages als König aller Sportarten und körperlichen Aktivitäten anerkennen wird."

9. „Ich sage voraus, dass Menschen, die Bodybuilding betreiben, gesünder, glücklicher und im Leben tüchtiger sein werden."

10. „Ich sage voraus, dass Bodybuilding eines Tages eine der stärksten Kräfte sein wird und dass man es vielleicht sogar als diejenige Aktivität preisen wird, die unsere Zivilisation vor sich selbst gerettet hat."

Unsere technischen Errungenschaften schaden unserem Körper. Ein gutes Beispiel dafür sind die vielen Fitnessstudios mit Zirkeltrainingsgeräten, aber ohne Plattformen für Kraftdreikämpfer und ohne Hantelscheiben mit Gummiring-Ummantelung. Die Geräte sind nicht völlig wertlos, aber diese Ausstattung wendet sich nur an Leute, die nicht wissen, was sie tun. Wer sich auf Geräte verlässt, handelt nach dem Motto: „Mach ein paar von diesen und ein paar von jenen Übungen und du bist fertig." Die Industrie will uns glauben machen, dass neue Geräte besser sind. Es geht darum, Geräte zu verkaufen, nicht darum, den Menschen, die sie benutzen, zum Erfolg zu verhelfen. Verstehen Sie mich nicht falsch: Diese Geräte sind sehr viel besser als das Sitzen auf dem Sofa. Aber dieses Buch gibt Ihnen, was Sie wirklich brauchen: ein Programm, mit dem Sie die bestmöglichen Resultate für Ihren Einsatz bekommen.

Gehen Sie wieder ins Fitnessstudio, aber verzichten Sie auf alles, was falsch ist

Dieses Buch will Ihnen zeigen, wie Sie besser aussehen und sich besser fühlen können. Aber das heißt nicht, dass es allein um Ästhetik geht. Ja, ich kann Ihnen beibringen, Fett abzubauen und Muskeln aufzubauen. Aber richtiges Training geht darüber hinaus. Es macht Sie zu einem besseren Menschen: Sie werden gesünder sein, sich besser bewegen und ein besserer Sportler werden. Sie stärken Ihr Selbstwertgefühl und Ihr Selbstvertrauen. Studien belegen, dass intensives Training bei Depressionen ebenso wirksam ist wie das Medikament Prozac. Sie werden auch von mehr Energie und Vitalität profitieren.

Richtiges Training ist ein Jungbrunnen.

Zu viele Menschen sind auf die Badezimmerwaage und den Spiegel fixiert. Wenn Sie die richtige Zahl auf der Waage und das bestmögliche Bild im Spiegel sehen wollen, müssen Sie die Waage und den Spiegel zunächst links liegen lassen und sich stattdessen auf Fortschritte, die richtigen Übungen, bessere Bewegungen, höhere Gewichte und härteres Training konzentrieren und dann das Ganze wiederholen. Dann wird sich alles ändern, auch die Zahl auf der Waage und das Spiegelbild. Um dauerhafte Veränderungen herbeizuführen, müssen Sie sich Gewohnheiten zulegen, die es Ihnen ermöglichen, sich unermüdlich anzustrengen. Sie wollen sich gut fühlen und von Ihrem Programm motiviert werden, aber was Sie nicht verstehen, ist, dass es sich nicht gut anfühlen wird, schon gar nicht am Anfang. Sie werden nicht automatisch die nötigen Schritte tun und das Programm umsetzen, denn es ist härter, als man Ihnen erzählt hat. Wenn Sie trotz der Schmerzen und trotz des Unbehagens am Ball bleiben und die Übungen immer wieder machen, sehnt sich der Körper eines Tages danach. Ihr Lohn ist dann der Wunsch zu trainieren, obwohl Sie lange Zeit keine Lust dazu hatten. Aber dieses Stadium erreichen Sie nur durch harte Arbeit.

Auch Sie werden es schaffen. Sie müssen nur Ihre Einstellung ändern und beharrlich trainieren. Ich habe mit meinem Training nicht erst *nach* dem Abschluss eines Buchvertrags angefangen und ich habe auch nicht versprochen, als Gegenleistung für den Vertrag 25 Jahre lang zu trainieren.

Das Schöne am Fitnesstraining ist, dass keine andere Aktivität so gut auf Ihren Einsatz anspricht. Sie müssen sich alles, was mit Ihrem Körper zu tun hat, verdienen. Die Ergebnisse hängen allein von Ihnen ab und sind fast sofort messbar. Ich erlebe es oft, dass Menschen sich wenig zutrauen und sagen: „Ich kann das nicht." Aber es ist absolut möglich.

Darum bin ich davon begeistert, dieses Programm zu veröffentlichen. Ich glaube, es kann jeden verändern. Arbeiten Sie acht bis zwölf Wochen intensiv daran, so wie ich, als ich mich auf die erste Staffel von „True Blood" vorbereitete; dann werden auch Sie zum Tier!

Zum Glück hatte ich Mentoren und Trainer, die mir die Wahrheit sagten. Heute spreche ich für sie, wenn ich sage, dass die besten Informationen nicht einigen wenigen Glücklichen vorbehalten sein sollten, etwa den Sportlern und Stars. Die Fähigkeit, Muskeln aufzubauen und Fett abzubauen, ist kein Privileg. Warum also sollten wir „Geheimnisse" haben? Diese Wohltaten muss man sich verdienen und darum sollten Sie sich mit den richtigen Informationen bewaffnen.

Ich bin Schauspieler. Ich verkaufe keine Fitnessprodukte und mache keine Werbung für Trainingsprogramme. Ich habe nie ein anaboles Steroid oder ein Wachstumshormon angefasst. Aber ich habe mit einigen der besten Trainer der Welt trainiert und will Ihnen zeigen, was *meiner Erfahrung nach* wirkt. Auf nutzlosen Müll kann ich verzichten.

Ich habe den Göttern Feuer gestohlen und gebe es Ihnen. Was Sie damit anfangen, ist Ihre Sache.

Eines möchte ich auf keinen Fall: dass Sie sich Hals über Kopf in einen Workout stürzen und sofortige Erfolge erwarten. Das ist der Fehler, den fast jedes Fitnessbuch macht. Wenn es so einfach wäre, wenn ich Ihnen nur eine Liste mit Übungen überreichen müsste, wären sehr viel mehr Menschen in guter Form.

Mein Trainer Ron und ich sind uns darüber einig, dass die meisten Menschen keine Ahnung haben, was Intensität ist. *Echte* Intensität. Die Leute gehen von ihren eigenen Erfahrungen aus, was ich gut verstehen kann. Aber wenn Sie Ihre Vorstellung von „hart" mit Ihrer Leistungsgrenze gleichsetzen, erfahren Sie vielleicht nie, was Sie erreichen können. Das bringt uns zurück zu Roger Bannister. Diese vier Minuten pro Meile stecken irgendwie in unserem Körper. Aber niemand, der härter trainiert hat als je zuvor, war hinterher unfähig, dieses Niveau erneut zu erreichen. Natürlich ist es möglich, dass Sie mehr Ruhe und Erholung brauchen, aber Sie müssen lernen, über das hinauszugehen, was Sie für Ihr Maximum halten. Um vorwärtszukommen, müssen Sie erfahren, wie hart ein Workout sein kann. Ich nehme an, dass Sie sich erfrischt und gestärkt fühlen, wenn Sie ein Fitnessstudio verlassen, obwohl Ihre Ergebnisse mittelmäßig sind. Damit will ich sagen, dass Sie die Ergebnisse, die Sie wirklich anstreben, vermutlich nur dann erreichen, wenn Sie nach dem Training zum Auto kriechen oder taumeln oder wenn Ihre Arme so stark zittern, dass Sie es kaum schaffen, die Autoschlüssel aus der Tasche zu ziehen und auf der Heimfahrt das Lenkrad festzuhalten.

Die Wahrheit: Sie glauben, dass Sie für Ihr Training acht von zehn Punkten verdient haben, aber es sind nur zwei Punkte. Es spielt keine Rolle, wie lange Sie trainiert haben. Das ist einfach die Realität. Wenn ich Sie damit gekränkt habe, tut es mir leid, aber es ist Zeit, dass Sie ein neues Ausgangsniveau festlegen, um „Intensität" zu definieren.

In der Sportwissenschaft ist Intensität ein anderes Wort für Ihre Leistung, die wir Bodybuilder gerne „Power" nennen. Die Gleichung für die Power ist einfach:

[KRAFT x ENTFERNUNG] : ZEIT = POWER

Sie müssen kein Biophysiker sein, um zu erkennen, was das mit Fitness zu tun hat. Um Ihre Power zu steigern, müssen Sie eine von drei

Variablen ändern: mehr Gewicht, weniger Ruhe zwischen den Übungen oder mehr Reps. Jede Veränderung dieser Art ist ein Fortschritt.
Mit anderen Worten: Es ist Zeit, sich auf die Belastung zu konzentrieren. Wenn Sie immer mehr Power investieren, werden Sie nach jedem Training besser. Nur dann nehmen Sie Veränderungen wahr.
Um so weit zu kommen, müssen Sie Ihre Einstellung den „Regeln" anpassen, die Ihnen zu einem besseren Aussehen verhelfen. Ich möchte Ihnen jetzt schon sagen, dass diese Regeln anders sind, als Sie glauben.

Was wirklich funktioniert

Wenn Sie ein Fitnessstudio betreten, wird Ihnen schnell klar, wie die meisten Besucher trainieren. Männer stemmen gern Gewichte. Aber ihre Methode ist völlig falsch. Zu viele arbeiten sich bis zu den schweren Gewichten hoch, machen vier Minuten Pause und beginnen dann mit dem nächsten Durchgang. Diese Pause ist zu lang. Manche stemmen das hohe Gewicht so lange, bis sie nicht mehr können, und wenden sich dann der nächsten Übung zu.
Ja, auf diese Weise können Sie stärker werden – aber wie sehen Sie im Spiegel aus? Sind Sie Ihrem Ziel wirklich näher gekommen?
Nein. Ich weiß das, weil ich einst in Ihren Schuhen steckte. Als ich dann anfing mit Ron zu arbeiten, öffnete er mir jäh die Augen. Damals scheiterte ich immer an schweren Gewichten. Als ich Ron zum ersten Mal traf, wog ich 108 Kilo, sah aber vor laufender Kamera teigig aus. Ich bin sicher, dass ich mehr Gewicht stemmen konnte als fast jeder andere Schauspieler, doch das war der Kamera egal. Kameras entlarven die Furchen und Schatten zwischen den Muskeln. Deshalb bestand unser erstes Ziel darin, diesen Eindruck zu lindern, damit meine Muskeln sich auf der Leinwand deutlicher abzeichneten. Je leichter die Gewichte waren und je mehr Cardio-Training ich machte, desto besser sah ich nach einiger Zeit aus.

Ich wollte muskulöser und animalischer aussehen als je zuvor. Rons Antwort? „Cardio, Cardio, Cardio, Intensität, Intensität, Intensität." Genau das wollte ich nicht hören. Ich fürchtete abzunehmen, wenn ich stundenlang auf der Tretmühle lief.

Ich hätte mich nicht gründlicher irren können.

Dank Rons Programm verlor ich in acht Wochen neun Kilo, obwohl jeder einzelne Muskel dicker wurde, während mein Taillenumfang zurückging. In diesem ersten Jahr bei „True Blood" musste ich all meine Anzugjacken zwei Mal ändern lassen, weil meine Muskelmasse zunahm.

Bei dieser neuen Trainingsmethode geht es um Intensität. Wenn Sie mehr Muskelmasse haben und mehr Fett abbauen wollen, ohne zum Sklaven des Cardio-Trainings zu werden, müssen Sie härter, schneller und effizienter trainieren. Die Workouts, die Sie in Kapitel 6 finden, ermöglichen Ihnen ein Cardio-Training, während Sie Gewichte heben. Sie steigern Ihre Herzfrequenz und entdecken neue Wege zu mehr Kraft. Diese Methode heißt metabolisches Widerstandstraining und CrossFit hat sie vor Kurzem populär gemacht. Sie trainieren die großen Muskeln mit hohem Tempo und versuchen gleichzeitig, die höchstmögliche Intensität so lange wie möglich beizubehalten. Sobald die Intensität unter ein bestimmtes Niveau fällt, hören Sie auf.

Ja, Sie kämpfen weiter, wenn Sie müde werden. Doch irgendwann kommen Sie an den Punkt, wo Sie aufhören müssen, weil die Intensität zu gering wird, um eine Wirkung zu haben. Beim nächsten Mal strengen Sie sich noch mehr an. So geht das endlos weiter. Sie erhöhen das Gewicht und machen mehr Reps und kürzere Pausen. Verbinden Sie das mit strategischem Cardio-Training und Sie werden in kurzer Zeit sichtbar muskulöser.

Warum es funktioniert

Das scheint dem bekannten Grundsatz „Hart oder gar nicht" zu widersprechen. Aber hart bedeutet nicht nur, dass Sie so viel Gewicht wie menschenmöglich stemmen. Ja, Sie wollen stark werden, aber mit einer Strategie. Nehmen wir diesen Workout als Beispiel: Wir stellen einen Zeitmesser auf zehn Minuten ein und beginnen mit drei Reps Hanteldrücken. Dabei ziehen Sie eine Langhantel aus Schienbeinhöhe hoch bis zu den Schultern und drücken sie dann über den Kopf. Dann folgen drei Reps Klimmzüge. Anschließend wiederholen Sie beide Übungen sechs Mal. Dann neun Mal. Dann zwölf Mal.

Wahrscheinlich schaffen Sie die zwölf Reps nicht. Trotzdem wollen wir hier darüber nachdenken, was in diesen zehn Minuten geschieht. Beim Drücken trainieren Sie jeden Muskel im Körper. Sie ziehen ein Gewicht senkrecht hoch und gehen dann in die Hocke, um den Unterkörper zu trainieren. Dann stehen Sie auf und drücken das Gewicht über den Kopf. Nach dem Gewichtheben machen Sie Klimmzüge. Das ist eine der besten Zugübungen für den Oberkörper. Sie trainiert den Rücken, die Arme, den Brustkorb und die Körpermitte, zu der auch die Bauchmuskeln und das Kreuz gehören.

Was die Richtungen anbelangt, in der Sie Gewichte bewegen, folgen Sie vier der größten Muster: 1. Der erste Teil des senkrechten Ziehens trainiert den Ober- und Unterkörper. 2. Das senkrechte Drücken trainiert die Beine (in der Hocke) und 3. den Oberkörper (beim Drücken über den Kopf). 4. Bei den Klimmzügen ziehen Sie Ihr eigenes Gewicht senkrecht hoch.

BEWEGUNGSMUSTER

Senkrechtes Drücken	Schulterdrücken, Schulterdrücken mit Schwung, Frontdrücken mit Langhantel, Hocke
Senkrechtes Ziehen	Klimmzug, Latziehen
Waagerechtes Drücken	Bankdrücken, Schrägbankdrücken
Waagerechtes Ziehen	Rudern vorgebeugt
Rotation	Hüftdrehen

Sie bewegen sich also nicht nur in viele Richtungen, sondern belasten auch alle großen Muskelgruppen. Beim ersten Teil des Ziehens kräftigen Sie die hinteren Beinmuskeln (Hüft- und Kniebeuger) und den oberen Rücken einschließlich der Trapezmuskeln. Der zweite Teil des Ziehens trainiert die Vorderseite der Beine (Quadrizeps). Das Drücken fordert die Schultern (die Deltamuskeln) und die Klimmzüge nehmen sich den Rest des Körpers vor.

Obwohl der Workout vielleicht nur zehn Minuten dauert, sehen Sie an diesem Beispiel, wie intensiv Sie den ganzen Körper in dieser Zeit trainieren können. Früher hätten Sie Stunden dafür gebraucht.

Was war das größte Aha-Erlebnis für mich? Wie viel Arbeit wir in kurzer Zeit erledigen konnten! Denken Sie an Ihr Ziel, keine Pausen zu machen. Wir wollen die Zeit in der Power-Gleichung minimieren. Anstatt vorher festgelegte, lange Ruhepausen einzulegen, werden Sie sich nur manchmal ausruhen, wenn es notwendig ist – oder gar nicht. Und wir werden die Workouts so planen, dass sie keine unnötigen Pausen enthalten. Diese Methode fordert Herz und Kreislauf so stark, dass Fett abgebaut wird. Sie strengt die Muskeln derart an, dass sie dicker werden, und sie erlaubt Ihnen nur die strategischen Pausen, die Sie brauchen, um die Intensität durchzuhalten.

Zähmen Sie Ihren Stolz

Wenn Sie mir ähnlich sind und über diese neuen Strategien nachdenken, fragen Sie sich vielleicht: „Wie zum Teufel soll ich diese schweren Gewichte ohne Ruhepausen stemmen?"

Die Antwort ist einfach: Gar nicht. Zumindest nicht am Anfang. Sie stemmen weniger, Sie lassen Ihr Ego zuhause und Sie beobachten, wie Ihr Körper sich verändert.

Als ich zum ersten Mal nach dieser neuen Methode trainierte, hatte ich mentale Probleme. Ich wollte jedes Mal der muskulöse, starke Kerl im Studio sein. Doch einerlei, wie schwer die Gewichte waren, die ich stemmte, sobald ich mein Hemd auszog, sah ich nicht das, was ich sehen wollte. Ich war immer noch in die Idee verrannt, dass nur das Gewicht die Fortschritte anzeigt. Alles andere wollte ich nicht hören. Doch als ich meine Bewegungsabläufe in Teile zerlegte und mich auf höhere Intensität durch weniger Pausen konzentrierte, musste ich zum Ausgangspunkt zurückkehren. Dadurch gelang es mir ziemlich schnell, Fortschritte zu machen, und sehr bald hob ich größere Gewichte als je zuvor. Ich musste mein schwaches Fundament entfernen, denn der Wolkenkratzer, den ich in meinen Träumen auf ihm hatte errichten wollen, entpuppte sich als Reihenhaus.

Wenn es Ihnen schwerfällt, Ihre Einstellung zu ändern, hilft Ihnen vielleicht ein Tipp von Arnold: Widerstand ist Widerstand ist Widerstand. Ihre Muskeln wissen nicht, ob das Gewicht schwer ist oder nicht. Sie spannen und entspannen sich und benutzen nur so viele Fasern wie notwendig. Wenn Sie also mit moderaten Gewichten trainieren und lernen, alle Muskelfasern maximal anzuspannen, dann ist das nützlicher, als immer neue Scheiben an eine Hantelstange zu stecken und Bänder und Gelenke dabei stark zu belasten, um die Bewegungen steuern zu können. Ihr Ziel besteht darin, die Muskeln vom Beginn bis zum Ende jeder Bewegung zu fordern. Sie müssen jede Wiederholung voll im Griff haben und während des gesamten Bewegungsablaufs in den Muskeln spüren. Um das zu schaffen, brauchen Sie geringere Gewichte. Zähmen Sie ihren Stolz, senken Sie das Gewicht und lassen Sie Ihre Muskeln wachsen.

Später, wenn Sie höhere Gewichte verwenden, werden Sie die Früchte Ihrer Grundlagenarbeit ernten. Beim Bankdrücken arbeiten Sie beispielsweise hauptsächlich mit den Brustmuskeln, nicht mit den Schultermuskeln oder mit den Armmuskeln oder mit dem großen Rückenmuskel. Wenn Sie schwindeln, kommen Sie sich vielleicht erfolgreich vor, weil Sie mehr Gewicht heben. In Wahrheit setzen Sie nicht die richtigen Muskeln ein und trainieren daher die Brustmuskeln nicht ausreichend. Gewöhnen Sie sich also zuerst die richtige Einstellung an – dann können Sie das Gewicht erhöhen.

Dieser Paradigmenwechsel mag unbequem sein. Aber glauben Sie mir: Je früher Sie aufhören, sich im Studio umzuschauen und zu denken: „Warum hebt dieser Kerl so viel mehr als ich?“, desto besser ist das für Sie. Die einzige Person, mit der Sie sich in einem Wettstreit befinden, sind Sie selbst. Je härter Sie trainieren, desto besser werden Sie aussehen. Ihr Aussehen hängt nicht davon ab, wie schwer die Gewichte sind, sondern davon, wie hart Sie arbeiten. Und wenn Sie die Intensität weiter steigern, werden Sie eines Tages großartig aussehen *und* stärker sein.

Sprengen Sie Ihre Grenzen

Ich halte nichts davon, nach jedem Satz zusammenzubrechen. Das heißt, Sie sollten sich nicht derart anstrengen, dass Sie die Muskeln keinen Millimeter mehr bewegen können. Auch diese Art des Trainings hat ihren Platz und ihre Zeit, aber nicht in jedem Satz jedes Workouts.

Das sage ich jedoch mit großem Vorbehalt: Die meisten Menschen wissen nicht, wann die Muskeln wirklich erschöpft sind. Sie hören vorzeitig auf und denken: „Mehr geht nicht.“ Je mehr Sie Ihrem Körper abverlangen, wenn er müde ist, desto besser – sofern Sie die Übung korrekt ausführen und die Muskelspannung beibehalten. Das sind die Reps, die Ihnen helfen, so auszusehen, wie Sie aussehen wollen!

Ich nenne diese Reps „Geld-Reps“, weil Sie mit ihnen Ihr Honorar verdienen. Dies sind die Reps am Ende eines Workouts, wenn die Muskeln brennen und erschöpft sind und „Aufhören!“ kreischen. Meine Aufgabe ist es, Ihnen klarzumachen, dass Sie an diesem Punkt nicht aufhören, sondern sich noch mehr anstrengen sollen. Sprengen Sie Ihre Grenzen, schalten Sie die Schmerzen ab, verwandeln Sie Ihren Körper. Anstatt zu denken: „O Gott, das tut weh!“, müssen Sie denken: „Jetzt will mein Körper die Flucht ergreifen. Aber an diesem Punkt packe ich ihn und zwinge meine Muskeln zu wachsen.“ Viele Menschen trainieren, ohne zu wissen, was Muskelversagen ist oder wie ein Training mit über 90 % Einsatz

Fitness auf höherer Ebene

Mir ist klar, dass viele Menschen keine Ahnung haben, wie es sich anfühlt, trotz Erschöpfung weiterzumachen. Darum haben Ron Mathews und ich einen Test entwickelt, der Sie über Intensität aufklären und Ihnen mentale Stärke beibringen wird, damit Sie anfangen können, Ihre mentalen Grenzen einzureißen.
Probieren Sie einen dieser körperlichen Tests aus, die mit jeder Stufe schwieriger werden. Denken Sie daran: Ihr Ziel besteht darin, nicht aufzugeben.

Test 1: 40 Liegestütze ohne Pause

Wenn Sie müde werden, bleiben Sie in der Körperbrett-Position (Arme gestreckt, Körper „wie ein Brett"). Das fordert die Körpermitte und verschafft Ihnen eine kleine Pause.

Test 2: 100 Kniebeugen ohne Pause

Test 3: 30 Klimmzüge, ohne die Stange loszulassen

Tipp: Verwenden Sie Magnesia, einen Handschutz oder eine Sportbandage – die Haut wird stark belastet.

Denken Sie daran: Es kommt nicht darauf an, was Sie in einem Workout oder in vier Wochen oder drei Monaten schaffen. Es geht um mehr. Lernen Sie also jetzt, Ihre Grenzen hinauszuschieben; dann wird jeder Workout bis zum Ende Ihres Lebens exponentiell besser. Jeder Satz und jede Rep wird mehr Gewicht mit sich bringen. Und Ihr bester Körper hat keine andere Wahl, als mitzumachen.

sich anfühlt. Also, schieben Sie Ihre Grenzen hinaus! Nicht bis zum echten Zusammenbruch, wohlgemerkt, sondern bis zum *technischen* Versagen. Finden Sie heraus, wann Ihnen tatsächlich der Brennstoff ausgeht und wann eine technisch korrekte Übung unmöglich wird. Legen Sie dann eine wohlverdiente Pause ein, damit Sie nächstes Mal noch härter trainieren können.

Konzentration ist alles

Intensität allein ist nicht genug. Es kann sein, dass Sie Ihr Ziel trotz eines großartigen Workouts nicht erreichen, obwohl Sie Ihre Grenzen getestet haben. In diesem Fall fehlen zwei weitere wichtige Elemente: die Einstellung und die Konzentration.

Die Intensität hängt von Ihrer Fähigkeit ab, sich anzustrengen, ohne mit den Gedanken abzuschweifen. Wenn Sie bei der Arbeit zu viele Aufgaben gleichzeitig erledigen müssen, leisten Sie weniger. Wenn Sie im Privatleben vergesslich und zerstreut sind, leiden Ihre Beziehungen darunter. Und wenn Sie beim Training im Fitnessstudio an etwas anderes denken, schmälern Sie Ihren Erfolg. Diesen Fehler machen die meisten Leute.

Konzentration ist die wichtigste Variable, weil sie darüber entscheidet, ob Sie beim Training alles geben, ob Sie sich verletzen und ob Sie immer wieder Ihre Grenzen hinausschieben können. Sobald Sie mit großen Gewichten trainieren, erhebt die Furcht ihr Haupt. Auch ich werde dann bisweilen nervös, vor allem bei Kniebeugen und beim Kreuzheben. Doch mit der Zeit habe ich gelernt, den Grad meiner Müdigkeit einzuschätzen. Wenn ich fast erschöpft bin, wird die korrekte Technik zum mentalen Kampf, und deshalb ist die Gefahr größer, mir einen Nerv einzuklemmen oder einen Muskel zu zerren. Konzentration ist so wichtig, weil sie eine gute Technik gewährleistet und verhindert, dass Sie sich mit höheren Gewichten verletzen. Ich erinnere mich noch gut an eine meiner besonders lästigen Verletzungen. Ich

klemmte mir zwischen dem fünften und sechsten Halswirbel einen Nerv ein, weil ich müde, nachlässig und unkonzentriert wurde. Konzentration wird noch wichtiger, wenn Sie diese neue Art des Trainings probieren. Sie laufen Gefahr, sich umso weniger zu konzentrieren, je mehr Sätze und Reps Sie hinter sich haben – aber genau dann müssen Sie sich am stärksten konzentrieren! Bemühen Sie sich immer um die korrekte Haltung.
Stellen Sie sich vor, Sie bedienen eine Riesenmaschine: Konzentration! Gewichtheben ist unglaublich mental. Es setzt voraus, dass Sie sich auf Ihre Körperteile und dann auf bestimmte Muskeln konzentrieren. Dabei müssen Sie ruhig bleiben und atmen und Ihre konzentrierte Energie in das Eisen leiten. Training ähnelt ein wenig dem Zen, aber das wird Ihnen nur bewusst, wenn Sie die richtige Einstellung haben.

Die Psychologie der körperlichen Verwandlung

Es ist wichtig, ehrlich zu sein und die Ängste und Zweifel zu akzeptieren, die Sie nur sich selbst eingestehen. Identifizieren Sie die Blockaden in Ihrem Leben. Mir scheint, die meisten Menschen versuchen, nicht zu scheitern. Sie haben nie Erfolg, weil sie die Opfer fürchten, die sie dafür vielleicht bringen müssen. Das hört sich verrückt an, aber Selbstsabotage ist meiner Meinung nach der Volksfeind Nummer 1, eine moderne geistige Pest.
Die meisten Menschen begnügen sich damit, „ziemlich gut" zu sein. Wenn sie das erreicht haben, werden sie selbstzufrieden und sehnen sich nie nach der nächsthöheren Stufe. Wenn Sie nach diesem Programm trainieren, dürfen Sie nicht aufhören, sobald Sie den Durchschnitt erreicht haben. Sie müssen sich klarmachen, dass Sie zehn Mal besser sein können als je zuvor. Selbstsabotage ist eine Spielart der Angst und sie passt sich wie Wasser jeder Form an, der sie begegnet. Sie kann zum Beispiel folgendermaßen auftreten:

Sie sind zu müde.

Sie haben zu starken Muskelkater.

Sie haben keine Lust zum Aufwärmen.

Sie kürzen den Workout.

Sie suchen nach Ausreden.

Sie erlauben es Kollegen, Sie zu beeinflussen und Ihre Ziele zu untergraben.

Sie beginnen am Trainingsprogramm zu zweifeln.

Sie hören auf zu trainieren und Ihren Körper weiter zu formen.

Diese Barrieren sind real, aber sie dürfen nicht zu Vorwänden werden. Wenn Sie Schauspieler wären und Steven Soderbergh würde Sie anrufen und sagen, er wolle Sie für seinen nächsten Film verpflichten, aber Sie müssten Big Dick Richie spielen, der fast immer nackt sei – was würden Sie tun? Sie würden Ihren Hintern in Form bringen!

Vielleicht sind Sie kein Schauspieler, dennoch möchte ich, dass Sie sich dieses Beispiel zu Herzen nehmen. Um ein bestimmtes Leistungsniveau zu erreichen, brauchen Sie ein bestimmtes Motivationsniveau.

Das ist das Einzige, was ich Ihnen mit diesem Buch nicht geben kann. Alles andere kann ich Ihnen beibringen, aber nicht dieses starke Verlangen. Egal, welche Ängste und Blockaden Sie plagen, Sie müssen eine Motivation finden, die stärker ist. Ich weiß nicht, was für Sie am wichtigsten ist, was dieses Feuer in Augenblicken des Zweifels am Leben erhält. Sobald Sie dieses Feuer gefunden haben, kann ich Ihnen helfen. Wenn es Ihnen fehlt, kann ich nur nutzen, was Sie mitbringen. Einsatzbereitschaft = Verlangen + Aktion. Je größer das Verlangen, desto besser sind die Ergebnisse.

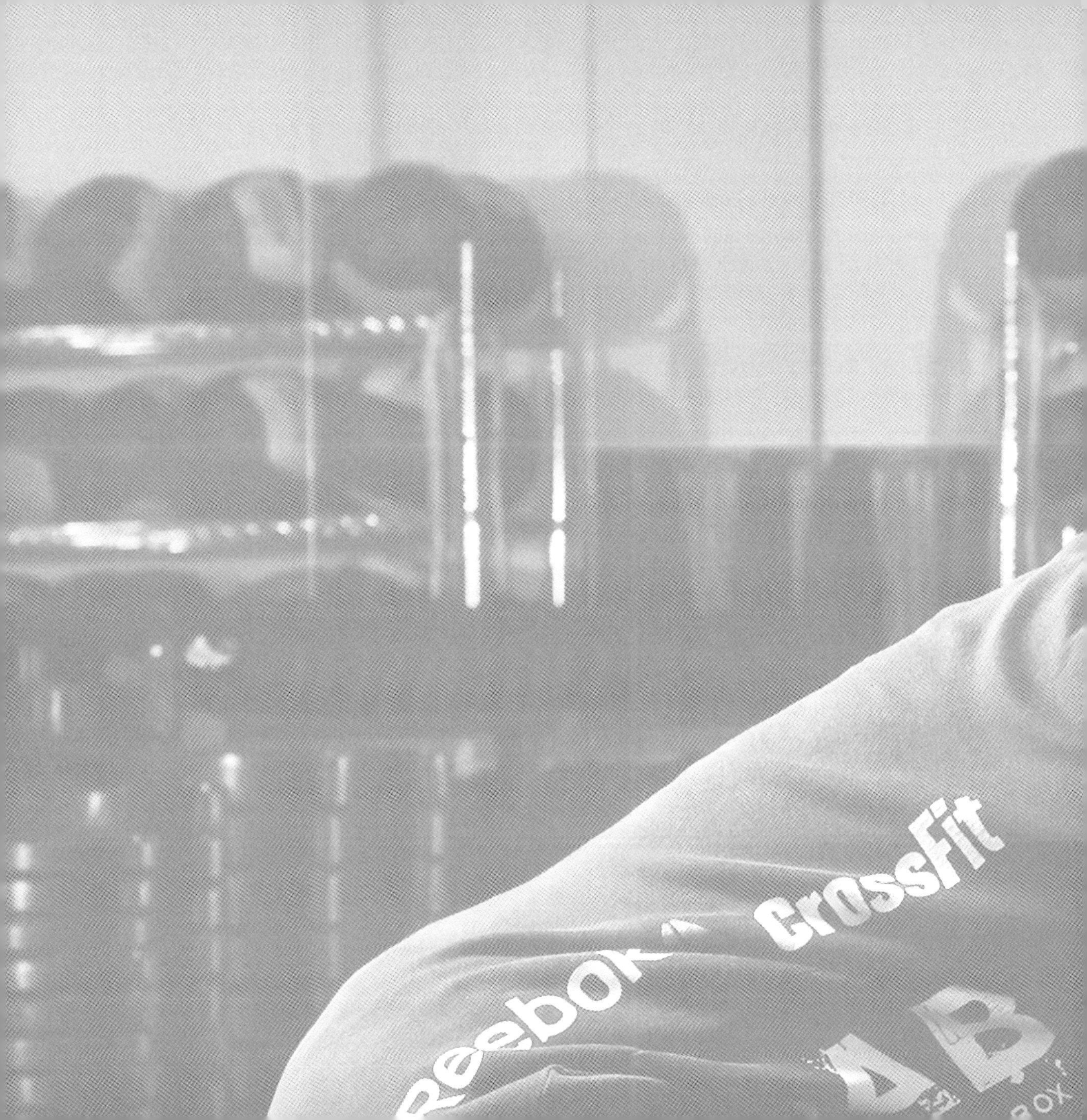
Reebok
CrossFit

Kapitel 5

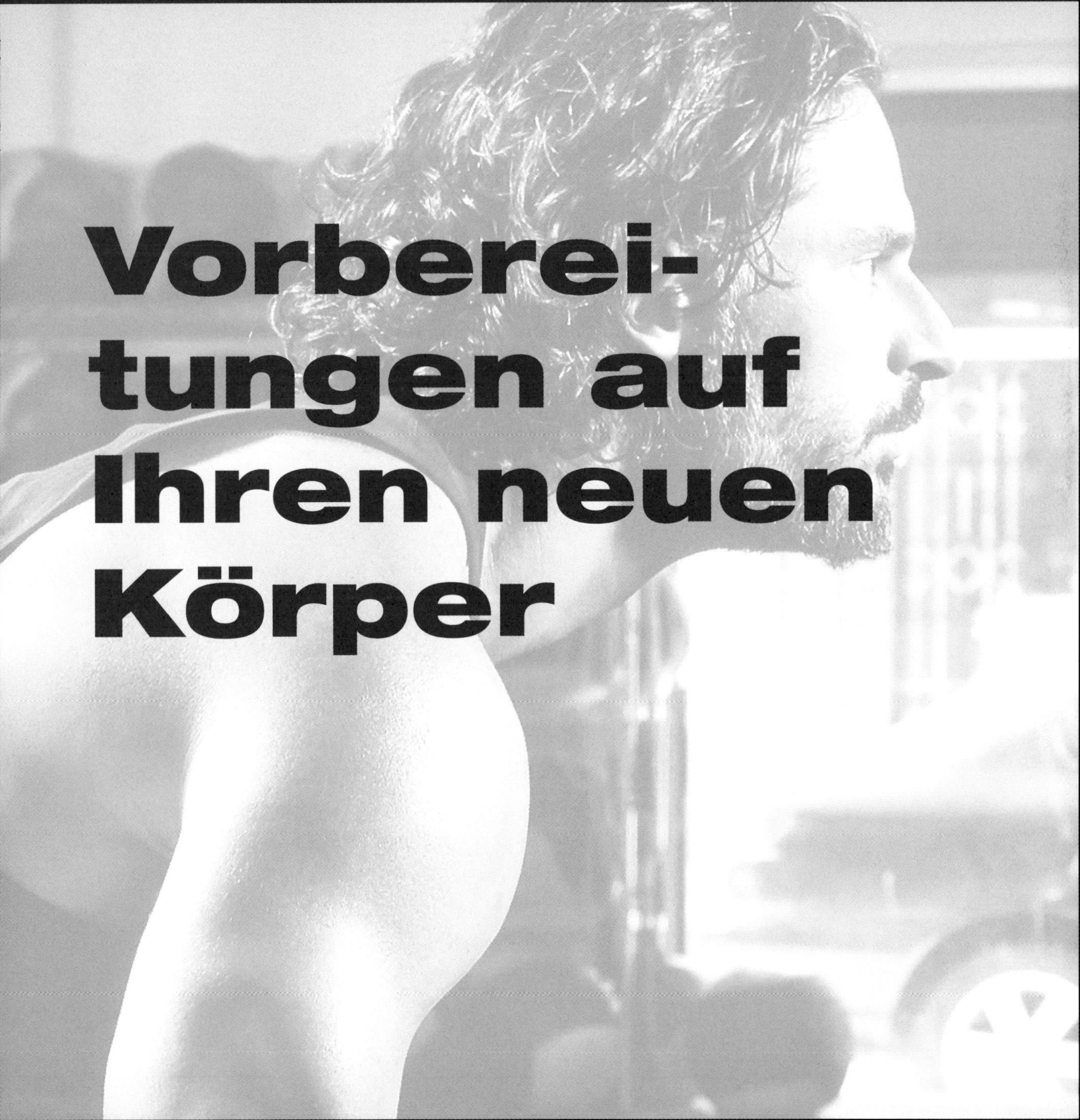

Vorbereitungen auf Ihren neuen Körper

Als Arnold Schwarzenegger „Das große Bodybuilding Buch" schrieb, entwarf er ein umfassendes Programm für Männer, die sich nach einem besseren Körper sehnten. Es enthielt alles, was wir damals über das Muskeltraining wussten.

Wenn wir herauszufinden versuchen, welche Fortschritte wir seit damals gemacht haben, sind die Berge von falschen Informationen besonders frustrierend. Wer sich intensiv damit beschäftigt, stellt fest, dass wir zahlreiche Methoden aufgegeben haben, die ziemlich gut waren. Wenn wir uns mit modernem Fitnesstraining befassen, müssen wir also in vieler Hinsicht zurückgehen, um vorwärtszukommen.

Wir brauchen einen neuen Ansatz, der auf alles zurückblickt, was gut war, und den alten Methoden gleichzeitig einen neuen Drall gibt, also die Fortschritte nutzt, die wir in den letzten 20 Jahren gemacht haben. Wir müssen die Philosophie der alten Schule mit einigen neuen Erkenntnissen verbinden.

Das haben die Russen in den 1950er-Jahren und die Bodybuilder in den 1960er- und 70er-Jahren recht gut erkannt. Doch anstatt aus den besten Ideen etwas noch Besseres zu formen, suchen Experten etwas Neues (und meist weniger Wirksames), weil sie Geld verdienen müssen. Das perfekte Beispiel ist die Werbung für Fitnessgeräte am späten Abend, die von irgendeinem Star angepriesen und von Models vorgeführt werden, deren Körper offensichtlich nicht von den Produkten geformt wurden, die sie verkaufen. Wir leben in einer kapitalistischen Gesellschaft – das ist mir klar. Aber mein Hauptziel besteht nicht darin, mit diesem Buch Geld zu verdienen (ich verdiene eine Menge mit meinem Hauptberuf). Ich möchte die Dinge ins rechte Licht rücken und der Öffentlichkeit die Wahrheit sagen.

Zunächst erstelle ich eine Liste mit allem, was funktioniert. Dann zeige ich Ihnen, was Sie daran verbessern können – in manchen Fällen gar nichts. Was nicht kaputt ist, muss man nicht reparieren. Dieses Buch stellt zusammen, was ich von den besten Fitnessexperten der Welt gelernt habe, und meine Figur verdanke ich nur dem, was Sie hier lesen.

Der zeitliche Aspekt

Jeder Mensch wird durch etwas anderes motiviert. Manche sprechen auf Lob an, andere auf Kritik. Ein Trainer, der schreit und tobt, rüttelt Sie vielleicht auf und schubst Sie auf ein höheres Niveau, während er andere entmutigen und lähmen würde.

Einerlei, wer Sie sind und worauf Sie reagieren, Sie können vorankommen, solange Sie Ihr Leistungsniveau realistisch einschätzen. Ziehen Sie ehrlich Bilanz und fragen Sie sich: „Wo stehe ich jetzt?"

Sind Sie Anfänger? Wenn ja, dann haben Sie in letzter Zeit wahrscheinlich gar nicht trainiert oder Sie haben weniger als zwei Jahre Erfahrung. Wer seit weniger als zwei Jahren Gewichte stemmt, ist in meinen Augen immer noch Anfänger. Nehmen Sie das nicht persönlich. Ehrgeiz plus Bescheidenheit nützen Ihnen letztlich mehr.

Sind Sie ein fortgeschrittener Anfänger? Dann gehen Sie seit drei bis sechs Jahren *regelmäßig* ins Fitnessstudio. Sie können sich anstrengen und lassen sich nicht beirren. Fitness ist für Sie bereits eine Lebensweise und Sie wollen noch einen Zahn zulegen.

Oder sind Sie noch weiter fortgeschritten? In diesem Fall kämpfen Sie seit mehr als sieben Jahren mit dem Stahl. Sie arbeiten hart und gehen an Ihre Grenzen, aber Sie wollen mehr haben, weil Sie wissen, dass

Sie mehr haben können. Ihnen ist bewusst, dass Sie immer noch die Oberfläche ankratzen, und Sie wollen genau wissen, was Sie erreichen können.

Denken Sie daran, dass realistische Erwartungen zu realistischen Zielen und realen Ergebnissen führen.

Bei Olympischen Spielen trennen beispielsweise nur Hundertstelsekunden die Sprinter. Das sind sehr kleine Abstände, aber es lohnt sich, diese winzige Kluft zu überbrücken. Das bedeutet: Je weiter Sie sich dem Gipfel und Ihren höchsten Zielen nähern, desto schwerer ist es, Fortschritte zu machen. Denken Sie immer daran und Sie werden weniger Zweifel haben, wenn Sie Veränderungen nicht mehr so schnell wie früher feststellen. Mit dieser Einstellung allein sind Sie 99 Prozent der Leute voraus, die versuchen, ihr Aussehen zu verändern. Je weiter Sie sich dem Gipfel des Mount Everest nähern, desto schwerer fällt es Ihnen, in dieser Höhe zu atmen. Es sind immer die letzten paar Schritte zum Gipfel, die sich wie eine Ewigkeit anfühlen. Ebenso gilt: Je näher Sie der körperlichen Perfektion kommen, desto härter wird das Training.

Finden Sie Ihren Weg – was Sie von den Workouts erwarten dürfen

Phase 1: Anpassen (1. und 2. Woche)

Was das Training anbelangt, beginnt und endet alles damit, dass Sie Ihre Muskeln kennenlernen und wissen, welche Sie brauchen, um ein Gewicht zu heben. Viele Leute glauben, die Spiegel im Fitnessstudio dienen der Eitelkeit – was ich gut verstehe, wenn ich die erschreckend große Zahl von Trotteln sehe, die dort ihr Hemd hochschieben und sich mit angespannten Bauchmuskeln in Positur stellen wie Filmhelden. In Wirklichkeit sollen die Spiegel Ihnen helfen, sich auf die Muskeln zu konzentrieren, an denen Sie arbeiten. Bei jeder Armbeuge müssen Sie jede einzelne

Faser Ihres Bizeps zusammenziehen und aktivieren. Beim Bankdrücken konzentrieren Sie sich auf den Bewegungsumfang, sodass Sie den Muskel unten dehnen und die Brustmuskeln oben zusammenziehen. Das heißt, Sie halten die Spannung in den Muskeln aufrecht, nicht in den Gelenken. Es ist viel leichter, jeden Muskel zu spannen und sich auf die Kontraktion zu konzentrieren, wenn Sie sich dabei im Spiegel sehen.

Was Sie hier vom Kontrahieren und Dehnen der Muskeln lesen, kommt Ihnen vielleicht selbstverständlich vor, aber es ist einer der am häufigsten übersehenen Aspekte des Trainings – selbst Leute, die sich für Fortgeschrittene halten, denken nicht daran. Bodybuilder lernen dank des Posens, jeden Muskel zu kontrahieren und zu aktivieren. Das ist wichtig, weil Sie dabei lernen, auf Ihren Körper zu hören. Als Anfänger besteht Ihr wichtigstes Ziel darin, die Verbindung zwischen Geist und Muskeln zu stärken und zu lernen, wie Sie jede einzelne Muskelgruppe willkürlich kontrahieren und aktivieren.

Um das zu lernen, brauchen Sie Übung und Geduld. Man sagt, ein Knochenbruch sei nach acht Wochen vollständig ausgeheilt, erst dann sei der Knochen wieder belastbar. Es dauert etwa ebenso lange, bis Sie sich an ein echtes Training angepasst haben.

Wenn Sie anfangen, werden Körper und Geist aufschreien, einerlei, ob Sie zum ersten oder zum tausendsten Mal eine Hantel in die Hand nehmen. Zum Glück wird es nach und nach leichter. Menschen mögen Routine, nicht Veränderungen; darum dürfte es Ihnen nicht gefallen, was Ihr Körper Ihnen in den ersten acht Wochen sagen wird. Seien Sie also darauf gefasst, ein wenig die Peitsche zu schwingen. Am Anfang könnte es für Sie eine Herausforderung sein, die Workouts zu bewältigen. Deshalb dauern sie vielleicht zunächst etwas länger und Sie benötigen längere Ruhephasen. Versuchen Sie, in der Übergangsphase nicht zu hart zu sich selbst zu sein. Achten Sie stattdessen darauf, Ihre Reps und die Workouts bis zum Schluss durchzuhalten. Dabei lernen Sie, auf Ihren Körper zu hören. Das ist eine wertvolle Fähigkeit, die sich bei jedem Schritt Ihrer Entwicklung auszahlen wird.

Als ich mit Ron anfing, hatte ich einige schlechte Angewohnheiten. Ich stemmte Gewichte, schluderte aber bei meiner Technik und spannte meine Muskelfasern nicht maximal an. Darum ließ er mich ein paar einfache Übungen machen, die mir halfen, meine Konzentration zu verbessern. Probieren Sie diese Übungen zuerst vor einem Spiegel und speichern Sie Ihre Sinneseindrücke für die Zukunft im Gedächtnis.

Übung 1: Konzentrieren Sie sich beim Sitzen – zum Beispiel im Büro oder im Kino – darauf, die Bauchmuskeln zu kontrahieren. Versuchen Sie, die unteren und die oberen separat anzuspannen. Achten Sie darauf: kontrahieren, Kontraktion beibehalten, richtig atmen. Das ist wichtig für jedes Training der Bauchmuskeln.

Übung 2: Wenn Sie Ihre Arme zusammenführen – etwa beim Sitzen am Schreibtisch oder während einer zwanglosen Unterhaltung –, versuchen Sie, die Brustmuskeln anzuspannen. Pressen Sie die Handflächen aneinander, bis Sie die Brustmuskeln spüren. Wechseln Sie von den oberen zu den unteren Brustmuskeln, wenn Sie können. Das mag sich seltsam anhören, aber niemand wird etwas davon merken (es sei denn, Sie sind extrem muskulös), und diese Übungen zahlen sich aus, wenn Sie Übungen wie zum Beispiel Bankdrücken machen.

Phase 2: Integrieren (3. und 4. Woche)

Nachdem Sie nun durch wiederholtes Üben gelernt haben, Ihre Muskeln zu aktivieren, reagiert Ihr Körper allmählich heftiger. Vielleicht beginnen Sie jetzt, Ihre Workouts richtig zu genießen und sich mehr anzustrengen, als Sie es früher konnten. Sie wissen inzwischen genauer, wie Ihr Körper mit besserer Ernährung zurechtkommt (mehr darüber in Kapitel 7) und wie er auf hartes Training reagiert. Was früher verwirrend und frustrierend für Sie war, macht allmählich „klick".

Das Schöne an der zweiten Phase ist, dass Sie nach und nach bessere Ergebnisse sehen, und das steigert Ihre Motivation enorm. Die meisten Leute glauben, dass die Fortschritte am Anfang am größten sind. Aber das gilt nur für die Kraft und die Koordination. Ja, Sie können schon früh ziemlich große Veränderungen bewirken und Sie werden sie *sehen*. Doch erst wenn Sie stärker werden und Ihre Muskeln aktivieren können, erleben Sie wirklich große Veränderungen, weil Sie Ihren Körper nun mehr fordern können. Genau deshalb sprechen wir von Training. Dank eines sehr systematischen und wohldurchdachten Prozesses trainieren Sie Ihren Körper im Grunde so, dass er sich einer raueren Umgebung und stärkeren Reizen anpassen kann.

In dieser Phase fangen wir an, komplexere Abläufe unmittelbar ins Training zu integrieren, zum Beispiel die „Beinahe-Erschöpfung". Dabei isolieren und ermüden Sie Ihre Muskeln und aktivieren dann die wichtigen Muskelgruppen auf einmal. Zum Beispiel kann einem Butterfly eine Schulterpresse folgen. Das ist eine brutale und hochwirksame Kombination, die erfolgreiche Bodybuilder seit über 50 Jahren benutzen.

Das Training macht langsam echt Spaß! Damit meine ich natürlich, dass es zermürbend ist ...

Phase 3: Zünden (5. und 6. Woche)

Diese zwei letzten Wochen bauen auf den alten Workouts der Kraftmenschen auf. Sie reisen sozusagen mit der Zeitmaschine zurück in eine Zeit, als Männer wie Männer aussahen und wie Tiere trainierten. Diese Workouts werden derzeit von einigen der größten CrossFit-Sportler angewandt, die eine Hybride aus Kraftdreikampf- und Bodybuilding-Techniken geschaffen haben.

In der „Zündphase" wird Ihr Körper Sie hassen. Er will mehr Zeit zur Regeneration haben, aber Sie werden lernen, dass diese winzigen Ruhepausen Ihrem Körper nicht genug Erholung bieten können, um sie zu rechtfertigen. Mit der Zeit wird Ihnen klar, dass es besser ist, sich einfach durchzukämpfen.

In der Phase für Fortgeschrittene geht es darum, den Körper bis an seine Grenzen zu belasten. Sie bewegen mehr Gewicht in weniger Zeit und steigern Ihre allgemeine Belastbarkeit im Training. Wenn Sie in kürzerer Zeit mehr leisten, werden Sie effektiver und Ihrer Figur bleibt nichts anderes übrig, als sich anzupassen.

Denken Sie daran, dass *mehr* im Fitnessstudio nicht immer am besten ist – *schlauer* zu sein ist am besten. Glauben Sie mir, ich begegne vielen Typen, die den starken Mann markieren und von ihren drei- bis vierstündigen Trainingseinheiten labern. Ich schalte dann ab. Ich könnte ihnen einen Drei-*Minuten*-Workout zeigen, nach dem sie sich wie ein

Fetus auf dem Boden krümmen würden. Zeigen Sie mir, wie hart Sie trainieren können, nicht, wie lange Sie trainieren können. Wir wissen es jetzt besser: Es geht um die Intensität.

Sorgen Sie für effektive Workouts

„Gewichtheben" ist eine falsche Bezeichnung. Sie verbringen Ihre Zeit im Fitnessstudio nämlich damit, *Ihre Muskeln gegen einen Widerstand anzuspannen*. Die Gewichte, die Sie benutzen, sorgen lediglich für den Widerstand, der die Kontraktionen schwerer macht. Die Gewichte sind Geräte. Mit einem Felsbrocken oder Sandsack könnten Sie dasselbe erreichen. Ihre Muskeln kennen den Unterschied nicht, sie kennen nur Widerstand. Darum müssen Sie Ihren Muskeln *zuerst* beibringen, sich so anzustrengen, dass sie kontrahieren und wachsen. Genau das führt zu einer körperlichen Verwandlung.

Es geht nicht einfach darum, ein Gewicht zu heben und wieder abzusetzen. Achten Sie auf eine gute Technik, damit Ihre Muskeln keine andere Wahl haben, als zu reagieren. Ich möchte Ihnen helfen, aus jeder einzelnen Übung den größten Nutzen zu ziehen und die üblichen Fehler zu vermeiden, die die meisten Leute im Studio begehen.

KNIEBEUGE

Gebote und Verbote

Spreizen Sie die Beine ausreichend.

Beugen Sie den Oberkörper nicht zu weit vor.

Stehen Sie nicht auf den Fußballen, sondern sinken Sie in die Fersen.

Atmen Sie während der Beuge tief in den Bauch, um die Lungen mit Luft zu füllen.

Stoßen Sie die Knie während der Beuge nach vorn.

Wo Sie es spüren sollten

- Quadrizeps seitlich
- Gesäß
- Hüft- und Kniebeuger

BANK

Gebote und Verbote

Lassen Sie die Schulterblätter während der ganzen Übung hinten und eng zusammen.
Schieben Sie die Ellbogen nicht zu weit nach außen.
Schieben Sie die Ellbogen nach unten, in den Brustkorb hinein.
Halten Sie die Stange kraftvoll fest und versuchen Sie, sie mit den Händen zu zerreißen, um Spannung zu erzeugen.
Setzen Sie die Füße fest auf den Boden, etwas hinter den Knien.

Wo Sie es spüren sollten

- Großer Brustmuskel
- Kleiner Brustmuskel
- Trizeps

KREUZHEBEN

Gebote und Verbote

Beugen Sie sich in den Hüftgelenken vor.
Machen Sie nicht den oberen Rücken rund.
Erzeugen Sie Spannung im oberen Rücken.
Holen Sie vor dem Ziehen tief Luft.
Packen Sie die Stange vor dem Ziehen hinreichend fest.
Vergessen Sie nicht, die Schultern und Ellbogen vollständig zu strecken.
Beenden Sie die Bewegung, indem Sie die Hüften nach vorne stoßen und die Gesäßmuskeln kontrahieren.

Wo Sie es spüren sollten

- Hüft- und Kniebeuger
- Gesäßmuskeln
- Quadrizeps

SCHULTERPRESSE

Gebote und Verbote

Halten Sie die Spannung in den Schultern während des gesamten Bewegungsablaufs aufrecht.
Strecken Sie die Ellbogen am höchsten Punkt der Bewegung nicht vollständig.
Kontrahieren Sie die Gesäßmuskeln, während Sie das Gewicht über den Kopf drücken, um das Kreuz zu unterstützen.

Machen Sie Dehnübungen, um Ihren Bewegungsumfang zu steigern.
Lehnen Sie sich nicht nach hinten und krümmen Sie nicht Ihren Rücken, um die Hebelwirkung zu steigern.
Lassen Sie die Schulterblätter unten und hinten, damit Sie stabil stehen.
Spannen Sie die Muskeln der Körpermitte an, damit Sie stabil stehen.

Wo Sie es spüren sollten

- Schultern

RUDERN

Gebote und Verbote

Denken Sie an einen festen Griff.
Lassen Sie eine leichte, natürliche Wölbung im Kreuz zu.
Runden Sie beim Heben nicht den oberen Rücken.
Ziehen oder drehen Sie nicht den Oberkörper, um Schwung zu erzeugen.
Schieben Sie die Ellbogen nach oben und nach hinten, in den Brustkorb hinein.
Ziehen Sie nicht mit dem Bizeps anstatt mit dem Rücken.
Beugen Sie sich in der Taille und spannen Sie die Körpermitte an, damit Sie stabil stehen.

Wo Sie es spüren sollten

- Oberer Rücken
- Trapezmuskeln
- Großer Rückenmuskel
- Bizeps

Das Gesamtbild

Training ist ein Mittel, das Ihnen hilft, Ihre Gesundheit, Ihr Leben und Ihr Schicksal in die eigenen Hände zu nehmen. Je härter Sie trainieren, desto größer ist Ihre Lebensqualität. Ein Workout nach dem anderen, ein Körperteil nach dem anderen ... eine Runde, ein Satz, eine Rep, mal positiv, mal negativ ... aus- und einatmen. Konzentrieren Sie sich! Konzentrieren Sie sich darauf, jede Übung besser zu machen als die vorige. Und nun ziehen Sie Ihre Schuhe an – es ist Zeit!

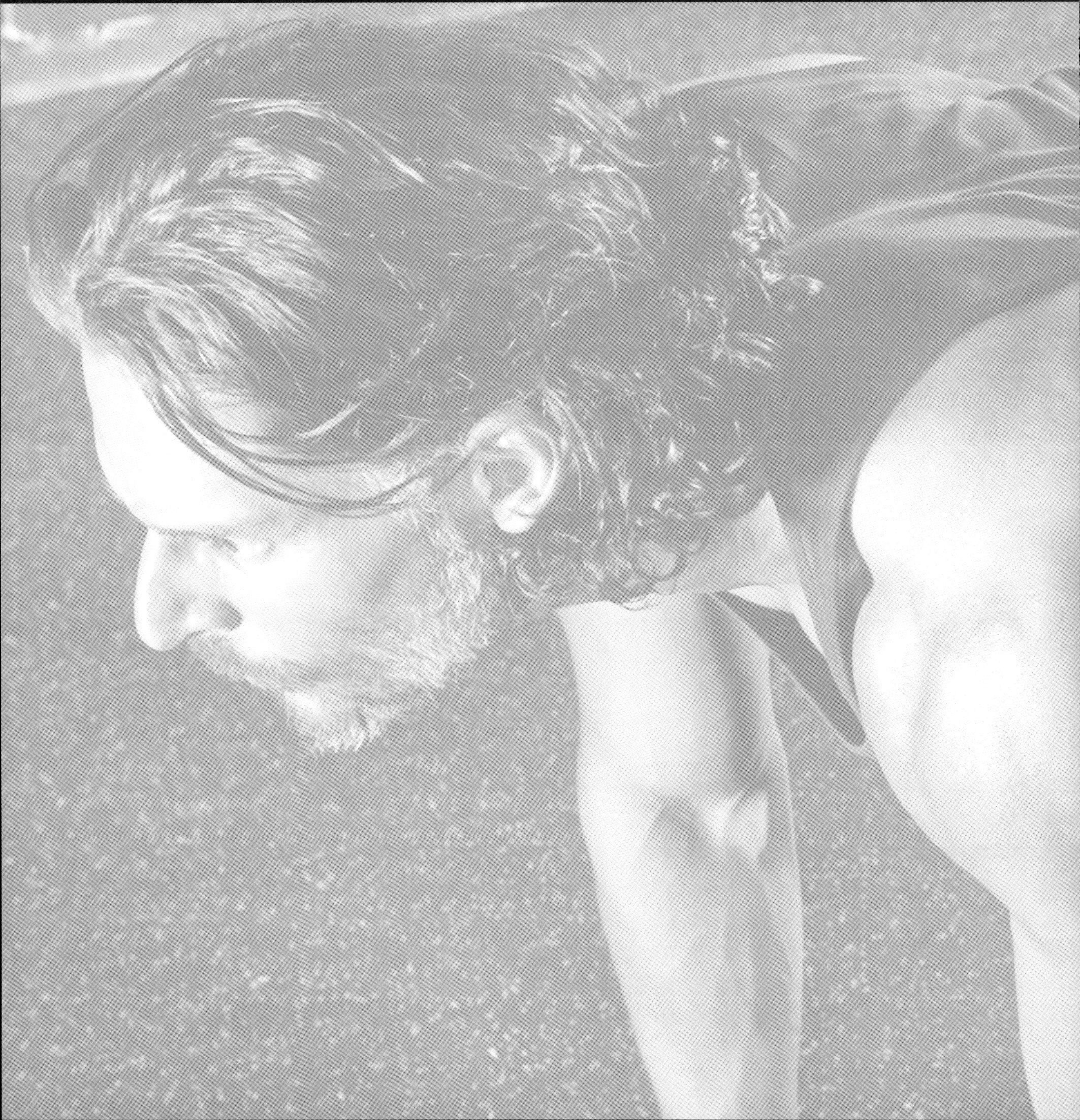

Kapitel 6

Ein neuer Körper in 6 Wochen

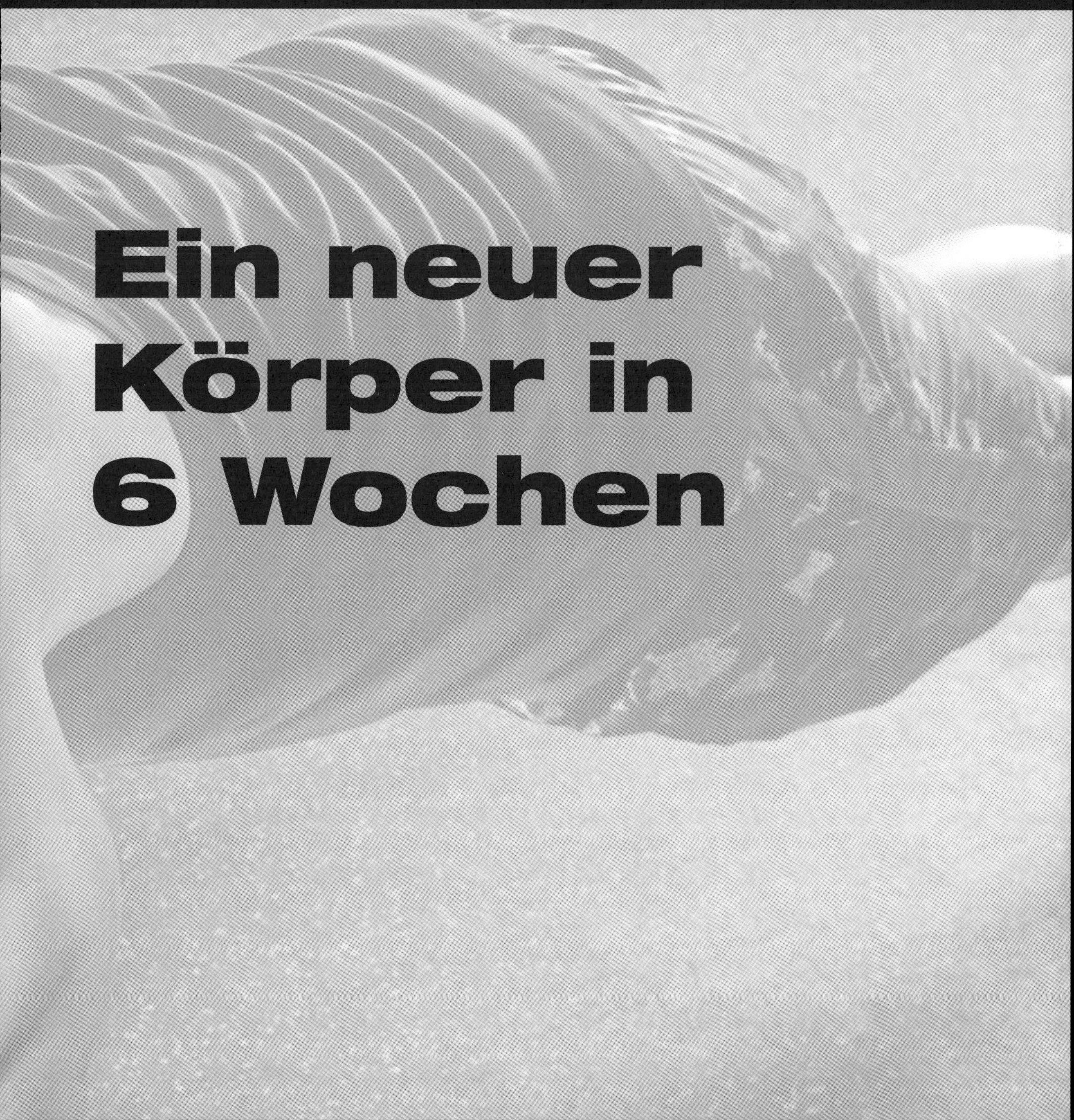

Was nun folgt, ist der originale „Werwolf-Workout", wie mein Trainer Ron und ich ihn liebevoll genannt haben. Es ist genau das Programm, das ich benutzte, um mich für meine Rolle als oft hemdloser Werwolf Alcide Herveaux in „True Blood" in Form zu bringen. Ron hatte die schwierige Aufgabe, einen Plan zu erstellen, der dafür sorgte, dass ich übermenschlich aussah: halb Mensch, halb Wolf. Es ging darum, Muskeln und Kraft aufzubauen und Fett abzubauen, um die Grenzen zwischen allen Muskeln sichtbar zu machen.

Nichts an diesem Programm ist einfach, aber es ist leicht, dem unten beschriebenen Muster zu folgen. Natürlich sollten Sie Ihren Arzt konsultieren, bevor Sie mit diesem oder einem anderen Fitness- und Ernährungsprogramm beginnen. Oft ist auch ein professioneller Trainer hilfreich, der Sie anleitet. Zum größten Teil kann aber jeder dieses Programm absolvieren, von ihm lernen und es nachmachen. Die eigentliche Schwierigkeit ist der mentale Aspekt. *Beharrlich* zu bleiben. Den Entschluss zu fassen, sechs Tage in der Woche im Fitnessstudio zu verbringen und härter zu arbeiten als je zuvor. Vergessen Sie nicht: Es geht nicht nur darum, die Bewegungsabläufe hinter sich zu bringen. Es geht darum, die Intensität aller Übungen zu steigern, sodass jeder einzelne Satz und jede einzelne Rep effektiver wird.

Dieser Plan kann Sie auf die nächste Ebene hieven und Ihnen zeigen, was wirklich in Ihnen steckt. Erinnern Sie sich daran, wann immer es hart wird. Visualisieren Sie, was Sie werden können, wenn Sie dafür arbeiten. Sie müssen einen Preis zahlen, wenn Sie der Chef sein wollen, um James Brown, den Vater des Souls, zu paraphrasieren. Betrachten Sie dies als Ihre Abschlagszahlung.

Die „Extrem fit"-6-Wochen-Verwandlung

Lesen Sie die Anleitung sorgfältig durch, um den Plan zu verstehen und exakt ausführen zu können. Jeder Workout beginnt mit Aufwärmen, gefolgt von einem genau vorgeschriebenen Trainingsplan: Übung, Reps, Sätze und Ruhepausen. Alle Übungsbeschreibungen finden Sie in Kapitel 11.

Das dynamische Aufwärmen

Vor jedem Workout ist von einem dynamischen Aufwärmen die Rede. Das Aufwärmen ist notwendig, bevor Sie mit irgendeinem Workout beginnen, und es könnte das wahre Erfolgsgeheimnis sein. Warum? Weil ein „kalter" Muskel nicht viel leistet. Er übermittelt keine maximale Energie und ist nicht elastisch genug.

Das heißt, Ihr Bewegungsumfang ist geringer und Sie sind anfälliger für Verletzungen. Das Aufwärmen bereitet die Muskeln auf den Workout vor, ermöglicht maximale Muskelkontraktionen und verringert die Verletzungsgefahr erheblich. Und wenn Sie Ihren Körper verwandeln wollen, ist Gesundheit das oberste Gebot.

Jeder Workout sollte mit den folgenden Bewegungen beginnen. Machen Sie eine Übung nach der anderen, nur mit Ihrem Körpergewicht und mit möglichst wenig Pausen. Auch diese Übungen finden Sie in Kapitel 11 beschrieben.

Einbeinige Ausfallschritte: 20 Reps je Bein

Kniebeugen: 15 Reps

Liegestütze: 15 Reps

Seitwärts springen: 30 Sekunden

Vorwärts und rückwärts springen: 30 Sekunden

1. WOCHE: 3-TAGE-SPLIT: 6 Tage Training, 1 Tag frei

1. Brust und Rücken, 2. Beine und Trizeps, 3. Schultern und Bizeps

Montag: Brust und Rücken

■ **Dynamisches Aufwärmen**

■ **Runde 1:** Dieses Satzpaar wird mit einer kurzen Pause oder ohne Pause zwischen den Sätzen ausgeführt, bis beide Übungen beendet sind. Um die Runden korrekt zu bewältigen, machen Sie zunächst sämtliche Übungen und ruhen sich dann aus. Der erste Satz besteht zum Beispiel aus 20 Reps Bankdrücken, gefolgt von 20 Reps Latziehen; dann kommt eine Pause. Anschließend machen Sie 15 Reps Bankdrücken, gefolgt von 15 Reps Latziehen – dann machen Sie erneut Pause. So gehen Sie bei allen Sätzen für jede Übung vor; dann legen Sie eine Pause ein und packen die nächste Runde an. Diese Strategie gilt für alle Runden, falls nicht anders angegeben.
Bankdrücken mit Langhantel: Sätze mit 20, 15, 12, 10, 5, 8 und 16 Reps. Das Gewicht ist moderat, sodass Sie alle Reps mit guter Technik bewältigen können.
Latziehen mit weitem Obergriff: Sätze mit 20, 15, 12, 10, 5, 8 und 16 Reps. Das Gewicht ist moderat, sodass Sie alle Reps mit guter Technik bewältigen können.

Machen Sie nach jeder Runde 1 Minute Pause und wiederholen Sie dann die Runde mit der jeweils angegebenen Zahl an Reps. Machen Sie insgesamt je 7 Sätze Bankdrücken und Latziehen.

■ **Runde 2:** Dieses Satzpaar wird mit einer kurzen Pause oder ohne Pause zwischen den Sätzen ausgeführt, bis beide Übungen beendet sind.
Bankdrücken mit Kurzhanteln Schrägbank: 12 bis 15 Reps. Das Gewicht ist leicht bis moderat, sodass Sie alle Reps mit guter Technik bewältigen können und am höchsten Punkt eine gute isometrische Kontraktion erfolgt.
Einarmiges Kurzhantelrudern mit Hammergriff: 10 bis 12 Reps je Arm.
Ruhen Sie sich 1 Minute aus und wiederholen Sie dann die Runde. Machen Sie das 4 Mal. Bemühen Sie sich, das Gewicht beizubehalten, oder steigern Sie das Gewicht bei jedem Satz ein wenig.

■ **Runde 3:** Dieses Satzpaar wird mit einer kurzen Pause oder ohne Pause zwischen den Sätzen ausgeführt, bis beide Übungen beendet sind.
Butterfly-Gerät: 10 Reps. Das Gewicht ist moderat, sodass Sie alle Reps mit guter Technik bewältigen können.
Tiefes Rudern mit engem Hammergriff: 10 Reps. Das Gewicht ist moderat, sodass Sie alle Reps mit guter Technik bewältigen können.
Ruhen Sie sich 1 Minute aus und wiederholen Sie dann die Runde. Machen Sie das 4 Mal. Bemühen Sie sich, das Gewicht beizubehalten, oder steigern Sie das Gewicht bei jedem Satz ein wenig.

Dienstag: Beine und Trizeps

■ Dynamisches Aufwärmen

■ **Runde 1:** Dieses Satzpaar wird mit einer kurzen Pause oder ohne Pause zwischen den Sätzen ausgeführt, bis beide Übungen beendet sind.
Kniebeugen mit Langhantel hinten: Sätze mit 20, 15, 12, 10, 5, 8, 16 Reps. Das Gewicht ist moderat, sodass Sie alle Reps mit guter Technik bewältigen können.
Trizepsdrücken mit V-Stange: Sätze mit 20, 15, 12, 10, 5, 8, 16 Reps. Das Gewicht ist moderat, sodass Sie alle Reps mit guter Technik bewältigen können.

Ruhen Sie sich 1 Minute aus und wiederholen Sie dann die Runde mit der jeweils angegebenen Zahl an Reps.

■ **Runde 2:** Dieses Satzpaar wird mit einer kurzen Pause oder ohne Pause zwischen den Sätzen ausgeführt, bis beide Übungen beendet sind.
Beincurls liegend: 12 bis 15 Reps. Das Gewicht ist leicht bis moderat, sodass Sie alle Reps mit guter Technik bewältigen können und am höchsten Punkt eine gute isometrische Kontraktion erfolgt.
Einarmiges Trizepsdrücken liegend mit Kurzhantel: 10 bis 12 Reps mit jedem Arm.
Ruhen Sie sich 1 Minute aus und wiederholen Sie dann die Runde. Machen Sie das 4 Mal. Bemühen Sie sich, das Gewicht beizubehalten, oder steigern Sie das Gewicht bei jedem Satz ein wenig.

■ **Runde 3:** Dieses Satzpaar wird mit einer kurzen Pause oder ohne Pause zwischen den Sätzen ausgeführt, bis beide Übungen beendet sind.
Kniebeugen mit Kurz- oder Kugelhantel: 10 Reps. Das Gewicht ist moderat, sodass Sie alle Reps mit guter Technik bewältigen können.
Beidarmiges Trizepsdrücken mit Kurzhantel hinter dem Kopf: 15 Reps. Das Gewicht ist moderat, sodass Sie alle Reps mit guter Technik bewältigen können.
Ruhen Sie sich 1 Minute aus und wiederholen Sie dann die Runde. Machen Sie das 4 Mal. Bemühen Sie sich, das Gewicht beizubehalten, oder steigern Sie das Gewicht bei jedem Satz ein wenig.

Mittwoch: Deltamuskeln und Bizeps

■ Dynamisches Aufwärmen

■ **Runde 1:** Dieses Satzpaar wird mit einer kurzen Pause oder ohne Pause zwischen den Sätzen ausgeführt, bis beide Übungen beendet sind.
Schulterpresse mit Kurzhanteln sitzend: Sätze mit 20, 15, 12, 10, 5, 8 und 16 Reps. Das Gewicht ist moderat, sodass Sie alle Reps mit guter Technik bewältigen können.
Beidarmige Kurzhantelcurls sitzend: Sätze mit 20, 15, 12, 10, 5, 8 und 16 Reps. Das Gewicht ist moderat, sodass Sie alle Reps mit guter Technik bewältigen können.
Ruhen Sie sich 1 Minute aus und wiederholen Sie dann die Runde mit der jeweils angegebenen Zahl an Reps.

■ **Runde 2:** Dieses Satzpaar wird mit einer kurzen Pause oder ohne Pause zwischen den Sätzen ausgeführt, bis beide Übungen beendet sind.
Hantelscheibe Frontheben: 12 bis 15 Reps. Das Gewicht ist leicht bis moderat, sodass Sie alle Reps mit guter Technik bewältigen können.
Langhantelcurls stehend: 10 bis 12 Reps.
Ruhen Sie sich 1 Minute aus und wiederholen Sie dann die Runde. Machen Sie das 4 Mal. Bemühen Sie sich, das Gewicht beizubehalten, oder steigern Sie das Gewicht bei jedem Satz ein wenig.

■ **Runde 3:** Dieses Satzpaar wird mit einer kurzen Pause oder ohne Pause zwischen den Sätzen ausgeführt, bis beide Übungen beendet sind.
Kurzhantel Seitheben: 12 Reps. Das Gewicht ist moderat, sodass Sie alle Reps mit guter Technik bewältigen können.
Hammercurls mit Kurzhanteln: Das Gewicht ist moderat, sodass Sie alle Reps mit guter Technik bewältigen können.
Ruhen Sie sich 1 Minute aus und wiederholen Sie dann die Runde. Machen Sie das 4 Mal. Bemühen Sie sich, das Gewicht beizubehalten, oder steigern Sie das Gewicht bei jedem Satz ein wenig.

Donnerstag: Brust und Rücken

■ Dynamisches Aufwärmen

■ **Runde 1:** Dieses Satzpaar wird mit einer kurzen Pause oder ohne Pause zwischen den Sätzen ausgeführt, bis beide Übungen beendet sind.
Seitheben mit Kurzhanteln: Sätze mit 15, 12, 10, 10 und 10 Reps. Das Gewicht ist moderat, sodass Sie alle Reps mit guter Technik bewältigen können.
Beidarmiges Kurzhantelrudern mit Hammergriff, gebeugt: Sätze mit 15, 12, 10, 10 und 10 Reps. Das Gewicht ist moderat, sodass Sie alle Reps mit guter Technik bewältigen können.
Ruhen Sie sich 1 Minute aus und wiederholen Sie dann die Runde.

■ **Runde 2:** Dieses Satzpaar wird mit einer kurzen Pause oder ohne Pause zwischen den Sätzen ausgeführt, bis beide Übungen beendet sind.

Bankdrücken mit Langhantel, enger Griff: 10 bis 12 Reps. Das Gewicht ist leicht bis moderat, sodass Sie alle Reps mit guter Technik bewältigen können. Bei diesem Griff sind die Hände etwa 30 cm auseinander.
Latziehen mit engem Untergriff: 10 bis 12 Reps.
Ruhen Sie sich 1 Minute aus und wiederholen Sie dann die Runde. Machen Sie das 4 Mal. Bemühen Sie sich, das Gewicht beizubehalten, oder steigern Sie das Gewicht bei jedem Satz ein wenig.

■ **Runde 3:** Dieses Satzpaar wird mit einer kurzen Pause oder ohne Pause zwischen den Sätzen ausgeführt, bis beide Übungen beendet sind.
Barrenstütze: So viele Reps wie möglich. Die Schulter muss unter Ellbogenhöhe sinken und bei jeder Rep müssen die Arme gestreckt sein, damit sie zählt.
Tiefes Rudern mit engem Untergriff: 10 bis 12 Reps. Das Gewicht ist moderat, sodass Sie alle Reps mit guter Technik bewältigen können.
Ruhen Sie sich 1 Minute aus und wiederholen Sie dann die Runde. Machen Sie das 4 Mal. Bemühen Sie sich, das Gewicht beizubehalten, oder steigern Sie das Gewicht bei jedem Satz ein wenig.

Freitag: Beine und Trizeps

■ **Dynamisches Aufwärmen**

■ **Runde 1:** Dieses Satzpaar wird mit einer kurzen Pause oder ohne Pause zwischen den Sätzen ausgeführt, bis beide Übungen beendet sind.
Umgekehrter Ausfallschritt: Sätze mit 15, 12, 10, 10 und 10 Reps. Das Gewicht ist moderat, sodass Sie alle Reps mit guter Technik bewältigen können.
Trizepsdrücken mit gerader Stange: Sätze mit 15, 12, 10, 10 und 10 Reps. Das Gewicht ist moderat, sodass Sie alle Reps mit guter Technik bewältigen können.
Ruhen Sie sich 1 Minute aus und wiederholen Sie dann die Runde mit der jeweils angegebenen Zahl an Reps.

■ **Runde 2:** Dieses Satzpaar wird mit einer kurzen Pause oder ohne Pause zwischen den Sätzen ausgeführt, bis beide Übungen beendet sind.
Beinstrecker: 10 bis 12 Reps. Das Gewicht ist leicht bis moderat, sodass Sie alle

Reps mit guter Technik bewältigen können und am höchsten Punkt eine gute isometrische Kontraktion erfolgt.
Trizepsdrücken mit der Langhantel: 10 bis 12 Reps.
Ruhen Sie sich 1 Minute aus und wiederholen Sie dann die Runde. Machen Sie das 4 Mal. Bemühen Sie sich, das Gewicht beizubehalten, oder steigern Sie das Gewicht bei jedem Satz ein wenig.

■ **Runde 3:** Dieses Satzpaar wird mit einer kurzen Pause oder ohne Pause zwischen den Sätzen ausgeführt, bis beide Übungen beendet sind.
Kniebeugen mit Langhantel vorn: 10 Reps. Das Gewicht ist moderat, sodass Sie alle Reps mit guter Technik bewältigen können.
Trizepsdrücken mit Seil vor dem Körper: 15 Reps. Das Gewicht ist moderat, sodass Sie alle Reps mit guter Technik bewältigen können.
Ruhen Sie sich 1 Minute aus und wiederholen Sie dann die Runde. Machen Sie das 4 Mal. Bemühen Sie sich, das Gewicht beizubehalten, oder steigern Sie das Gewicht bei jedem Satz ein wenig.

Samstag: Deltamuskeln und Bizeps

■ **Dynamisches Aufwärmen**

■ **Runde 1:** Dieses Satzpaar wird mit einer kurzen Pause oder ohne Pause zwischen den Sätzen ausgeführt, bis beide Übungen beendet sind.
Rudern mit Langhantel aufrecht: Sätze mit 15, 12, 10, 10 und 10 Reps. Das Gewicht ist moderat, sodass Sie alle Reps mit guter Technik bewältigen können.
Dreifache Kurzhantelcurls: Sätze mit 15, 12, 10, 10 und 10 Reps. Das Gewicht ist moderat, sodass Sie alle Reps mit guter Technik bewältigen können.
Ruhen Sie sich 1 Minute aus und wiederholen Sie dann die Runde mit der jeweils angegebenen Zahl an Reps.

■ **Runde 2:** Dieses Satzpaar wird mit einer kurzen Pause oder ohne Pause zwischen den Sätzen ausgeführt, bis beide Übungen beendet sind.
Schulterpresse mit Kurzhanteln sitzend: 10 bis 12 Reps. Das Gewicht ist leicht bis moderat, sodass Sie alle Reps mit guter Technik bewältigen können.

Kabelcurls mit gerader Stange: 10 bis 12 Reps.
Ruhen Sie sich 1 Minute aus und wiederholen Sie dann die Runde. Machen Sie das 4 Mal. Bemühen Sie sich, das Gewicht beizubehalten, oder steigern Sie das Gewicht bei jedem Satz ein wenig.

■ **Runde 3:** Dieses Satzpaar wird mit einer kurzen Pause oder ohne Pause zwischen den Sätzen ausgeführt, bis beide Übungen beendet sind.
Kurzhantel Seitheben eingedreht: 12 Reps. Das Gewicht ist moderat, sodass Sie alle Reps mit guter Technik bewältigen können.
Alternierende Kurzhantelcurls: 20 Reps, 10 je Arm. Das Gewicht ist moderat, sodass Sie alle Reps mit guter Technik bewältigen können.
Ruhen Sie sich 1 Minute aus und wiederholen Sie dann die Runde. Machen Sie das 4 Mal. Bemühen Sie sich, das Gewicht beizubehalten, oder steigern Sie das Gewicht bei jedem Satz ein wenig.

Sonntag: Frei

2. WOCHE: 3-TAGE-SPLIT: 6 Tage Training, 1 Tag frei

1. Brust und Rücken, 2. Beine und Trizeps, 3. Schultern und Bizeps

Montag: Brust und Rücken

■ **Dynamisches Aufwärmen**

■ **Gleicher Workout wie in der 1. Woche, aber Ruhepausen auf 50 Sekunden verringert.**

■ **Nach dem Workout:** Beginnen Sie sofort mit 20 Minuten Cardio-Training mit niedriger bis mittlerer Intensität (Treppensteigen, Laufband, Rudergerät, Joggen im

Freien usw.). Behalten Sie ein gleichmäßiges Tempo bei. Der Puls sollte 120–130 Schläge pro Minute betragen.

Dienstag: Beine und Trizeps

■ **Dynamisches Aufwärmen**

■ **Gleicher Workout wie in der 1. Woche, aber Ruhepausen auf 50 Sekunden verringert.**

Mittwoch: Deltamuskeln und Bizeps

■ **Dynamisches Aufwärmen**

■ **Bauchmuskeltraining:** siehe Seite 150.

■ **Gleicher Workout wie in der 1. Woche, aber Ruhepausen auf 50 Sekunden verringert.**

Donnerstag: Brust und Rücken

■ **Dynamisches Aufwärmen**

■ **Gleicher Workout wie in der 1. Woche, aber Ruhepausen auf 50 Sekunden verringert.**

■ **Nach dem Workout:** Beginnen Sie sofort mit 20 Minuten Cardio-Training mit niedriger bis mittlerer Intensität (Treppensteigen, Laufband, Rudergerät, Joggen im Freien usw.). Behalten Sie ein gleichmäßiges Tempo bei. Der Puls sollte 120–130 Schläge pro Minute betragen.

Freitag: Beine und Trizeps

■ **Dynamisches Aufwärmen**

■ Gleicher Workout wie in der 1. Woche, aber Ruhepausen auf 50 Sekunden verringert.

Samstag: Deltamuskeln und Bizeps

■ Dynamisches Aufwärmen

■ Bauchmuskeltraining: siehe Seite 150.

■ Gleicher Workout wie in der 1. Woche, aber Ruhepausen auf 50 Sekunden verringert.

Sonntag: Frei

3. WOCHE: 3-TAGE-SPLIT: 6 Tage Training, 1 Tag frei

1. Brust und Rücken, 2. Beine und Trizeps, 3. Schultern und Bizeps

Montag: Brust und Rücken

■ Dynamisches Aufwärmen

■ Runde 1: Dieser Dreifachsatz wird mit einer kurzen Pause oder ohne Pause zwischen den Sätzen ausgeführt, bis die drei Übungen beendet sind.
Bankdrücken mit Langhantel Schrägbank: 15 Reps. Das Gewicht ist moderat, sodass Sie alle Reps mit guter Technik bewältigen können.
Klimmzüge mit weitem Obergriff: 4 bis 10 Reps. Selbst wenn Sie nur einen Klimmzug schaffen, sollte er einwandfrei sein.
Latziehen mit weitem Obergriff: 12 bis 15 Reps. Das Gewicht ist moderat, sodass Sie alle Reps mit guter Technik bewältigen können.

Ruhen Sie sich 1 Minute aus und wiederholen Sie dann die Runde. Machen Sie das 4 Mal. Bemühen Sie sich, das Gewicht beizubehalten, oder steigern Sie das Gewicht bei jedem Satz ein wenig.

■ **Runde 2:** Dieser Dreifachsatz wird mit einer kurzen Pause oder ohne Pause zwischen den Sätzen ausgeführt, bis die drei Übungen beendet sind.
Butterflys am Kabelzug: 12 bis 15 Reps. Das Gewicht ist leicht bis moderat, sodass Sie alle Reps mit guter Technik bewältigen können und am höchsten Punkt eine gute isometrische Kontraktion erfolgt.
Liegestütze: 15 Reps. Lassen Sie sich sofort nach der letzten Butterfly-Rep fallen!
Tiefes Rudern mit engem Hammergriff: 12 bis 15 Reps. Das Gewicht ist moderat, sodass Sie alle Reps mit guter Technik bewältigen können.
Ruhen Sie sich 1 Minute aus und wiederholen Sie dann die Runde. Machen Sie das 4 Mal. Bemühen Sie sich, das Gewicht beizubehalten, oder steigern Sie das Gewicht bei jedem Satz ein wenig.

■ **Runde 3:** Dieses Satzpaar wird mit einer kurzen Pause oder ohne Pause zwischen den Sätzen ausgeführt, bis beide Übungen beendet sind.
Bankdrücken mit Kurzhanteln: 12 Reps. Das Gewicht ist moderat, sodass Sie alle Reps mit guter Technik bewältigen können.
Rudern mit Langhantel vorgebeugt mit weitem Obergriff: 10 Reps. Das Gewicht ist moderat, sodass Sie alle Reps mit guter Technik bewältigen können.
Ruhen Sie sich 1 Minute aus und wiederholen Sie dann die Runde. Machen Sie das 4 Mal. Bemühen Sie sich, das Gewicht beizubehalten, oder steigern Sie das Gewicht bei jedem Satz ein wenig.

■ **Nach dem Workout:** Beginnen Sie sofort mit 20 Minuten Cardio-Training mit niedriger bis mittlerer Intensität (Treppensteigen, Laufband, Rudergerät, Joggen im Freien usw.). Behalten Sie ein gleichmäßiges Tempo bei. Der Puls sollte 120–130 Schläge pro Minute betragen.

Dienstag: Beine und Trizeps

■ **Dynamisches Aufwärmen**

■ **Bauchmuskeltraining:** siehe Seite 150.

■ **Runde 1:** Dieser Dreifachsatz wird mit einer kurzen Pause oder ohne Pause zwischen den Sätzen ausgeführt, bis die drei Übungen beendet sind.
Kniebeugen mit Langhantel hinten: 15 Reps. Das Gewicht ist moderat, sodass Sie alle Reps mit guter Technik bewältigen können.
Stirndrücken mit SZ-Stange: 12 Reps. Das Gewicht ist moderat, sodass Sie alle Reps mit guter Technik bewältigen können.
Trizepsdrücken mit SZ-Stange (oder Langhantel) mit engem Griff: Fangen Sie sofort nach dem Stirndrücken mit der Übung an – gleiches Gewicht wie beim Stirndrücken.
Ruhen Sie sich 1 Minute aus und wiederholen Sie dann die Runde. Machen Sie das 4 Mal. Bemühen Sie sich, das Gewicht beizubehalten, oder steigern Sie das Gewicht bei jedem Satz ein wenig.

■ **Runde 2:** Dieser Dreifachsatz wird mit einer kurzen Pause oder ohne Pause zwischen den Sätzen ausgeführt, bis die drei Übungen beendet sind.
Bulgarische Kniebeugen: 12 bis 15 Reps. Das Gewicht ist leicht bis moderat, sodass Sie alle Reps mit guter Technik bewältigen können.
Trizepsdrücken mit Seil über dem Kopf: 12 Reps. Das Gewicht ist leicht bis moderat, sodass Sie alle Reps mit guter Technik bewältigen können.
Trizepsdrücken mit Seil vor dem Körper: 12 Reps. Das Gewicht ist leicht bis moderat, sodass Sie alle Reps mit guter Technik bewältigen können.
Ruhen Sie sich 1 Minute aus und wiederholen Sie dann die Runde. Machen Sie das 4 Mal. Bemühen Sie sich, das Gewicht beizubehalten, oder steigern Sie das Gewicht bei jedem Satz ein wenig.

■ **Runde 3:** Dieses Satzpaar wird mit einer kurzen Pause oder ohne Pause zwischen den Sätzen ausgeführt, bis beide Übungen beendet sind.
Kurzhantel-Bankaufsteiger: 20 Reps, 10 mit jedem Bein. Das Gewicht ist leicht, sodass Sie alle Reps mit guter Technik bewältigen können.
Bankstütze: 20 Reps. Achten Sie genau auf die Technik!
Ruhen Sie sich 1 Minute aus und wiederholen Sie dann die Runde. Machen Sie das 4 Mal. Bemühen Sie sich, das Gewicht beizubehalten, oder steigern Sie das Gewicht bei jedem Satz ein wenig.

Mittwoch: Schultern und Bizeps

■ Dynamisches Aufwärmen

■ **Runde 1:** Dieser Dreifachsatz wird mit einer kurzen Pause oder ohne Pause zwischen den Sätzen ausgeführt, bis die drei Übungen beendet sind.
Langhantel Frontdrücken stehend: 10 Reps. Das Gewicht ist moderat, sodass Sie alle Reps mit guter Technik bewältigen können.
(Leichtes) Langhantel Frontdrücken stehend: 12 Reps. Reduzieren Sie das Gewicht des ersten Satzes um 40 Prozent. Versuchen Sie, die Scheiben so zusammenzustellen, dass Sie das gewünschte Gewicht an beiden Seiten der Hantel innerhalb von 10 bis 15 Sekunden entfernen und dann weitermachen können.
Langhantelcurls stehend: 10 bis 12 Reps. Verwenden Sie dieselbe Stange und entweder dasselbe Gewicht wie beim „leichten" Frontdrücken oder ein etwas größeres. Wechseln Sie schnell – in weniger als 20 Sekunden!
Ruhen Sie sich 1 Minute aus und wiederholen Sie dann die Runde. Machen Sie das 4 Mal. Bemühen Sie sich, das Gewicht beizubehalten, oder steigern Sie das Gewicht bei jedem Satz ein wenig.

■ **Runde 2:** Dieses Satzpaar wird mit einer kurzen Pause oder ohne Pause zwischen den Sätzen ausgeführt, bis beide Übungen beendet sind.
Kabelzug Seitheben einarmig: 12 bis 15 Reps. Das Gewicht ist leicht bis moderat, sodass Sie alle Reps mit guter Technik bewältigen können und am höchsten Punkt eine gute isometrische Kontraktion erfolgt.
Alternierende Kurzhantelcurls, eingedreht: 20 Reps, 10 je Arm.
Ruhen Sie sich 1 Minute aus und wiederholen Sie dann die Runde. Machen Sie das 4 Mal. Bemühen Sie sich, das Gewicht beizubehalten.

■ **Runde 3:** Dieser Dreifachsatz wird mit einer kurzen Pause oder ohne Pause zwischen den Sätzen ausgeführt, bis die drei Übungen beendet sind.
Kurzhantel Frontheben: 10 Reps. Das Gewicht ist leicht, sodass Sie alle Reps mit guter Technik bewältigen können.
Kurzhantelheben, hinterer Deltamuskel: Verwenden Sie dieselben Kurzhanteln wie beim Frontheben und fangen Sie sofort an!

Hammercurls am Kabelzug: 10 Reps. Gewicht reduzieren, dann weitere 10 Reps. Ruhen Sie sich 1 Minute aus und wiederholen Sie dann die Runde. Machen Sie das 4 Mal. Bemühen Sie sich, das Gewicht beizubehalten.

■ **Nach dem Workout:** Beginnen Sie sofort mit 20 Minuten Cardio-Training mit niedriger bis mittlerer Intensität (Treppensteigen, Laufband, Rudergerät, Joggen im Freien usw.). Behalten Sie ein gleichmäßiges Tempo bei. Der Puls sollte 120–130 Schläge pro Minute betragen.

Donnerstag: Brust und Rücken

■ **Dynamisches Aufwärmen**

■ **Bauchmuskeltraining:** siehe Seite 150.

■ **Runde 1:** Dieser Dreifachsatz wird mit einer kurzen Pause oder ohne Pause zwischen den Sätzen ausgeführt, bis die drei Übungen beendet sind.
Bankdrücken mit Langhantel: 15 Reps. Das Gewicht ist moderat, sodass Sie alle Reps mit guter Technik bewältigen können.
Klimmzüge mit engem Untergriff: 4 bis 10 Reps. Selbst wenn Sie nur einen schaffen, sollte er einwandfrei sein.
Latziehen mit engem Hammergriff: 12 bis 15 Reps. Das Gewicht ist moderat, sodass Sie alle Reps mit guter Technik bewältigen können.
Ruhen Sie sich 1 Minute aus und wiederholen Sie dann die Runde. Machen Sie das 4 Mal. Bemühen Sie sich, das Gewicht beizubehalten, oder steigern Sie das Gewicht bei jedem Satz ein wenig.

■ **Runde 2:** Dieser Dreifachsatz wird mit einer kurzen Pause oder ohne Pause zwischen den Sätzen ausgeführt, bis die drei Übungen beendet sind.
Butterfly-Gerät: 12 bis 15 Reps. Das Gewicht ist leicht bis moderat, sodass Sie alle Reps mit guter Technik bewältigen können und am höchsten Punkt eine gute isometrische Kontraktion erfolgt.
Barrenstütze: 15 Reps. Wenn Sie keinen Barrenstütz schaffen, machen Sie stattdessen Liegestütze.

Einarmiges Kurzhantelrudern mit Untergriff: 12 Reps je Arm. Das Gewicht ist moderat bis schwer. Achten Sie aber auf korrekte Technik bei allen Reps.
Ruhen Sie sich 1 Minute aus und wiederholen Sie dann die Runde. Machen Sie das 4 Mal. Bemühen Sie sich, das Gewicht beizubehalten, oder steigern Sie das Gewicht bei jedem Satz ein wenig.

■ **Runde 3:** Dieser Dreifachsatz wird mit einer kurzen Pause oder ohne Pause zwischen den Sätzen ausgeführt, bis die drei Übungen beendet sind.
Plyo-Bankliegestütze: 10 Reps.
Bankliegestütze: 10 Reps.
Tiefes Rudern mit weitem Obergriff: 10 Reps. Das Gewicht ist moderat, sodass Sie alle Reps mit guter Technik bewältigen können.
Ruhen Sie sich 1 Minute aus und wiederholen Sie dann die Runde. Machen Sie das 4 Mal. Bemühen Sie sich, das Gewicht beizubehalten, oder steigern Sie das Gewicht bei jedem Satz ein wenig.

Freitag: Beine und Trizeps

■ **Dynamisches Aufwärmen**

■ **Runde 1:** Dieses Satzpaar wird mit einer kurzen Pause oder ohne Pause zwischen den Sätzen ausgeführt, bis beide Übungen beendet sind.
Kreuzheben: 15 Reps. Das Gewicht ist moderat, sodass Sie alle Reps mit guter Technik bewältigen können.
J-Presse im Liegen: 12 Reps. Das Gewicht ist moderat, sodass Sie alle Reps mit guter Technik bewältigen können.
Ruhen Sie sich 1 Minute aus und wiederholen Sie dann die Runde. Machen Sie das 4 Mal. Bemühen Sie sich, das Gewicht beizubehalten, oder steigern Sie das Gewicht bei jedem Satz ein wenig.

■ **Runde 2:** Dieser Dreifachsatz wird mit einer kurzen Pause oder ohne Pause zwischen den Sätzen ausgeführt, bis die drei Übungen beendet sind.
Ausfallschritt im Gehen mit Kurzhanteln: 15 Schritte mit jedem Bein. Das Gewicht ist leicht bis moderat, sodass Sie alle Reps mit guter Technik bewältigen können.

Trizepsdrücken mit (schwerer) V-Stange: 10 Reps. Das Gewicht ist schwer. Bewältigen Sie dennoch alle Reps mit guter Technik.
Trizepsdrücken mit V-Stange: 10 Reps. Das Gewicht ist moderat. Bewältigen Sie dennoch alle Reps mit guter Technik.
Ruhen Sie sich 1 Minute aus und wiederholen Sie dann die Runde. Machen Sie das 4 Mal. Bemühen Sie sich, das Gewicht beizubehalten, oder steigern Sie das Gewicht bei jedem Satz ein wenig.

■ **Runde 3:** Dieser Dreifachsatz wird mit einer kurzen Pause oder ohne Pause zwischen den Sätzen ausgeführt, bis die drei Übungen beendet sind.
Beinstrecker: 12 Reps. Das Gewicht ist moderat, sodass Sie alle Reps mit guter Technik bewältigen können.
Beincurls liegend: 12 Reps. Das Gewicht ist moderat, sodass Sie alle Reps mit guter Technik bewältigen können.
Einarmiges Trizepsdrücken liegend mit Kurzhantel: 12 Reps je Arm.
Ruhen Sie sich 1 Minute aus und wiederholen Sie dann die Runde. Machen Sie das 4 Mal. Bemühen Sie sich, das Gewicht beizubehalten, oder steigern Sie das Gewicht bei jedem Satz ein wenig.

■ **Nach dem Workout:** Beginnen Sie sofort mit 20 Minuten Cardio-Training mit niedriger bis mittlerer Intensität (Treppensteigen, Laufband, Rudergerät, Joggen im Freien usw.). Behalten Sie ein gleichmäßiges Tempo bei. Der Puls sollte 120–130 Schläge pro Minute betragen.

Samstag: Schultern und Bizeps

■ **Dynamisches Aufwärmen**

■ **Bauchmuskeltraining:** siehe Seite 150.

■ **Runde 1:** Dieser Dreifachsatz wird mit einer kurzen Pause oder ohne Pause zwischen den Sätzen ausgeführt, bis die drei Übungen beendet sind.
Schulterpresse an der Maschine mit Hammergriff: 12 Reps. Das Gewicht ist moderat, sodass Sie alle Reps mit guter Technik bewältigen können.

Alternierende Kurzhantelcurls: 10 Reps je Arm. Das Gewicht ist moderat, sodass Sie alle Reps mit guter Technik bewältigen können.
Alternierende Kurzhantelcurls (leicht): 10 Reps je Arm. Verringern Sie das Gewicht jeder Kurzhantel aus dem vorigen Satz um 9 bis 13,5 Pfund und fangen Sie sofort mit diesem Satz an.
Ruhen Sie sich 1 Minute aus und wiederholen Sie dann die Runde. Machen Sie das 4 Mal. Bemühen Sie sich, das Gewicht beizubehalten, oder steigern Sie das Gewicht bei jedem Satz ein wenig.

■ **Runde 2:** Dieser Dreifachsatz wird mit einer kurzen Pause oder ohne Pause zwischen den Sätzen ausgeführt, bis die drei Übungen beendet sind.
Kurzhantel Seitheben: 12 Reps. Das Gewicht ist leicht bis moderat, sodass Sie alle Reps mit guter Technik bewältigen können und am höchsten Punkt eine gute isometrische Kontraktion erfolgt.
Arnold-Presse sitzend: 12 Reps. Verwenden Sie dieselben Kurzhanteln wie vorhin beim Seitheben und fangen Sie sofort an. Machen Sie so viele Reps mit korrekter Technik, wie Sie können, bis zu 20.
SZ-Hantel-Curls mit Außengriff: 15 Reps.
Ruhen Sie sich 1 Minute aus und wiederholen Sie dann die Runde. Machen Sie das 4 Mal. Bemühen Sie sich, das Gewicht beizubehalten.

■ **Runde 3:** Dieser Dreifachsatz wird mit einer kurzen Pause oder ohne Pause zwischen den Sätzen ausgeführt, bis die drei Übungen beendet sind.
Kabelzug einarmig vorgebeugt, hinterer Deltamuskel: 10 Reps je Arm. Das Gewicht ist leicht, sodass Sie alle Reps mit guter Technik bewältigen können.
Scottcurls: 10 Reps. Das Gewicht ist moderat, sodass Sie alle Reps mit guter Technik bewältigen können.
Scottcurls pulsierend: 10 Reps, sofort nach den Scottcurls mit demselben Gewicht.
Ruhen Sie sich 1 Minute aus und wiederholen Sie dann die Runde. Machen Sie das 4 Mal. Bemühen Sie sich, das Gewicht beizubehalten.

Sonntag: Frei

4. WOCHE: 3-TAGE-SPLIT: 6 Tage Training, 1 Tag frei

1. Brust und Rücken, 2. Beine und Trizeps, 3. Schultern und Bizeps

Die Workouts sind die gleichen wie in der 3. Woche, mit folgenden Ausnahmen: Alle Ruhephasen zwischen Doppel- und Dreifachsätzen werden auf 50 Sekunden verringert. Nach jedem Workout 20 Minuten Cardio-Training (einschließlich der Bauchmuskeltage).

Montag: Brust und Rücken

■ **Dynamisches Aufwärmen**

■ **Gleicher Workout wie in der 3. Woche, aber Ruhepausen auf 50 Sekunden verringert.**

■ **Nach dem Workout:** Beginnen Sie sofort mit 20 Minuten Cardio-Training mit niedriger bis mittlerer Intensität (Treppensteigen, Laufband, Rudergerät, Joggen im Freien usw.). Behalten Sie ein gleichmäßiges Tempo bei. Der Puls sollte 120–130 Schläge pro Minute betragen.

Dienstag: Beine und Trizeps

■ **Dynamisches Aufwärmen**

■ **Bauchmuskeltraining:** siehe Seite 150.

■ **Gleicher Workout wie in der 3. Woche, aber Ruhepausen auf 50 Sekunden verringert.**

■ **Nach dem Workout:** Beginnen Sie sofort mit 20 Minuten Cardio-Training mit niedriger bis mittlerer Intensität (Treppensteigen, Laufband, Rudergerät, Joggen im Freien usw.). Behalten Sie ein gleichmäßiges Tempo bei. Der Puls sollte 120–130 Schläge pro Minute betragen.

Mittwoch: Deltamuskeln und Bizeps

■ **Dynamisches Aufwärmen**

■ **Gleicher Workout wie in der 3. Woche, aber Ruhepausen auf 50 Sekunden verringert.**

■ **Nach dem Workout:** Beginnen Sie sofort mit 20 Minuten Cardio-Training mit niedriger bis mittlerer Intensität (Treppensteigen, Laufband, Rudergerät, Joggen im Freien usw.). Behalten Sie ein gleichmäßiges Tempo bei. Der Puls sollte 120–130 Schläge pro Minute betragen.

Donnerstag: Brust und Rücken

■ **Dynamisches Aufwärmen**

■ **Bauchmuskeltraining:** siehe Seite 150.

■ **Gleicher Workout wie in der 3. Woche, aber Ruhepausen auf 50 Sekunden verringert.**

■ **Nach dem Workout:** Beginnen Sie sofort mit 20 Minuten Cardio-Training mit niedriger bis mittlerer Intensität (Treppensteigen, Laufband, Rudergerät, Joggen im Freien usw.). Behalten Sie ein gleichmäßiges Tempo bei. Der Puls sollte 120–130 Schläge pro Minute betragen.

Freitag: Beine und Trizeps

■ **Dynamisches Aufwärmen**

■ **Gleicher Workout wie in der 3. Woche, aber Ruhepausen auf 50 Sekunden verringert.**

■ **Nach dem Workout:** Beginnen Sie sofort mit 20 Minuten Cardio-Training mit niedriger bis mittlerer Intensität (Treppensteigen, Laufband, Rudergerät, Joggen im

Freien usw.). Behalten Sie ein gleichmäßiges Tempo bei. Der Puls sollte 120–130 Schläge pro Minute betragen.

Samstag: Deltamuskeln und Bizeps

- **Dynamisches Aufwärmen**

- **Bauchmuskeltraining:** siehe Seite 150.

- **Gleicher Workout wie in der 3. Woche, aber Ruhepausen auf 50 Sekunden verringert.**

- **Nach dem Workout:** Beginnen Sie sofort mit 20 Minuten Cardio-Training mit niedriger bis mittlerer Intensität (Treppensteigen, Laufband, Rudergerät, Joggen im Freien usw.). Behalten Sie ein gleichmäßiges Tempo bei. Der Puls sollte 120–130 Schläge pro Minute betragen.

Sonntag: Frei

5. WOCHE: 3-TAGE-SPLIT: 6 Tage Training, 1 Tag frei

1. Brust und Rücken, 2. Beine und Trizeps, 3. Schultern und Bizeps

Montag: Brust und Rücken

Workout 1 (am besten frühmorgens mit leerem Magen)

- 30 bis 45 Minuten Cardio-Training mit niedriger bis mittlerer Intensität (Treppensteigen, Laufband, Rudergerät, Joggen im Freien usw.). Behalten Sie ein gleichmäßiges Tempo bei. Der Puls sollte 120–130 Schläge pro Minute betragen.

Workout 2 (zu einer anderen Zeit am selben Tag)

■ **Dynamisches Aufwärmen**

■ **Bauchmuskeltraining:** siehe Seite 150.

■ **Runde 1:** Diese 4 Übungen (oft „Riesensatz“ genannt) werden mit kurzen Pausen oder ohne Pausen zwischen den Sätzen ausgeführt, bis alle vier Übungen beendet sind.
Seitheben mit Kurzhanteln: 10 Reps. Das Gewicht ist moderat, sodass Sie alle Reps mit guter Technik bewältigen können.
Bankdrücken mit Kurzhanteln: 10 Reps. Das Gewicht ist moderat, sodass Sie alle Reps mit guter Technik bewältigen können.
Liegestütze: 10 Reps.
Latziehen mit weitem Hammergriff: 12 Reps.
Ruhen Sie sich 1 Minute aus und wiederholen Sie dann die Runde. Machen Sie das 4 Mal. Bemühen Sie sich, das Gewicht beizubehalten, oder steigern Sie das Gewicht bei jedem Satz ein wenig.

■ **Runde 2:** Dieses Satzpaar wird mit einer kurzen Pause oder ohne Pause zwischen den Sätzen ausgeführt, bis beide Übungen beendet sind.
Tiefes Rudern mit engem Hammergriff: 5 Reps. Verringern Sie das Gewicht für weitere 10 Reps und noch einmal für weitere 15 Reps.
Bankdrücken mit Langhantel Schrägbank: 12 Reps.
Ruhen Sie sich 1 Minute aus und wiederholen Sie dann die Runde. Machen Sie das 4 Mal. Bemühen Sie sich, das Gewicht beizubehalten, oder steigern Sie das Gewicht bei jedem Satz ein wenig.

■ **Runde 3:** Dieses Satzpaar wird mit einer kurzen Pause oder ohne Pause zwischen den Sätzen ausgeführt, bis beide Übungen beendet sind.
Barrenstütze: 12 Reps.
Tiefes Rudern mit Kabel vorgebeugt mit Untergriff: 12 Reps. Das Gewicht ist moderat, sodass Sie alle Reps mit guter Technik bewältigen können.
Ruhen Sie sich 1 Minute aus und wiederholen Sie dann die Runde. Machen Sie das

4 Mal. Bemühen Sie sich, das Gewicht beizubehalten, oder steigern Sie das Gewicht bei jedem Satz ein wenig.

■ **Runde 4:** Dieses Satzpaar wird mit einer kurzen Pause oder ohne Pause zwischen den Sätzen ausgeführt, bis beide Übungen beendet sind.
Liegestütze auf der Flachbank, enger Griff: 12 Reps.
Überzüge mit Langhantel: 12 Reps. Das Gewicht ist moderat, sodass Sie alle Reps mit guter Technik bewältigen können.
Ruhen Sie sich 1 Minute aus und wiederholen Sie dann die Runde. Machen Sie das 4 Mal. Bemühen Sie sich, das Gewicht beizubehalten, oder steigern Sie das Gewicht bei jedem Satz ein wenig.

Dienstag: Beine und Trizeps

Workout 1 (am besten frühmorgens mit leerem Magen)

■ 30 bis 45 Minuten Cardio-Training mit niedriger bis mittlerer Intensität (Treppensteigen, Laufband, Rudergerät, Joggen im Freien usw.). Behalten Sie ein gleichmäßiges Tempo bei. Der Puls sollte 120–130 Schläge pro Minute betragen.

Workout 2 (zu einer anderen Zeit am selben Tag)

■ **Dynamisches Aufwärmen**

■ **Runde 1:** Dieser Riesensatz wird mit kurzen Pausen oder ohne Pausen zwischen den Sätzen ausgeführt, bis alle vier Übungen beendet sind.
Kniebeugen mit Langhantel hinten: 10 Reps. Das Gewicht ist moderat, sodass Sie alle Reps mit guter Technik bewältigen können.
Plyo-Kniebeugen mit Sprung: 10 Reps.
Eigengewicht-Kniebeugen: 10 Reps.
Diamant-Liegestütze: 15 Reps. Ruhen Sie sich 1 Minute aus und wiederholen Sie dann die Runde. Machen Sie das 4 Mal. Bemühen Sie sich, das Gewicht beizubehalten, oder steigern Sie das Gewicht bei jedem Satz ein wenig.

■ **Runde 2:** Dieser Dreifachsatz wird mit einer kurzen Pause oder ohne Pause zwischen den Sätzen ausgeführt, bis die drei Übungen beendet sind.

Beincurls einbeinig, liegend: 12 Reps. Beginnen Sie mit dem linken Bein und machen Sie dann sofort den einbeinigen Ausfallschritt (Satz 2) ebenfalls mit dem linken Bein. Wiederholen Sie dann die Beincurls mit dem rechten Bein und den Ausfallschritt ebenfalls mit dem rechten Bein. Sobald Sie mit diesen 2 Übungen fertig sind, beginnen Sie mit dem Trizepsdrücken mit V-Stange.

Einbeiniger Ausfallschritt: 12 Reps.

Trizepsdrücken mit V-Stange: 10 Reps. Verringern Sie das Gewicht für weitere 10 Reps, dann erneut für weitere 10 Reps.

Ruhen Sie sich 1 Minute aus und wiederholen Sie dann die Runde. Machen Sie das 4 Mal. Bemühen Sie sich, das Gewicht beizubehalten, oder steigern Sie das Gewicht bei jedem Satz ein wenig.

■ **Runde 3:** Dieses Satzpaar wird mit einer kurzen Pause oder ohne Pause zwischen den Sätzen ausgeführt, bis die drei Übungen beendet sind.

Kasten- oder Banksprung: 15 Reps. Stehen Sie nach jedem Sprung auf.

Bankstütze: 15 Reps.

Ruhen Sie sich 1 Minute aus und wiederholen Sie dann die Runde. Machen Sie das 4 Mal. Bemühen Sie sich, das Gewicht beizubehalten, oder steigern Sie das Gewicht bei jedem Satz ein wenig.

■ **Runde 4:** Dieses Satzpaar wird mit einer kurzen Pause oder ohne Pause zwischen den Sätzen ausgeführt, bis beide Übungen beendet sind.

Einbeinige Bankbrücke: 15 Reps je Bein.

Liegestütze mit Strecksprung: 15 Reps.

Ruhen Sie sich 1 Minute aus und wiederholen Sie dann die Runde. Machen Sie das 4 Mal. Bemühen Sie sich, das Gewicht beizubehalten, oder steigern Sie das Gewicht bei jedem Satz ein wenig.

Mittwoch: Deltamuskeln und Bizeps

Workout 1 (am besten frühmorgens mit leerem Magen)

- 30 bis 45 Minuten Cardio-Training mit niedriger bis mittlerer Intensität (Treppensteigen, Laufband, Rudergerät, Joggen im Freien usw.). Behalten Sie ein gleichmäßiges Tempo bei. Der Puls sollte 120–130 Schläge pro Minute betragen.

Workout 2 (zu einer anderen Zeit am selben Tag)

- **Dynamisches Aufwärmen**

- **Bauchmuskeltraining:** siehe Seite 150.

- **Runde 1:** Dieses Satzpaar wird mit einer kurzen Pause oder ohne Pause zwischen den Sätzen ausgeführt, bis beide Übungen beendet sind.
  Langhantel Frontdrücken sitzend: 5 Reps. Verringern Sie das Gewicht für weitere 10 Reps und noch einmal für weitere 15 Reps.
  SZ-Hantel-Curls mit engem Griff und mit Außengriff: 12 Reps. Griff von außen nach innen wechseln und jeweils 2 Sätze ausführen.
  Ruhen Sie sich 1 Minute aus und wiederholen Sie dann die Runde. Machen Sie das 4 Mal. Bemühen Sie sich, das Gewicht beizubehalten, oder steigern Sie das Gewicht bei jedem Satz ein wenig.

- **Runde 2:** Dieses Satzpaar wird mit einer kurzen Pause oder ohne Pause zwischen den Sätzen ausgeführt, bis beide Übungen beendet sind.
  Kurzhantel Reverse Fly vorgebeugt, sitzend, hinterer Deltamuskel: 12 Reps. Dann das Gewicht für weitere 12 Reps verringern.
  Alternierende Kurzhantelcurls, eingedreht: Je 6 Reps. Verringern Sie das Gewicht für je 8 Reps, dann noch einmal für je 10 Reps.
  Ruhen Sie sich 1 Minute aus und wiederholen Sie dann die Runde. Machen Sie das 4 Mal. Bemühen Sie sich, das Gewicht beizubehalten, oder steigern Sie das Gewicht bei jedem Satz ein wenig.

- **Runde 3:** Dieses Satzpaar wird mit einer kurzen Pause oder ohne Pause zwischen den Sätzen ausgeführt, bis beide Übungen beendet sind.
  Frontheben am Kabel mit Seil: 12 Reps.
  Hammercurls am Kabelzug: 12 Reps. Das Gewicht ist moderat, sodass Sie alle Reps mit guter Technik bewältigen können.

Ruhen Sie sich 1 Minute aus und wiederholen Sie dann die Runde. Machen Sie das 4 Mal. Bemühen Sie sich, das Gewicht beizubehalten, oder steigern Sie das Gewicht bei jedem Satz ein wenig.

■ **Runde 4:** Dieses Satzpaar wird mit einer kurzen Pause oder ohne Pause zwischen den Sätzen ausgeführt, bis beide Übungen beendet sind.
Kurzhantel Seitheben: 12 Reps.
Dreifache Kurzhantelcurls: 12 Reps je Arm. Das Gewicht ist leicht, sodass Sie alle Reps mit guter Technik bewältigen können.
Ruhen Sie sich 1 Minute aus und wiederholen Sie dann die Runde. Machen Sie das 4 Mal. Bemühen Sie sich, das Gewicht beizubehalten, oder steigern Sie das Gewicht bei jedem Satz ein wenig.

Donnerstag: Brust und Rücken

Workout 1 (am besten frühmorgens mit leerem Magen)

■ 30 bis 45 Minuten Cardio-Training mit niedriger bis mittlerer Intensität (Treppensteigen, Laufband, Rudergerät, Joggen im Freien usw.). Behalten Sie ein gleichmäßiges Tempo bei. Der Puls sollte 120–130 Schläge pro Minute betragen.

Workout 2 (zu einer anderen Zeit am selben Tag)

■ **Dynamisches Aufwärmen**

■ **Runde 1:** Dieses Satzpaar wird mit einer kurzen Pause oder ohne Pause zwischen den Sätzen ausgeführt, bis beide Übungen beendet sind.
Latziehen mit weitem Obergriff: 5 Reps. Verringern Sie das Gewicht für weitere 10 Reps und noch einmal für weitere 15 Reps.
Liegestütze: 20 Reps.
Ruhen Sie sich 1 Minute aus und wiederholen Sie dann die Runde. Machen Sie das 4 Mal. Bemühen Sie sich, das Gewicht beizubehalten, oder steigern Sie das Gewicht bei jedem Satz ein wenig.

■ **Runde 2:** Dieser Dreifachsatz wird mit einer kurzen Pause oder ohne Pause zwischen den Sätzen ausgeführt, bis die drei Übungen beendet sind.

Bankdrücken mit Langhantel: 5 Reps. Verringern Sie das Gewicht für weitere 10 Reps und noch einmal für weitere 15 Reps.

Rudern im Sitzen mit Kurzhanteln: 12 Reps.

Rudern und Schwimmen im Sitzen mit Kurzhanteln: 12 Reps.

Ruhen Sie sich 1 Minute aus und wiederholen Sie dann die Runde. Machen Sie das 4 Mal. Bemühen Sie sich, das Gewicht beizubehalten, oder steigern Sie das Gewicht bei jedem Satz ein wenig.

■ **Runde 3:** Dieses Satzpaar wird mit einer kurzen Pause oder ohne Pause zwischen den Sätzen ausgeführt, bis beide Übungen beendet sind.

Plyo-Liegestütze auf einer Hantelscheibe: 20 Reps.

Latdrücken stehend vorn: 12 Reps. Das Gewicht ist moderat, sodass Sie alle Reps mit guter Technik bewältigen können. Ruhen Sie sich 1 Minute aus und wiederholen Sie dann die Runde. Machen Sie das 4 Mal. Bemühen Sie sich, das Gewicht beizubehalten, oder steigern Sie das Gewicht bei jedem Satz ein wenig.

■ **Runde 4:** Dieses Satzpaar wird mit einer kurzen Pause oder ohne Pause zwischen den Sätzen ausgeführt, bis beide Übungen beendet sind.

Butterfly-Gerät: 12 Reps.

Latziehen mit engem Hammergriff: 12 Reps.

Ruhen Sie sich 1 Minute aus und wiederholen Sie dann die Runde. Machen Sie das 4 Mal. Bemühen Sie sich, das Gewicht beizubehalten, oder steigern Sie das Gewicht bei jedem Satz ein wenig.

Freitag: Beine und Trizeps

Workout 1 (am besten frühmorgens mit leerem Magen)

■ 30 bis 45 Minuten Cardio-Training mit niedriger bis mittlerer Intensität (Treppensteigen, Laufband, Rudergerät, Joggen im Freien usw.). Behalten Sie ein gleichmäßiges Tempo bei. Der Puls sollte 120–130 Schläge pro Minute betragen.

Workout 2 (zu einer anderen Zeit am selben Tag)

■ **Dynamisches Aufwärmen**

■ **Bauchmuskeltraining:** siehe Seite 150.

■ **Runde 1:** Dieser Riesensatz wird mit kurzen Pausen oder ohne Pausen zwischen den Sätzen ausgeführt, bis alle vier Übungen beendet sind.
Kurzhantel-Bankaufsteiger: 10 Reps je Bein.
Plyo-Aufsteiger mit Sprung: 10 Reps je Bein.
Eigengewicht-Aufsteiger: 10 Reps je Bein.
Eigengewicht-Stirndrücken: 15 Reps.
Ruhen Sie sich 1 Minute aus und wiederholen Sie dann die Runde. Machen Sie das 4 Mal. Bemühen Sie sich, das Gewicht beizubehalten, oder steigern Sie das Gewicht bei jedem Satz ein wenig.

■ **Runde 2:** Dieses Satzpaar wird mit einer kurzen Pause oder ohne Pause zwischen den Sätzen ausgeführt, bis beide Übungen beendet sind.
Beinstrecker: 10 Reps. Verringern Sie das Gewicht für 10 Reps, dann noch einmal für weitere 10 Reps.
Trizepsdrücken mit gerader Stange: 10 Reps. Verringern Sie das Gewicht für 10 Reps, dann noch einmal für weitere 10 Reps.
Ruhen Sie sich 1 Minute aus und wiederholen Sie dann die Runde. Machen Sie das 4 Mal. Bemühen Sie sich, das Gewicht beizubehalten, oder steigern Sie das Gewicht bei jedem Satz ein wenig.

■ **Runde 3:** Dieses Satzpaar wird mit einer kurzen Pause oder ohne Pause zwischen den Sätzen ausgeführt, bis beide Übungen beendet sind.
Froschhüpfer: 30 Reps.
Einarmiges Trizepsdrücken am Kabel: 10 Reps je Arm. Verringern Sie das Gewicht für 10 Reps je Arm, dann noch einmal für weitere 10 Reps je Arm.
Ruhen Sie sich 1 Minute aus und wiederholen Sie dann die Runde. Machen Sie das 4 Mal. Bemühen Sie sich, das Gewicht beizubehalten, oder steigern Sie das Gewicht bei jedem Satz ein wenig.

■ **Runde 4:** Dieses Satzpaar wird mit einer kurzen Pause oder ohne Pause zwischen den Sätzen ausgeführt, bis beide Übungen beendet sind.
Sprünge über die Bank: 20 Reps.
Einarmiges Trizepsdrücken liegend mit Kurzhantel quer zur Brust: 12 Reps je Arm.
Ruhen Sie sich 1 Minute aus und wiederholen Sie dann die Runde. Machen Sie das 4 Mal. Bemühen Sie sich, das Gewicht beizubehalten, oder steigern Sie das Gewicht bei jedem Satz ein wenig.

Samstag: Deltamuskeln und Bizeps

Workout 1 (am besten frühmorgens mit leerem Magen)

■ 30 bis 45 Minuten Cardio-Training mit niedriger bis mittlerer Intensität (Treppensteigen, Laufband, Rudergerät, Joggen im Freien usw.). Behalten Sie ein gleichmäßiges Tempo bei. Der Puls sollte 120–130 Schläge pro Minute betragen.

Workout 2 (zu einer anderen Zeit am selben Tag)

■ **Dynamisches Aufwärmen**

■ **Runde 1:** Dieser Dreifachsatz wird mit einer kurzen Pause oder ohne Pause zwischen den Sätzen ausgeführt, bis die drei Übungen beendet sind.
Schulterpresse mit Kurzhanteln sitzend: 12 Reps.
Kurzhantel Seitheben: 12 Reps.
Beidarmige Kurzhantelcurls sitzend: 12 Reps.
Ruhen Sie sich 1 Minute aus und wiederholen Sie dann die Runde. Machen Sie das 4 Mal. Bemühen Sie sich, das Gewicht beizubehalten, oder steigern Sie das Gewicht bei jedem Satz ein wenig.

■ **Runde 2:** Dieses Satzpaar wird mit einer kurzen Pause oder ohne Pause zwischen den Sätzen ausgeführt, bis beide Übungen beendet sind.
Langhantel Frontdrücken stehend: 10 Reps.
Langhantelcurls stehend: 7 Reps. Verringern Sie das Gewicht für 7 Reps, dann noch einmal für weitere 7 Reps.

Ruhen Sie sich 1 Minute aus und wiederholen Sie dann die Runde. Machen Sie das 4 Mal. Bemühen Sie sich, das Gewicht beizubehalten, oder steigern Sie das Gewicht bei jedem Satz ein wenig.

■ **Runde 3:** Dieses Satzpaar wird mit einer kurzen Pause oder ohne Pause zwischen den Sätzen ausgeführt, bis beide Übungen beendet sind.
Kurzhantel Frontheben und Seitheben: 10 Reps.
Curls mit Obergriff: 12 Reps. Das Gewicht ist moderat, sodass Sie alle Reps mit guter Technik bewältigen können.
Ruhen Sie sich 1 Minute aus und wiederholen Sie dann die Runde. Machen Sie das 4 Mal. Bemühen Sie sich, das Gewicht beizubehalten, oder steigern Sie das Gewicht bei jedem Satz ein wenig.

■ **Runde 4:** Dieses Satzpaar wird mit einer kurzen Pause oder ohne Pause zwischen den Sätzen ausgeführt, bis beide Übungen beendet sind.
Kabelzug beidarmig Reverse Flye: 12 Reps.
Kabelcurls mit gerader Stange: 12 Reps.
Ruhen Sie sich 1 Minute aus und wiederholen Sie dann die Runde. Machen Sie das 4 Mal. Bemühen Sie sich, das Gewicht beizubehalten, oder steigern Sie das Gewicht bei jedem Satz ein wenig.

Sonntag: Frei

6. WOCHE: 3-TAGE-SPLIT: 6 Tage Training, 1 Tag frei

1. Brust und Rücken, 2. Beine und Trizeps, 3. Schultern und Bizeps

Die Workouts sind die gleichen wie in der 5. Woche, mit folgenden Ausnahmen:
Alle Ruhephasen werden auf 50 Sekunden verringert. Nach jedem Workout 20 Minuten Cardio-Training (einschließlich der Bauchmuskeltage).

Montag: Brust und Rücken

Workout 1 (am besten frühmorgens mit leerem Magen)

- 45 bis 60 Minuten Cardio-Training mit niedriger bis mittlerer Intensität (Treppensteigen, Laufband, Rudergerät, Joggen im Freien usw.). Behalten Sie ein gleichmäßiges Tempo bei. Der Puls sollte 120–130 Schläge pro Minute betragen.

Workout 2 (zu einer anderen Zeit am selben Tag)

- **Dynamisches Aufwärmen**

- **Bauchmuskeltraining:** siehe Seite 150.

- **Gleicher Workout wie in der 5. Woche, aber Ruhepausen auf 50 Sekunden verringert.**

- **Nach dem Workout:** Beginnen Sie sofort mit 20 Minuten Cardio-Training mit niedriger bis mittlerer Intensität (Treppensteigen, Laufband, Rudergerät, Joggen im Freien usw.). Behalten Sie ein gleichmäßiges Tempo bei. Der Puls sollte 120–130 Schläge pro Minute betragen.

Dienstag: Beine und Trizeps

Workout 1 (am besten frühmorgens mit leerem Magen)

- 45 bis 60 Minuten Cardio-Training mit niedriger bis mittlerer Intensität (Treppensteigen, Laufband, Rudergerät, Joggen im Freien usw.). Behalten Sie ein gleichmäßiges Tempo bei. Der Puls sollte 120–130 Schläge pro Minute betragen.

Workout 2 (zu einer anderen Zeit am selben Tag)

- **Dynamisches Aufwärmen**

- **Gleicher Workout wie in der 5. Woche, aber Ruhepausen auf 50 Sekunden verringert.**

- **Nach dem Workout:** Beginnen Sie sofort mit 20 Minuten Cardio-Training mit niedriger bis mittlerer Intensität (Treppensteigen, Laufband, Rudergerät, Joggen im Freien usw.). Behalten Sie ein gleichmäßiges Tempo bei. Der Puls sollte 120–130 Schläge pro Minute betragen.

Mittwoch: Deltamuskeln und Bizeps

Workout 1 (am besten frühmorgens mit leerem Magen)

- 45 bis 60 Minuten Cardio-Training mit niedriger bis mittlerer Intensität (Treppensteigen, Laufband, Rudergerät, Joggen im Freien usw.). Behalten Sie ein gleichmäßiges Tempo bei. Der Puls sollte 120–130 Schläge pro Minute betragen.

Workout 2 (zu einer anderen Zeit am selben Tag)

- **Dynamisches Aufwärmen**

- **Bauchmuskeltraining:** siehe Seite 150.

- **Gleicher Workout wie in der 5. Woche, aber Ruhepausen auf 50 Sekunden verringert.**

- **Nach dem Workout:** Beginnen Sie sofort mit 20 Minuten Cardio-Training mit niedriger bis mittlerer Intensität (Treppensteigen, Laufband, Rudergerät, Joggen im Freien usw.). Behalten Sie ein gleichmäßiges Tempo bei. Der Puls sollte 120–130 Schläge pro Minute betragen.

Donnerstag: Brust und Rücken

Workout 1 (am besten frühmorgens mit leerem Magen)

- 45 bis 60 Minuten Cardio-Training mit niedriger bis mittlerer Intensität (Treppensteigen, Laufband, Rudergerät, Joggen im Freien usw.). Behalten Sie ein gleichmäßiges Tempo bei. Der Puls sollte 120–130 Schläge pro Minute betragen.

Workout 2 (zu einer anderen Zeit am selben Tag)

- **Dynamisches Aufwärmen**

- **Gleicher Workout wie in der 5. Woche,
aber Ruhepausen auf 50 Sekunden verringert.**

- **Nach dem Workout:** Beginnen Sie sofort mit 20 Minuten Cardio-Training mit niedriger bis mittlerer Intensität (Treppensteigen, Laufband, Rudergerät, Joggen im Freien usw.). Behalten Sie ein gleichmäßiges Tempo bei. Der Puls sollte 120–130 Schläge pro Minute betragen.

Freitag: Beine und Trizeps

Workout 1 (am besten frühmorgens mit leerem Magen)

- 45 bis 60 Minuten Cardio-Training mit niedriger bis mittlerer Intensität (Treppensteigen, Laufband, Rudergerät, Joggen im Freien usw.). Behalten Sie ein gleichmäßiges Tempo bei. Der Puls sollte 120–130 Schläge pro Minute betragen.

Workout 2 (zu einer anderen Zeit am selben Tag)

- **Dynamisches Aufwärmen**

- **Bauchmuskeltraining:** siehe Seite 150.

- **Gleicher Workout wie in der 5. Woche,
aber Ruhepausen auf 50 Sekunden verringert.**

- **Nach dem Workout:** Beginnen Sie sofort mit 20 Minuten Cardio-Training mit niedriger bis mittlerer Intensität (Treppensteigen, Laufband, Rudergerät, Joggen im

Freien usw.). Behalten Sie ein gleichmäßiges Tempo bei. Der Puls sollte 120–130 Schläge pro Minute betragen.

Samstag: Deltamuskeln und Bizeps

Workout 1 (am besten frühmorgens mit leerem Magen)

- 45 bis 60 Minuten Cardio-Training mit niedriger bis mittlerer Intensität (Treppensteigen, Laufband, Rudergerät, Joggen im Freien usw.). Behalten Sie ein gleichmäßiges Tempo bei. Der Puls sollte 120–130 Schläge pro Minute betragen.

Workout 2 (zu einer anderen Zeit am selben Tag)

- **Dynamisches Aufwärmen**

- **Gleicher Workout wie in der 5. Woche, aber Ruhepausen auf 50 Sekunden verringert.**

- **Nach dem Workout:** Beginnen Sie sofort mit 20 Minuten Cardio-Training mit niedriger bis mittlerer Intensität (Treppensteigen, Laufband, Rudergerät, Joggen im Freien usw.). Behalten Sie ein gleichmäßiges Tempo bei. Der Puls sollte 120–130 Schläge pro Minute betragen.

Sonntag: Bonuspunkte

Workout 1 (am besten frühmorgens mit leerem Magen)

- 45 bis 60 Minuten Cardio-Training mit niedriger bis mittlerer Intensität (Treppensteigen, Laufband, Rudergerät, Joggen im Freien usw.). Behalten Sie ein gleichmäßiges Tempo bei. Der Puls sollte 120–130 Schläge pro Minute betragen.

- **Bauchmuskeltraining:** siehe Seite 150.

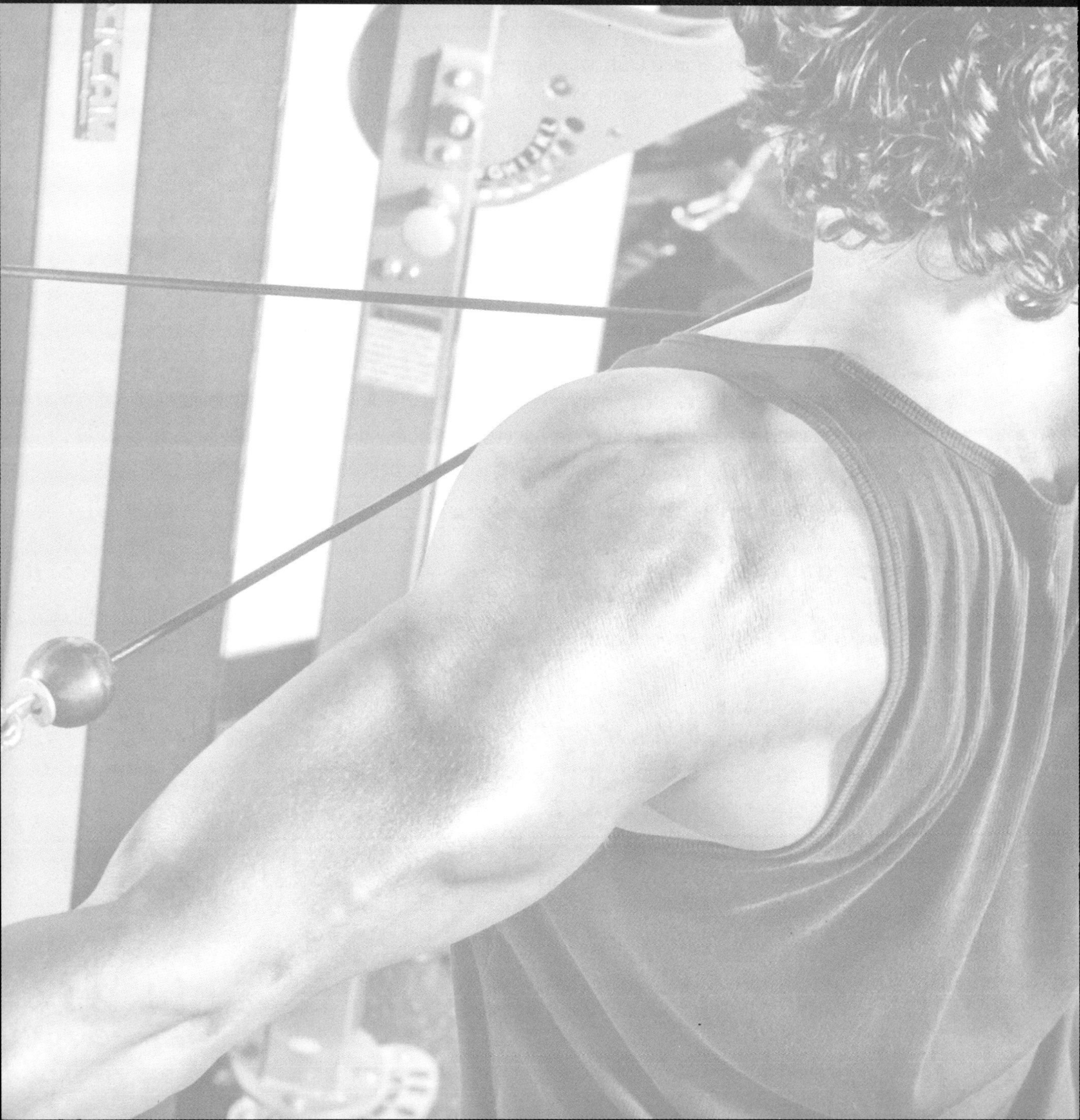

Kapitel 7

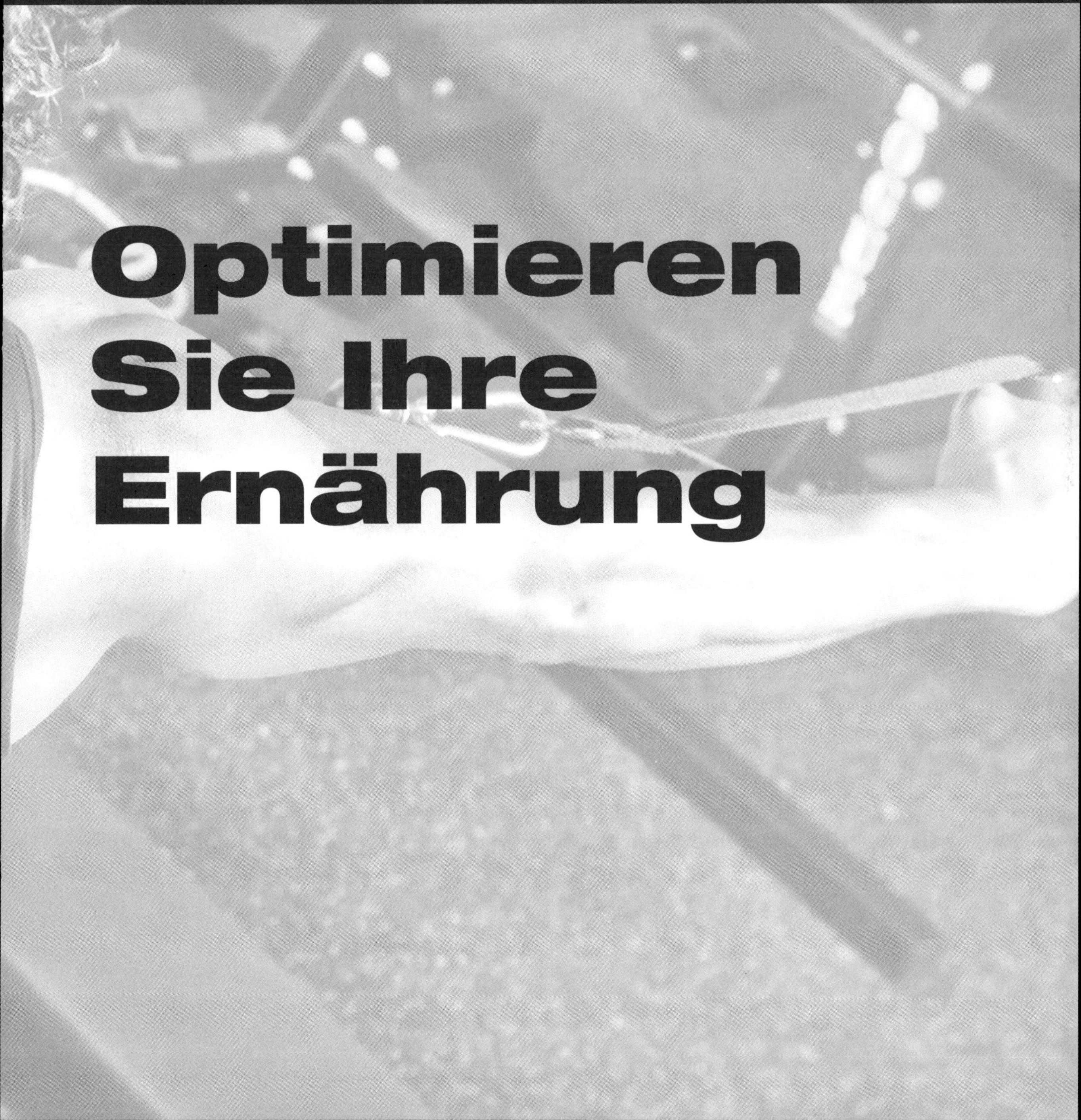

Optimieren Sie Ihre Ernährung

Von allen Aspekten, die mit Fitness zu tun hatten und eine Menge Arbeit erforderten, war die Ernährung für mich zum Glück am einfachsten. Ich weiß, dass ich insofern die Ausnahme von der Regel bin.

Für die meisten Menschen ist die Ernährung die größte Hürde und der häufigste Grund dafür, dass sie nicht aussehen, wie sie aussehen wollen. Die Bedeutung der Ernährung für das Aussehen wird oft unterschätzt. Selbst wenn Sie sich gesund ernähren, essen Sie nicht unbedingt die Nahrungsmittel – oder die richtigen Mengen –, die Sie brauchen, um Ihr Training und Ihr Aussehen zu optimieren. Viele gesunde Nahrungsmittel bringen Sie dem Bild, das Sie gerne im Spiegel sehen würden, nicht näher.

Als Kind hatte ich das unglaubliche Glück, eine Mutter zu haben, die nie ungesundes Essen auf den Tisch brachte. Sie bereitete jede Mahlzeit für meinen Bruder und mich ausschließlich mit Bioprodukten zu. Deshalb bin ich nie eine Naschkatze gewesen. Eine Geschichte, die meine Mutter gerne erzählt, handelt von einem Arztbesuch, als ich drei oder vier Jahre alt war. Nach der Untersuchung bekam ich einen Lutscher geschenkt und war verwirrt – ich wusste nicht, was Süßigkeiten waren. Diese Konditionierung macht es mir jetzt leichter, auf Süßes zu verzichten, was den meisten Menschen offenbar sehr schwerfällt.

Die meisten Menschen essen verarbeitetes Zeug und Zucker, also Produkte, die für den Körper am schlimmsten sind. Mehr noch, die Werbung der Nahrungsmittelindustrie ist derart irreführend, dass es oft nahezu unmöglich ist, zu entscheiden, ob ein Produkt gut oder schlecht ist.

Deshalb ist eine *einfache* Kost am besten. Gute Essgewohnheiten zu erlernen ist im Grunde nicht schwieriger, als irgendetwas anderes im Leben zu erlernen. Wenn man Ihnen zu viele Informationen an den Kopf wirft, kann es schwierig sein, die richtigen Entscheidungen zu treffen und zu essen, was Sie brauchen. Denken Sie an Mathematik. Sind Sie von einfachen Additionen sofort zur Algebra übergegangen? Natürlich nicht. Dennoch: Wie oft sind Additionen alles, was Sie brauchen, um im Alltag eines Erwachsenen zurechtzukommen?

Mit der Ernährung ist es nicht anders. Wir könnten uns hier mit komplizierten Dingen befassen, aber ich will das Spiel revolutionieren, indem ich diesen Aspekt unglaublich einfach darstelle. Meiner Erfahrung nach kommen Sie viel weiter, wenn Sie sich an die Grundlagen halten und auf komplexe Zusammenhänge und Details verzichten.

So wie ich eine Linie in den Sand gezogen habe, als es um Fitness ging, bitte ich Sie nun, mir meine Auffassung von richtiger Ernährung voll und ganz abzukaufen. Das soll nicht heißen, dass dies die einzige Möglichkeit ist, gesund zu essen oder zu sein; das würde ich nie behaupten. Ich erkläre Ihnen, was bei mir funktionierte. Es ist eine bewährte Methode, die Ergebnisse zu erzielen, die Sie haben wollen. Sie hatten einen Grund, dieses Buch zu kaufen. Seien Sie also bereit, Ihre emotionale Bindung ans Essen aufzugeben und es in einem ganz neuen Licht zu sehen.

Was haben wir falsch gemacht?

Die Probleme im Fitnessstudio gehen auf fehlendes Wissen zurück. Das Gleiche gilt für die Ernährung. Die Leute lesen die Zutatenlisten und Nährwertkennzeichnungen nicht und wundern sich dann darüber, dass sie dick werden. Wenn Sie den einfachsten Weg zu einer besseren Ernährung suchen, dann beachten Sie diese Angaben. Alle Informationen sind vorhanden! Sobald Sie wissen, wonach Sie Ausschau halten müssen, haben Sie für falsche Entscheidungen keine Ausreden mehr. Selbst wenn Sie den Unterschied zwischen Eiweiß, Kohlenhydraten und Fett nicht kennen, müssen Sie auf die Zahl der Zutaten achten. Je mehr Worte und Zutaten Ihnen unbekannt sind, desto wahrscheinlicher ist es, dass Sie etwas kaufen, was Sie nicht essen sollten.

Die größten Ernährungsfehler beginnen und enden mit Zucker. Die Leute essen viel zu viel davon und haben keine Ahnung, wie viel Zucker in allem lauert, was wir konsumieren. Sie können sich „perfekt" ernähren und Ihre Mahlzeiten mit Eiweiß, gesunden Fetten und Gemüse vollpacken, aber wenn Sie Zucker in sich hineinstopfen, ist alles umsonst. Es liegt allein an Ihnen, Zucker so weit wie möglich zu meiden. Wenn Sie auf einer Verpackung „Zucker" lesen, dann lassen Sie die Packung liegen und kaufen Sie etwas, was weniger Zucker enthält – auf jeden Fall weniger als zehn Gramm pro Portion. Ich bevorzuge null Gramm. Die einzige Ausnahme ist Obst. Es enthält zwar Fruchtzucker, aber zwei bis drei Portionen am Tag sind erlaubt. Alkohol ist schädlich. Er wird meist abends getrunken und enthält leere Kalorien (oft auch Zucker), wird fast sofort in Fett umgewandelt und kann fast das gesamte Training zunichtemachen, bei dem Sie sich während des Tages abgerackert haben.

Andere Fehler, die Sie wahrscheinlich begehen, sind die Folge raffinierter Werbung. Eiweißriegel gehören beispielsweise zu den schlechtesten Produkten auf dem Markt. Ja, Sie haben richtig gelesen. Die meisten Eiweißriegel sind schlecht. Vielleicht werden sie als „gesundes Produkt" angepriesen, aber bei 95 Prozent von ihnen sieht die Zutatenliste verheerend aus. Oft wäre es besser, einen Schokoriegel zu essen.

Das Gleiche gilt für Eiweißdrinks in Reformhäusern. Gegen sie ist eigentlich nichts einzuwenden. Sie sind gesund, liefern gutes Eiweiß und sind praktisch. Das Problem ist die Herstellung – besonders in den Smoothie-Ketten. Alles ist noch in Ordnung, wenn Eiweiß mit Wasser und vielleicht mit etwas echtem Obst gemischt wird. Aber von da an stimmt nichts mehr. Die Shops geben nämlich drei verschiedene Sirups, drei große Portionen Erdnussbutter und etwas Joghurt dazu. Und schon enthält Ihr kleiner Imbiss mehr als 2.000 Kalorien und mehr als 100

Gramm Zucker. Wenn Sie also einen Smoothie trinken möchten, sollten Sie ihn zu Hause zubereiten. Dann ist er viel gesünder und die Zubereitung kostet wirklich wenig Zeit und Mühe.

Sobald Sie über ein paar Informationen verfügen, ist Faulheit der größte Fehler, den Sie machen können. Wenn Sie wissen, dass Sie Zucker meiden sollten, ist es einfacher, die richtigen Entscheidungen zu treffen. Viele Leute klagen, es sei zu teuer, sich gesund zu ernähren. Vielleicht kostet es mehr, aber tiefgefrorene Lebensmittel und der Kauf größerer Mengen Obst, Gemüse und eiweißhaltiger Produkte machen gesunde Ernährung heute leichter als je zuvor. Sie müssen nur Ihre Gewohnheiten ändern – dann sehen Sie, wie einfach es ist. Wenn Sie sich immer noch Sorgen machen, kann ich Sie beruhigen. Wie Sie bald sehen werden, gebe ich Ihnen Regeln an die Hand, die Ihnen genau sagen, was Sie essen sollen und wann Sie es essen sollen. Frustrierende Diäten gehören der Vergangenheit an!

Energie für den Motor

Ich esse, um Muskeln aufzubauen.

Fünf Worte, die ich in den letzten fünf Jahren häufig benutzt habe. Diese Einstellung wird Ihnen helfen, gesunde Ernährung zu verstehen, das Essen nüchterner zu betrachten und bewusster zu essen. Was nicht zu meinem Aufbau beiträgt, ist überflüssig, und es gibt keinen Grund, es zu essen, es sei denn, ich mache eine besondere Ausnahme, um mir selbst eine kleine Freude zu bereiten oder eine meiner wohlverdienten Schummelmahlzeiten einzunehmen.

Denken Sie daran: Ihre Ernährung ist äußerst wichtig, weil sie nicht nur Ihr Aussehen bestimmt, sondern auch Ihren allgemeinen Gesundheitszustand. Das Essen steuert viele Ihrer Grundbedürfnisse und Triebe. Deshalb lautet die große Frage: Welche Lebensqualität strebe ich an?

Bevor wir ins Detail gehen, müssen Sie den Unterschied zwischen guter Ernährung und unrealistischen Diätplänen kennen. Wenn ich einen

Nachtisch essen möchte, dann esse ich einen Nachtisch. Wenn ich Brot essen möchte, dann esse ich es. Mein Plan ist weder unrealistisch noch wird er Sie überfordern. Gleichzeitig ist er eine Selbstverpflichtung. Nachtisch gibt es nicht jeden Tag – ganz und gar nicht. Mit einem vernünftigen Plan bekommen Sie Ihre Ernährung in den Griff. Er ist aber nicht so unflexibel, dass Sie verrückt werden.

Dieser Plan erfordert mentale Stärke, aber er verbietet nicht den Genuss und macht deutlich, wie sehr Sie von Ihrem Essen profitieren können. Im Grunde geht es um den Ertrag einer Investition und dieser liegt allein in Ihren Händen.

Das ist ein wichtiger Punkt. Denken Sie einmal darüber nach: Sie können wahrscheinlich 85 bis 90 Prozent Ihres Lebens nicht selbst bestimmen. Sie steuern nicht das Flugzeug, mit dem Sie fliegen. Sie können verrückte Menschen, miese Autofahrer und vieles andere nicht beeinflussen. Das alles liegt nicht in Ihrer Macht und ist eine potenzielle Gefahr.

Auch Ihr Essen ist potenziell gefährlich. Aber Sie können selbst darüber bestimmen. Sie können minderwertiges Zeug essen, das nur leere Kalorien enthält, aber Sie können auch etwas essen, was Ihren Körper aufbaut. Welchen Weg wollen Sie gehen?

Zahlen Sie nicht das Minimum

Sie wollen wissen, warum Ihre Ernährung eine Katastrophe ist? Der Grund ist Ihre Einstellung. Die meisten Menschen treten auf der Stelle und versuchen, ihre falschen Entscheidungen zu rechtfertigen. Viele Leute essen aus Frust, weil das scheinbar ein weniger schädliches Laster ist als einige andere, denen sie frönen könnten.

Aber Sie müssen sich entscheiden: Was ist wichtiger: das McGriddle-Sandwich und Kartoffelpuffer oder Ihre Lebenshaltung? Wenn Sie ein anderer Mensch werden und mehr erreichen wollen, wie wertvoll ist dann das McGriddle? Wenn Sie erreichen können, dass Sie selbst und

Ihre Mitmenschen Sie mit anderen Augen sehen, wie wichtig sind dann diese zusätzlichen Snacks? Ich verzichte lieber auf einen Nachtisch und mache dafür mehr aus meinem Leben. Denn letztlich gibt es nichts Wichtigeres als das.

Wir suchen oft nach Gründen dafür, langfristige Ziele zugunsten einer kurzlebigen Befriedigung zu verschieben. In der Realität führen kurzfristige Opfer zu langfristigem Glück – und das ist ein Handel, den Sie jedes Mal abschließen sollten. Glauben Sie mir, es lohnt sich.

Sie sind nur eine Stunde am Tag in einem Fitnessstudio und was Sie mit den restlichen 23 Stunden anstellen, ist überaus wichtig. Das ist die beste Methode, sich klarzumachen, warum die Ernährung so bedeutsam ist. Sie ist der größere Teil des Kuchens.

Für mich ist Training ein Bauprojekt. Wenn ich trainiere, baue ich ein Haus und mein Essen ist das Rohmaterial: die Ziegel, die gewährleisten, dass das Haus solide wird. Essen ist ein Job. Ich weiß, dass ich im Studio hart genug arbeite, aber wenn ich nicht für die Ziegel sorge, dauert es länger, das Haus zu bauen. Oder noch schlimmer: Es wird nie gebaut.

Bevor ich diese Einstellung hatte, wollte ich nur irgendwie davonkommen. Ähnlich denken viele Leute, wenn sie ihre Kreditkarten benutzen. Sie bekommen eine Karte, überziehen das Konto bis zum Limit und zahlen dann die monatliche Mindestsumme, um sich die Bank vom Hals zu halten. Diese Leute bleiben immer im Soll – sie zahlen nur, was sie zahlen müssen.

So gehen viele Menschen auch mit ihrem Körper um. Als ich Anfang 20 war, arbeitete ich, um die Schulden auf meiner Kalorien-Kreditkarte abzustottern, die ich jeden Abend neu belastete. Ich aß etwas, was mir nicht guttat, oder ich trank eine Menge Alkohol und dann stand ich am nächsten Morgen spät auf und ging ins Studio, um den Schaden mit Training zu reparieren. Meine Devise lautete „Zahl nur das Minimum" und deshalb kam ich nicht voran.

An einem Wochenende konnte ich zunichtemachen, was ich in Wochen und Monaten aufgebaut hatte. Darum sah ich nie so aus, wie ich wollte. Und darum dauerte es so lange, bis ich Ergebnisse sah. Heute ist alles anders. Ich bin 36 und die Ergebnisse stellen sich leichter und schneller ein als vor zehn Jahren, weil ich heute in den restlichen 23 Stunden viel besser auf mich achte. Das änderte zugleich meine destruktive Einstellung zum Alter. Sie brauchen nicht langsamer zu werden, wenn Sie älter werden, aber Sie müssen sich noch mehr zusammenreißen.

Vereinfachen Sie Ihren Speiseplan

Ich bin gut in Form. Aber das bedeutet nicht, dass es einfach ist, so auszusehen wie ich. Die meisten Leute würden eine der folgenden Aussagen unterschreiben:

Ich kann essen, was ich will, weil ich sehr gute Gene habe.

Ich muss Hunger und Entbehrungen hinnehmen und das nervt mich.

Beide Aussagen sind falsch. Mein Aussehen ist leider nicht „einfach passiert", aber ich verabscheue meine Ernährung nicht und träume nicht von einem anderen Leben oder einem anderen Beruf. Die Idee, dass Sie hungern und dem Magerwahn verfallen sein müssen, ist lächerlich. Ihr Körper braucht Brennstoff, um Muskeln aufzubauen und zu leben.

Ich esse eine Menge, und wenn ich einmal zu wenig esse, fällt das den Menschen auf, die mir nahestehen. Meine Ernährung und mein Trainingsplan sind so konzipiert, dass sie meinen Stoffwechsel in einem bisweilen erschreckenden Maß ankurbeln. Kellner fragen mich oft, ob meine Bestellung für mich oder für den ganzen Tisch bestimmt sei.

Wenn Sie Ihrem Körper den richtigen Brennstoff geben, müssen Sie nichts entbehren. Sie sind weder hungrig noch unglücklich.

Sie müssen nur wissen, was Sie essen sollen und wie Sie essen sollen.

Die folgenden Schritte vereinfachen Ihren Ernährungsplan und erleichtern die Umstellung auf ein neues Essverhalten, das Sie genießen werden.

Schritt 1: Führen Sie ein Ernährungstagebuch

Die allererste Aufgabe, die Ron mir stellte, als ich für „True Blood" zu trainieren begann, lautete: „Ich möchte, dass du eine Woche lang alles aufschreibst, was du isst. Wenn du Kekse isst, schreibst du Kekse auf." Ja, ich meine alles! Präzise und im Detail. Allein dadurch lernen Sie eine Menge über sich selbst: was Sie essen und wie groß Ihre Bereitschaft ist, ehrlich zu sein.

Bei mir läuten die Alarmglocken, wann immer ich beim Essen schummle. Dabei handelt es sich um ein erlerntes Verhalten, das ich meinem Ernährungstagebuch verdanke und das es mir ermöglicht zu entscheiden, ob ich wirklich „schummeln" möchte. Deshalb ist das Ernährungstagebuch sowohl eine Übung in Achtsamkeit als auch eine in Ehrlichkeit und Verantwortlichkeit. Sie werden darauf achten, was Sie essen und wie viel Sie essen, und das hilft Ihnen, sich künftig selbst zu steuern und Änderungen zu bewirken. Die meisten Menschen schreiben nicht alles auf. Tun Sie das nicht. Das ist so, als würden Sie Ihrem Arzt nur die Hälfte Ihrer Symptome berichten. Sie bekommen nie eine richtige Diagnose, wenn Sie nicht ehrlich sind.

Schritt 2: Essen Sie nur, was Sie brauchen

Meine heutige Ernährungsweise erlernte ich zum größten Teil in der Highschool, als ich anfing, mit Dr. Mooney zu arbeiten. Er riet mir als Erster, häufig und strategisch zu essen. Sein Plan sah so aus: Ich kochte Huhn und Gemüse in großen Mengen für die Woche, verpackte die Portionen in wiederverschließbare Plastikbeutel und verstaute diese in der Kühltruhe. Jeden Morgen holte ich einen Beutel heraus und nahm ihn mit.

Immer, wenn ich hungrig wurde, öffnete ich den Beutel und aß etwas Hühnerbrust und Gemüse. Sobald ich satt war, steckte ich den Beutel zurück in die Tasche. Das bewirkte zweierlei: Ich lernte, häufig zu essen, und – wichtiger noch – ich fand heraus, an welchem Punkt ich satt war. Essen Sie nur so lange, bis Sie satt sind, und hören Sie dann auf. Das müssen Sie regelrecht trainieren, damit Ihr Körper lernt, keine zusätzlichen Vorräte anzulegen. Die meisten Leute essen, bis sie voll sind. Sie wissen gar nicht, wie man Hunger erkennt. Das führt zu Völlerei und unnötigem Heißhunger.

Mooneys Methode war ideal für mich. Ich aß gute Nahrung mit hochwertigen Nährstoffen und reichlich „Ziegeln“ für den Muskelaufbau. Es ist nicht gerade einfach, mit einer Diät aus Huhn und Gemüse dick zu werden, wenn man obendrein hart trainiert. Sie fühlen sich erstaunlich gut, gesund und energiegeladen. Ihr Körper bekommt Eiweiß, Ballaststoffe und Mikronährstoffe, also genau das, was er braucht, um zu wachsen. Stellen Sie sich eiweißreiche Nahrungsmittel als Zeitungspapier vor, das ins Feuer geworfen wird. Es verbrennt schnell. Darum müssen Sie ständig für Nachschub sorgen.

Das heißt nicht, dass Sie Beutel mit Essen für die ganze Woche füllen müssen, wie ich es getan habe. Aber es zeigt Ihnen, wie weit Sie gehen können. Ich behaupte auch nicht, dass viele über den Tag verteilte Mahlzeiten die einzige brauchbare Methode sind. Doch nachdem ich mehrere Diäten und Methoden probiert hatte, stellte ich fest, dass diese Methode die bei Weitem effektivste und angenehmste für mich ist.

Viele Menschen kennen die Strategie der vielen Mahlzeiten, setzen sie aber falsch um. Essen Sie, bis Sie satt sind, hören Sie auf und essen Sie wieder, wenn Sie erneut hungrig werden. Es geht nicht darum, so viel wie möglich zu essen. Hören Sie stattdessen auf Ihren Körper. Wenn Sie eine bestimmte Menge Essen zubereitet haben und satt sind, ehe alles aufgegessen ist, dann hören Sie auf und essen Sie den Rest später. Essen Sie nicht weiter.

Schritt 3: Eiweiß und noch einmal Eiweiß

Um es einfach auszudrücken: Achten Sie darauf, dass jede Mahlzeit reichlich Eiweiß enthält. Eiweiß ist eine natürliche anabole Substanz, die Ihnen hilft, Muskeln auf- und Fett abzubauen. Außerdem macht Eiweiß satt. Meine Mahlzeiten enthalten in der Regel mehr Eiweiß, als mein Körper vollständig verarbeiten kann, einfach deshalb, weil mich das davon abhält, minderwertiges Zeug nachzuschieben. Wenn Sie Ihre Ernährung umstellen, wollen Sie auf unnötige Kalorien verzichten, die sie Ihren Zielen nicht näher bringen. Süßigkeiten sind tabu. Brot,

Mayonnaise und Alkohol ebenfalls. Wenn Sie immer noch hungrig sind, besteht jedoch die Gefahr, dass Sie zu diesem Müll greifen und Ihre Fortschritte zunichtemachen. Darum ist Eiweiß so wichtig. Wenn Sie keinen Hunger haben, brauchen Sie keine Extraportionen. So einfach ist das.

Im Allgemeinen ist meine Ernährung ziemlich gesund. Trotzdem weiß ich, was es heißt, Gelüste zu haben und nicht satt zu sein. Wenn Sie nicht hungrig sind, ist die Gefahr viel geringer, dass Sie zu einer Imbissbude rennen und sich vollstopfen. Eiweiß ist eine der einfachsten Methoden, diesen Dämon abzuwehren.

Schritt 4: Essen Sie Gemüse und Fett

Eiweiß wird ein wichtiger Bestandteil Ihrer Kost sein. Die anderen Bestandteile, die es Ihrem Körper ermöglichen werden, sich zu verwandeln, sind Gemüse und Fett. Dass ich Gemüse empfehle, wird Sie kaum überraschen. Es ist Ihre wichtigste Kohlenhydratquelle und versorgt Sie mit den Nährstoffen, die Sie brauchen, um gesund und schlank zu bleiben, während Sie reichlich Eiweiß essen.

Gesundes Fett ist Ihre Geheimwaffe, weil es unerlässlich für die Testosteronbildung ist. Ich habe nie Steroide, Wachstumshormone oder andere leistungssteigernde Mittel angefasst und dennoch werde ich jedes Jahr muskulöser. Wie? Indem ich so esse und trainiere, dass meine natürliche Hormonproduktion angekurbelt wird. Gesundes Fett, zum Beispiel in dunklem Fleisch und Butter von Tieren, die mit Gras gefüttert wurden, sowie in Olivenöl, Kokosöl, Nüssen, Samenkernen und Avocados, fördert die Testosteronbildung, vor allem in Verbindung mit Krafttraining.

Deshalb esse ich Nahrungsmittel wie Speck und Steak, bereite mein Essen mit Olivenöl und Kokosöl zu und esse andauernd Nüsse wie Mandeln und Paranüsse. Das ist jedoch keine Lizenz zum unbegrenzten Konsum von Fett (darum esse ich beispielsweise nur das Weiße vom Ei zur Wurst). Sie sollen vielmehr gesunde, moderate Mengen zu sich nehmen.

Fette, die Sie meiden müssen, sind unter anderem Pflanzenöle, Sojaöl sowie Mayonnaise und Dressings, die sie enthalten.

Ein Beispiel für Ihren Speiseplan

Im Gegensatz zu vielen Diätplänen möchte ich nicht, dass Sie Kalorien zählen. Warum? Weil das frustrierend und langweilig ist und ich nicht will, dass Sie im Restaurant erst lange herumrechnen müssen. Stattdessen schlage ich Ihnen vor, meine Regeln zu befolgen und mein Menübeispiel Ihren Bedürfnissen anzupassen. Denken Sie daran, dass Sie lernen müssen, auf Ihren Körper zu hören. Das bedeutet in der Regel, dass Sie drei große Mahlzeiten am Tag essen und die Lücken mit Eiweißsnacks füllen.

Mahlzeit 1: **Eiweißriegel ohne Zuckerzusatz**

Morgentraining

Mahlzeit 2 (nach dem Training): **Eiweißshake**

Mahlzeit 3 (1 Stunde nach dem Shake):
Eiweißomelett mit Schinken und Käse, dazu Speck oder Wurst, gedünstetes Gemüse als Beilage und eine Tasse Kaffee

Mahlzeit 4: **Hühnerbrust und Gemüse**

Mahlzeit 5: **Steak und Gemüse**

Mahlzeit 6 (vor dem Schlafengehen): **Eiweißshake**

Darf ich schummeln?

Wie ich bereits erwähnt habe, soll diese Ernährung strikt, aber flexibel sein. Das mag widersprüchlich klingen, aber es ist durchaus vernünftig. Um schlank und muskulös auszusehen, müssen Sie sich gut ernähren, beharrlich bleiben und keine Ausreden zulassen. Aber wenn ein Plan nicht flexibel ist, halten Sie ihn wahrscheinlich nicht lange durch. Und da Beharrlichkeit das Fundament des Erfolges ist, brauchen Sie einen Plan, den

Sie der Situation anpassen können. Wenn Sie die restlichen Tage bei jeder Mahlzeit den Kurs halten, haben Sie genügend Spielraum, um jede Woche einmal eine Mahlzeit ohne Einschränkungen zu genießen.

Für diese Art der Diät gibt es viele Gründe und sie haben meist etwas mit der mentalen Seite einer solchen Ernährungsweise zu tun. Manchmal werden Sie sich im Vergleich zu anderen Leuten wie ein Außerirdischer vorkommen, wenn Sie sich an Ihren Essensplan halten. Und Sie werden feststellen, dass Sie immer wieder das Gleiche essen. Zum Glück sind das Nahrungsmittel, die Ihnen schmecken und die sehr sättigend sind – dennoch kann jeder Ernährungsplan langweilig werden. Darum ist es schön, sich ab und zu wie ein normaler Mensch zu fühlen und eine Frikadelle mit Brötchen zu essen oder einfach etwas zu probieren, was Sie eine Zeit lang nicht gegessen haben.

Mehr noch. Diese Schummelmahlzeiten sind eine Art Belohnung. Wenn Sie hart trainieren, verdienen Sie Dinge, die sich gut anfühlen und Sie an Ihre Hingabe erinnern. Als Faustregel schlage ich vor, dass Sie einen Tag und eine Tageszeit für Ihre Schummelmahlzeit festlegen, zum Beispiel jeden Samstagabend, und sich daran halten. Das habe ich von meinem Trainer Ron gelernt, der übrigens der konsequenteste Mensch ist, den ich je getroffen habe, was die Ernährung anbelangt. Wenn Sie jedoch noch flexibler und variabler sind und zum Beispiel festlegen, dass Sie schummeln dürfen, wann immer Ihnen danach ist, öffnen Sie dem ständigen Schummeln Tür und Tor, und genau das wollen Sie vermeiden. Ich rate Ihnen, Emotionen vom Essen zu trennen. Disziplin verhindert Ausrutscher, sodass Sie die Schummelmahlzeiten umso mehr genießen können.

Es kommt noch besser. Wenn Sie sich an diesen Plan halten, spüren Sie kein Verlangen mehr nach ungesundem Essen. Wenn Sie jedoch Ihrem Körper versichern, dass Schummeln jederzeit möglich ist, erlauben Sie ihm, jederzeit Appetit auf ungesundes Essen zu haben. Nur wenn Sie einen klaren Plan haben, lernt Ihr Körper mit der Zeit, dass er sich nur zu bestimmten Zeiten austoben darf, so wie ein trainierter Hund weiß, wann er wahrscheinlich sein Futter bekommt. Dieser psychologische Prozess kommt Ihrem Körper entgegen und kann Ihnen sogar helfen, Begierden abzuschalten, bis Ihr Schummeltag kommt.

Optimieren Sie Ihre Ernährung

Joe Manganiellos Einkaufsliste

Steak

Hühnerbrust ohne Knochen und Haut

Schweinefilet

Speck

Schinken

Eiklar

Eier

Mandeln

Pistazien

Cashewnüsse

Erdnussbutter

Cheddar-Käse

Ziegenkäse

Isopure

Molkedrinks (40 g) oder Proteindrinks ohne Zucker

Bio-Salatmischung

Gemischtes Gemüse

Spinat

Möhren

Sellerie

Sonnengetrocknete Tomaten

Gemüsepaprika in allen Farben

Gurke

Frühlingszwiebeln

Süßkartoffeln

Jamswurzeln

Erdbeeren

Heidelbeeren

Äpfel

Eiweißriegel ohne Zucker

Energieriegel ohne Zucker

Götterspeise ohne Zucker

Pudding ohne Zucker

Gerösteter grüner und gelber Kürbis

Dressing mit Kirsche, Feige und Balsamessig

Laban

Haferflocken

Molkeproteinriegel (40 g) mit wenig Zucker

Eiscreme mit wenig Kalorien und höchstens 5 g Zucker pro Portion

Joghurt ohne Zucker

Die beste aller Schummelmahlzeiten

Wenn ich schummle, dann heißt es sozusagen *Mann gegen Essen*. Im Idealfall gehe ich in ein Lokal, das die traditionellen Gerichte der schwarzen Südstaatler anbietet, und esse jedes Mal das Gleiche. So belohne ich mich selbst – nach dem vielen Training habe ich das verdient.

Meine Schummelmahlzeit

Ein halbes Brathähnchen
Zwei Waffeln mit Butter und Sirup
Mac 'n Cheese als Beilage
Grünes Gemüse als Beilage
Pommes Frites als Beilage

Der Übergang zur „Extrem fit"-Ernährung

Als ich anfing, mit Ron zu trainieren, lernte ich auch, meine Ernährung zu verbessern. Zum Beispiel ersetzte ich Grillhähnchen durch fettärmere, im Ofen gebratene Hähnchen. Es war schwierig, gewisse Kleinigkeiten aufzugeben – bis ich ein paar Produkte entdeckte, die mir halfen, auf Nahrungsmittel zu verzichten, die ich zwar essen wollte, aber stehen lassen musste.

Das erste Produkt war zuckerfreies Eis am Stiel. Wenn Sie mit Zuckersucht kämpfen, dann kaufen Sie sich ein paar Packungen. In meinem

Brauche ich Ergänzungsmittel?

Ich nehme nur wenige Ergänzungsmittel, weil ich glaube, dass nur wenige von ihnen notwendig sind oder wirken. Die Behauptungen der Anbieter sind zu einem großen Teil reine Werbung und ich will nichts schlucken, was nicht nachweislich eine positive Wirkung hat. Das ist mein Ergänzungsprogramm:

Kreatin: Baut Muskeln auf und fördert die Erholung.
Dosierung: Ich nehme 5 Gramm vor und 5 Gramm nach dem Training.
Manchmal füge ich weitere 5 Gramm hinzu, ehe ich schlafen gehe.
Empfohlene Marke: Kre-Alkalyn.

Molkeneiweiß: Hilft Muskeln aufzubauen und trägt dazu bei, dass Sie genügend Eiweiß zu sich nehmen.
Dosierung: Ich nehme Eiweiß nach meinen Workouts und während des Tages als Zwischenmahlzeit. Empfohlene Marke: Isopure.

Glutamin: Gut für das Immunsystem und die Erholung.
Dosierung: Ich nehme etwa 10 Gramm nach einem Workout und vor dem Schlafengehen.

Ein Ergänzungsmittel, das Stickoxid freisetzt:
Hilft mir bei der Erholung und vor einem Workout.
Dosierung: 1 Portion vor einem Workout und 1 später am Tag.
Empfohlene Marke: Nitrix.

Koffein: Manche halten es vielleicht nicht für ein Ergänzungsmittel, aber es kann durchaus eines sein. Es ist wohl das beste leistungsfördernde Mittel, das die Wissenschaft kennt.
Dosierung: Ein paar Tassen Kaffee vor dem Gewicht- oder Cardio-Training.

ersten Jahr bei „True Blood“ wog ich zunächst „wabbelige“ 108 Kilo, wie Jonathan, ein befreundeter Trainer, es scherzhaft ausdrückte, und wollte abspecken. Anfangs sehnte ich mich nach Zucker, obwohl ich nie wirklich zuckersüchtig gewesen war. Wenn ich zurückblicke, war es zum größten Teil eine mentale Blockade kombiniert mit all dem harten Training. Ich war verrückt nach Süßigkeiten! Also aß ich abends zuckerfreies Eis am Stiel oder zuckerfreie Götterspeise. Das half mir tatsächlich, meine Gier nach Zucker zu stillen, und schließlich brauchte ich beides nicht mehr.

Sobald Sie angefangen haben, sich auf die neue Ernährungsweise umzustellen, sollten Sie alles tun, was Sie können, um sie leichter beibehalten zu können. Ich habe immer Nahrungsmittel zur Hand, die gesund und gut für mich sind. Zum Beispiel habe ich Beutel mit Pistazien und rohen Mandeln im Auto. Ich trinke eine Menge Proteindrinks, die wie Kool-Aid schmecken und 40 Gramm Molkeneiweiß, aber keinen Zucker enthalten. Davon habe ich immer einen Vorrat zu Hause.

Außerdem bin ich ein Fan der zuckerfreien Peanut Butter Cups der Weight Watchers und der Eiscreme von Arctic Zero. Das hört sich vielleicht seltsam an, aber es könnte genau das sein, was Sie brauchen, um den Übergang leichter zu machen. Bereiten Sie sich vor!

Ernährungsregeln leicht gemacht

Dieses Kapitel ist für alle gedacht, die immer noch glauben, meine Ernährungsweise habe irgendetwas mit Zauberei zu tun. Wenn Sie diese Schnellstart-Tipps befolgen, ist falsche Ernährung fast unmöglich.

Regel 1: Essen Sie immer drei große Mahlzeiten am Tag.

Regel 2: Stillen Sie den Hunger zwischendurch mit kleinen Snacks, die Eiweiß enthalten.

Regel 3: Eiweiß, Eiweiß und noch einmal Eiweiß zu jeder Mahlzeit.

Regel 4: Geben Sie dem Zucker einen Abschiedskuss.

Regel 5: Verzichten Sie auf Alkohol.

Regel 6: Essen Sie verschiedene Ballaststoffe (Nüsse, Obst, Gemüse, Beeren, Hülsenfrüchte).

Regel 7: Gemüse zu jeder Mahlzeit.

Regel 8: Verzichten Sie nicht auf Nahrungsmittel, die gesättigte Fettsäuren enthalten, zum Beispiel auf Fisch, Rindfleisch, Schweinefleisch und Eier.

Regel 9: Trinken Sie den ganzen Tag Wasser, an Trainingstagen sollten es 3 Liter sein.

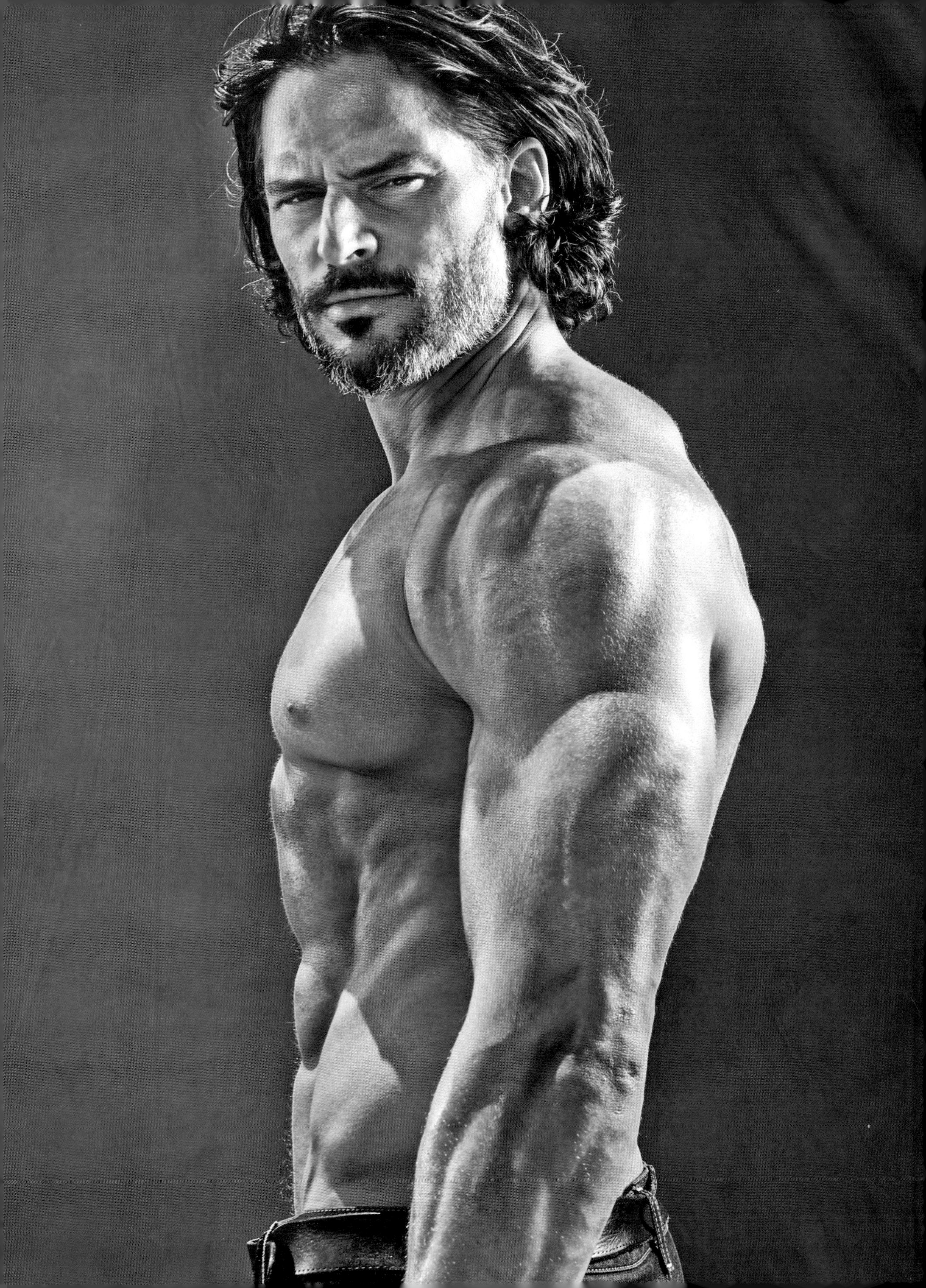

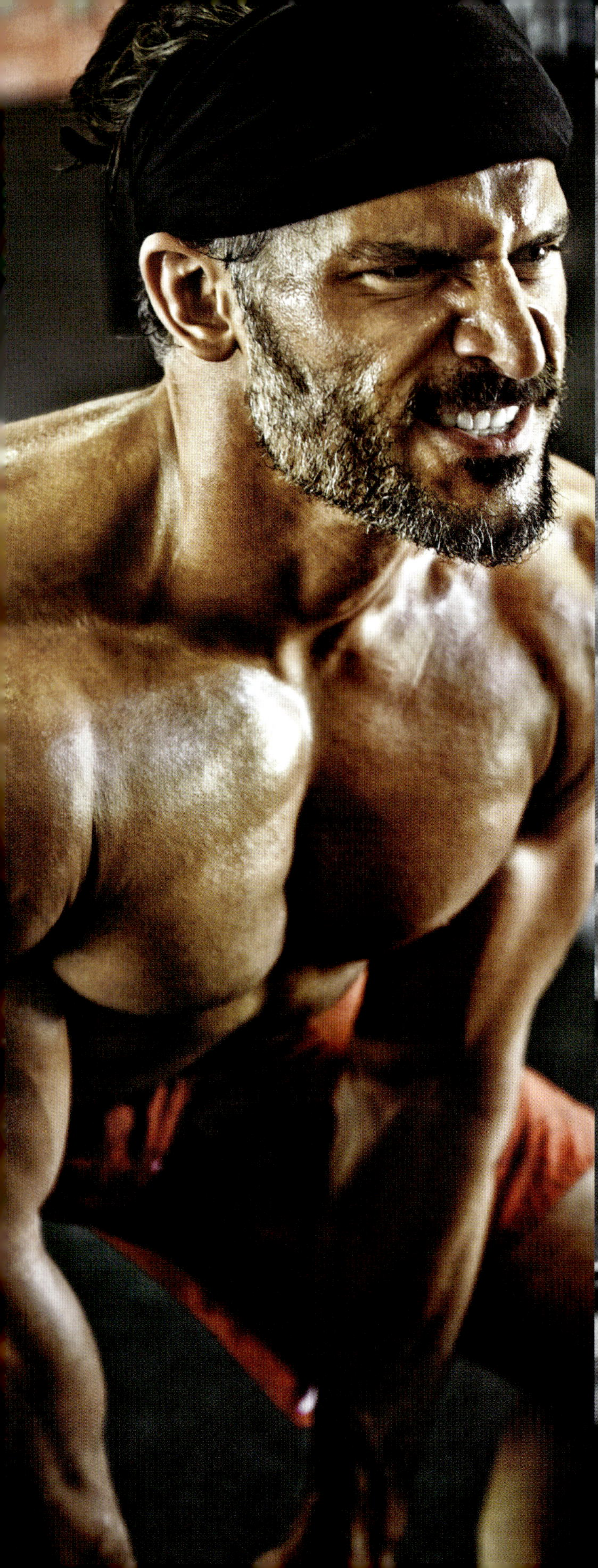
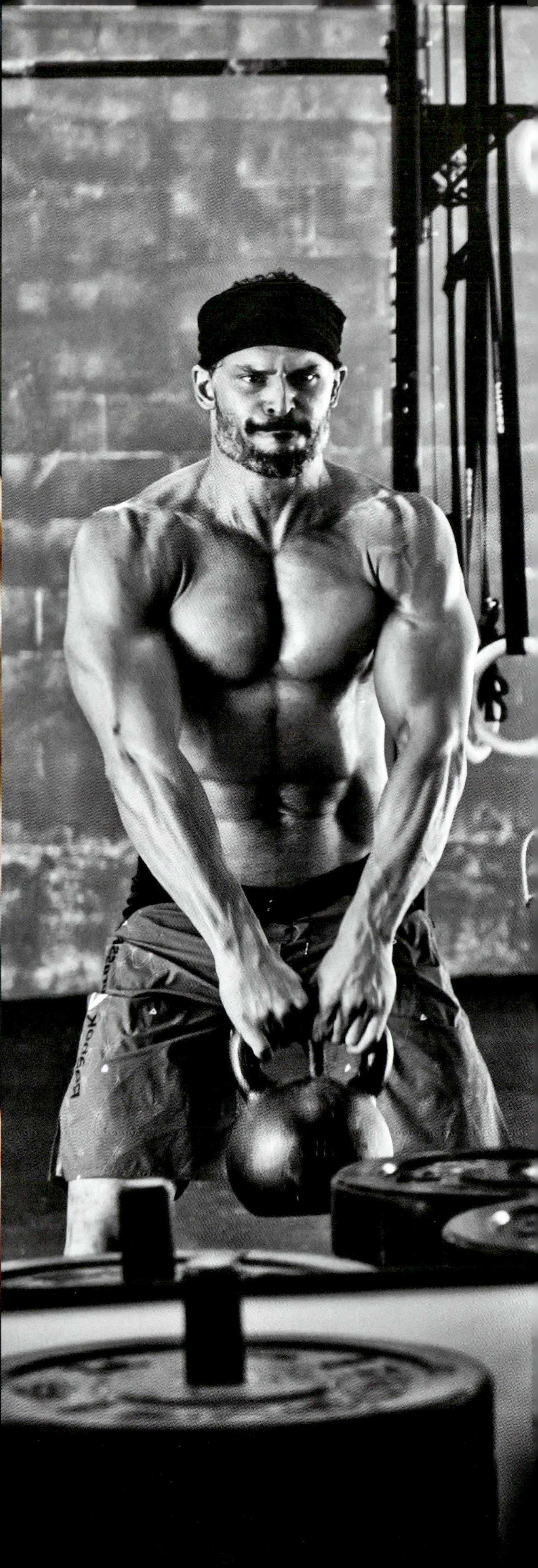

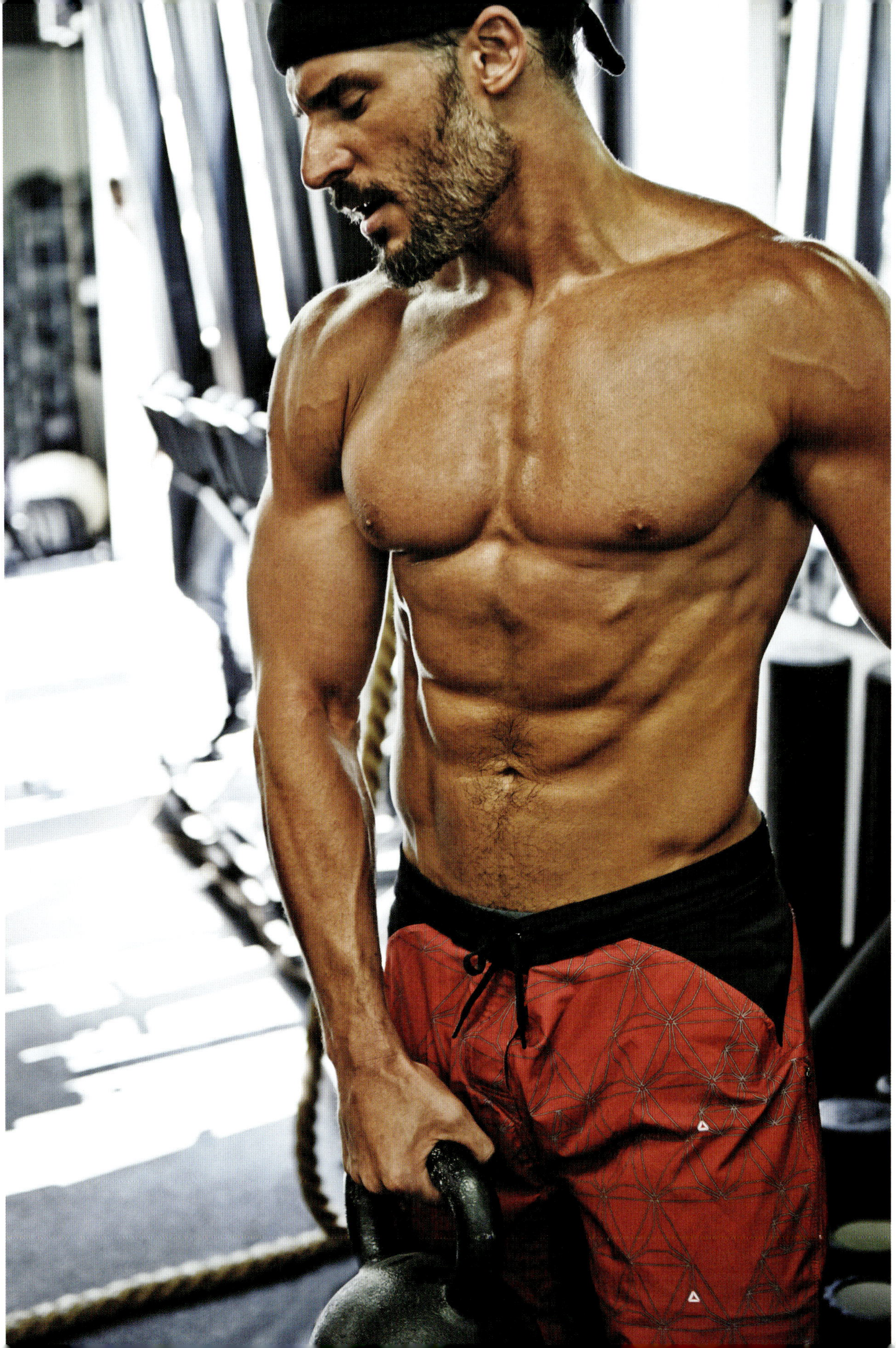

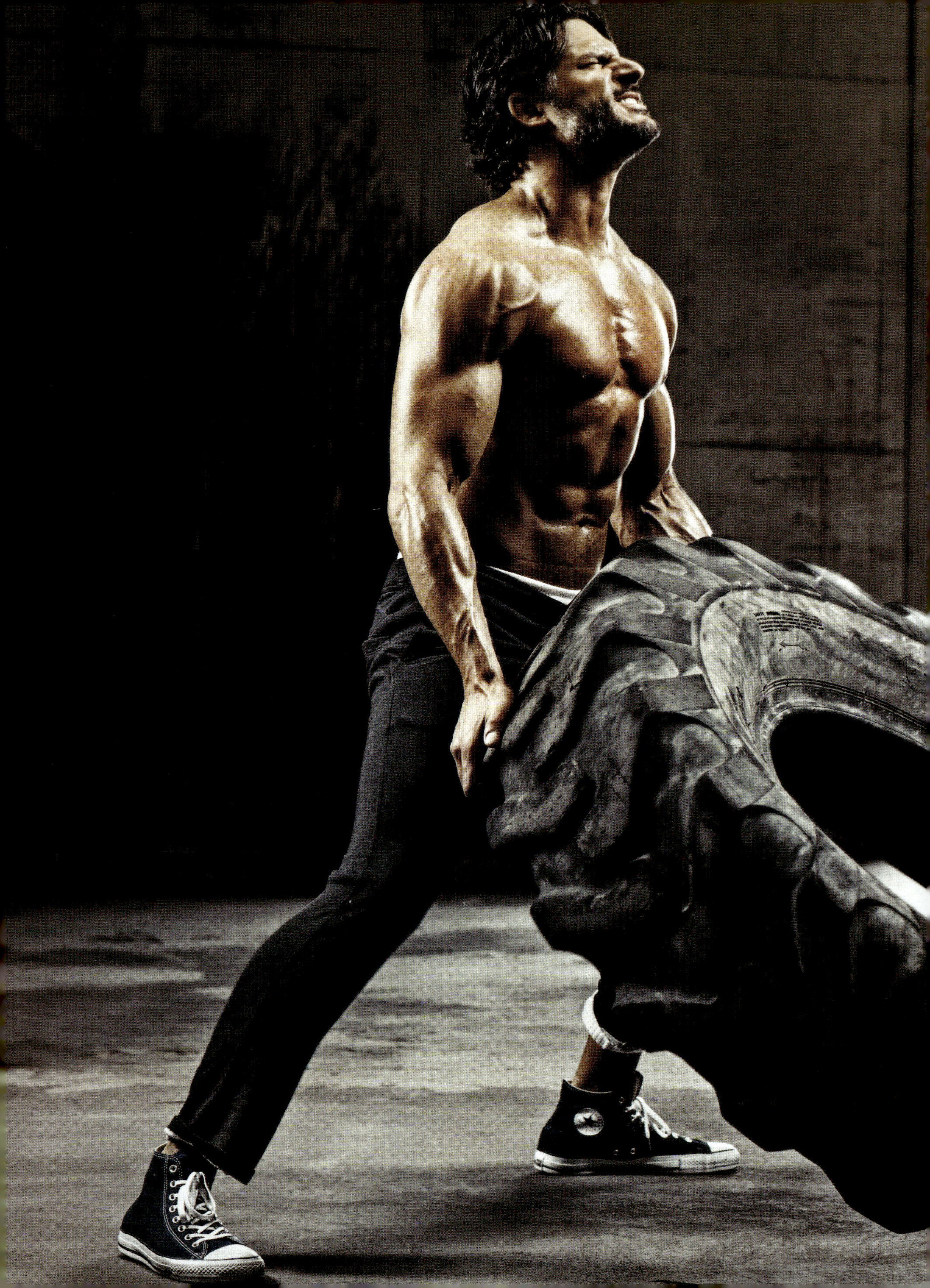

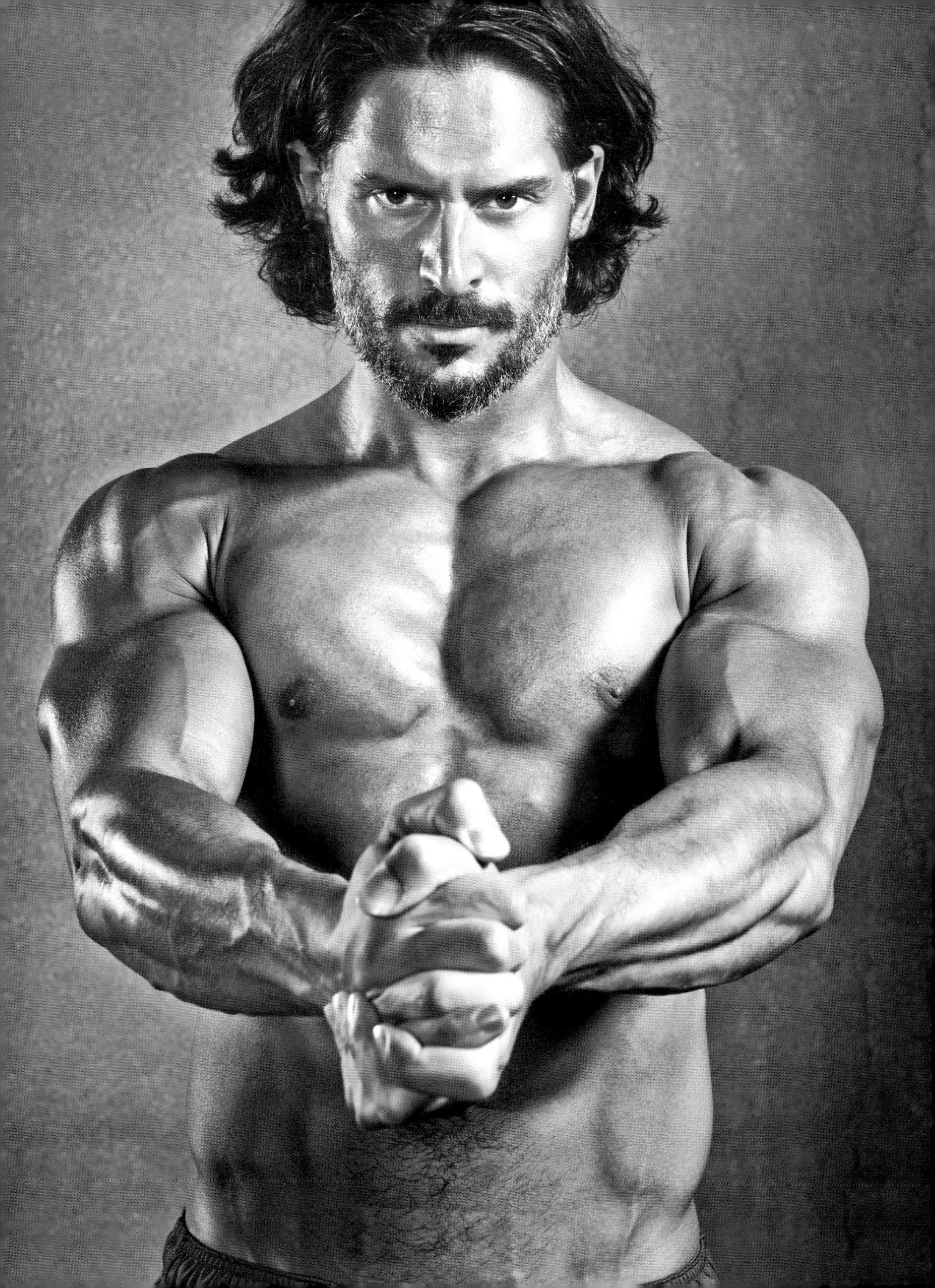

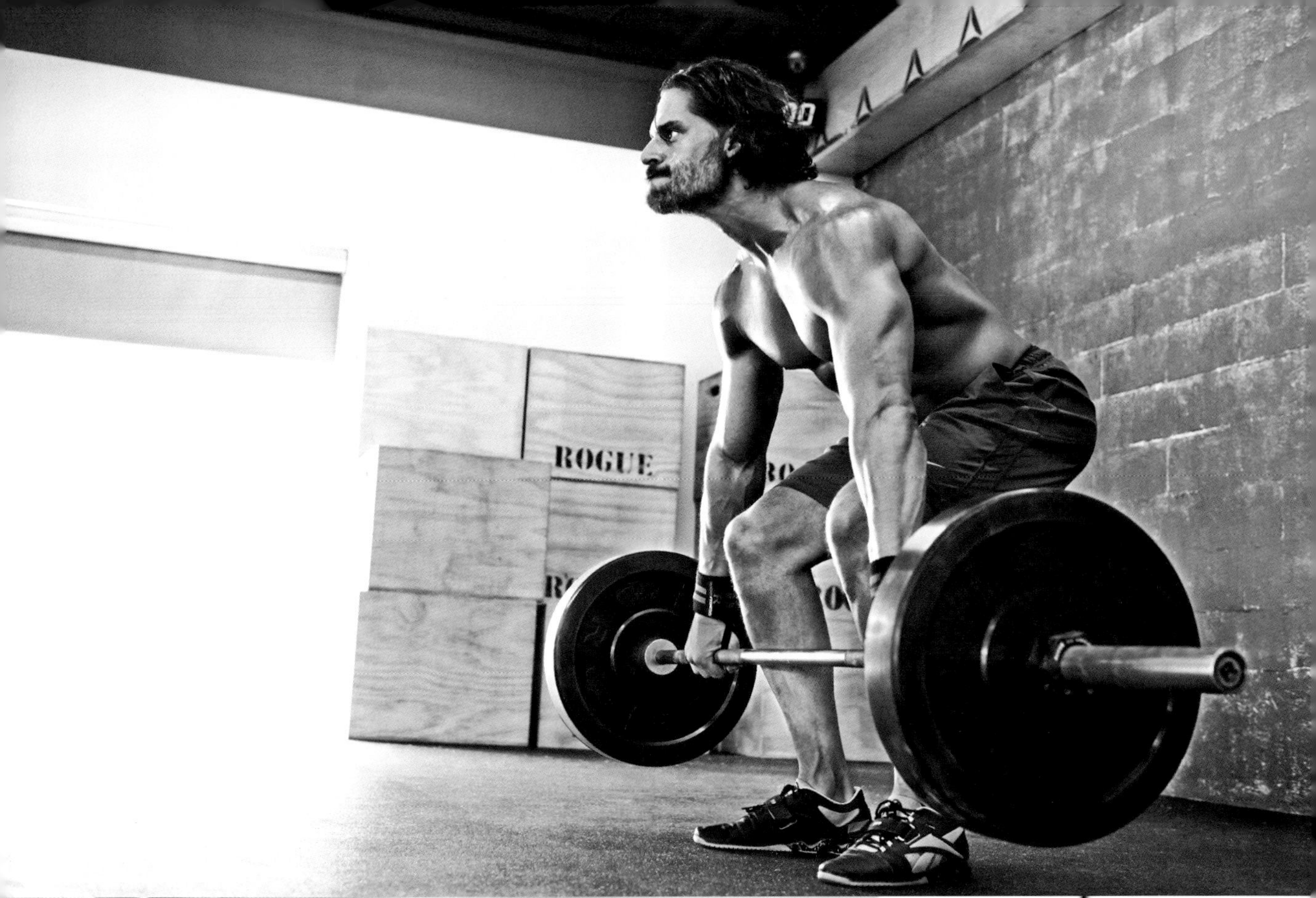
ROGUE

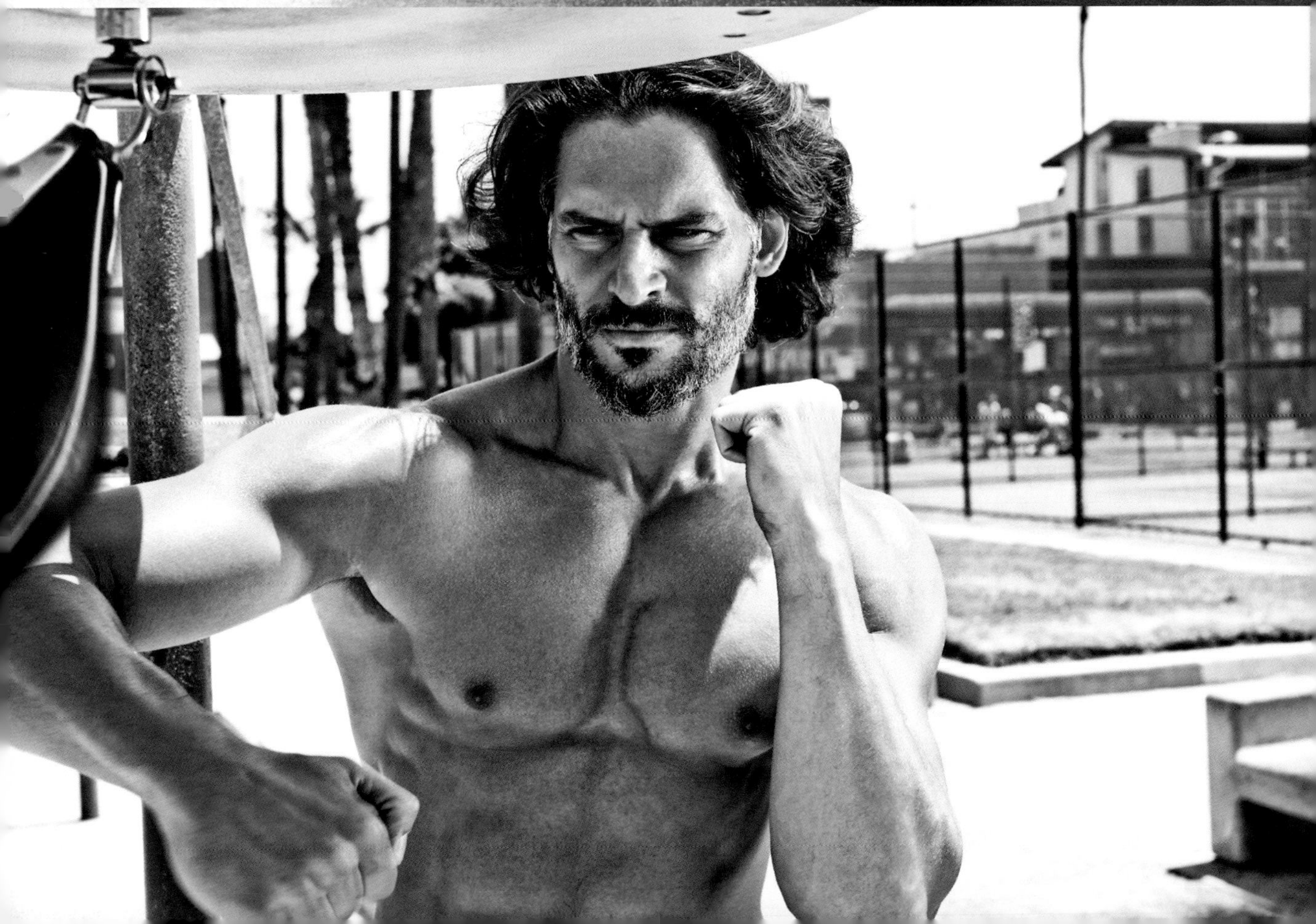

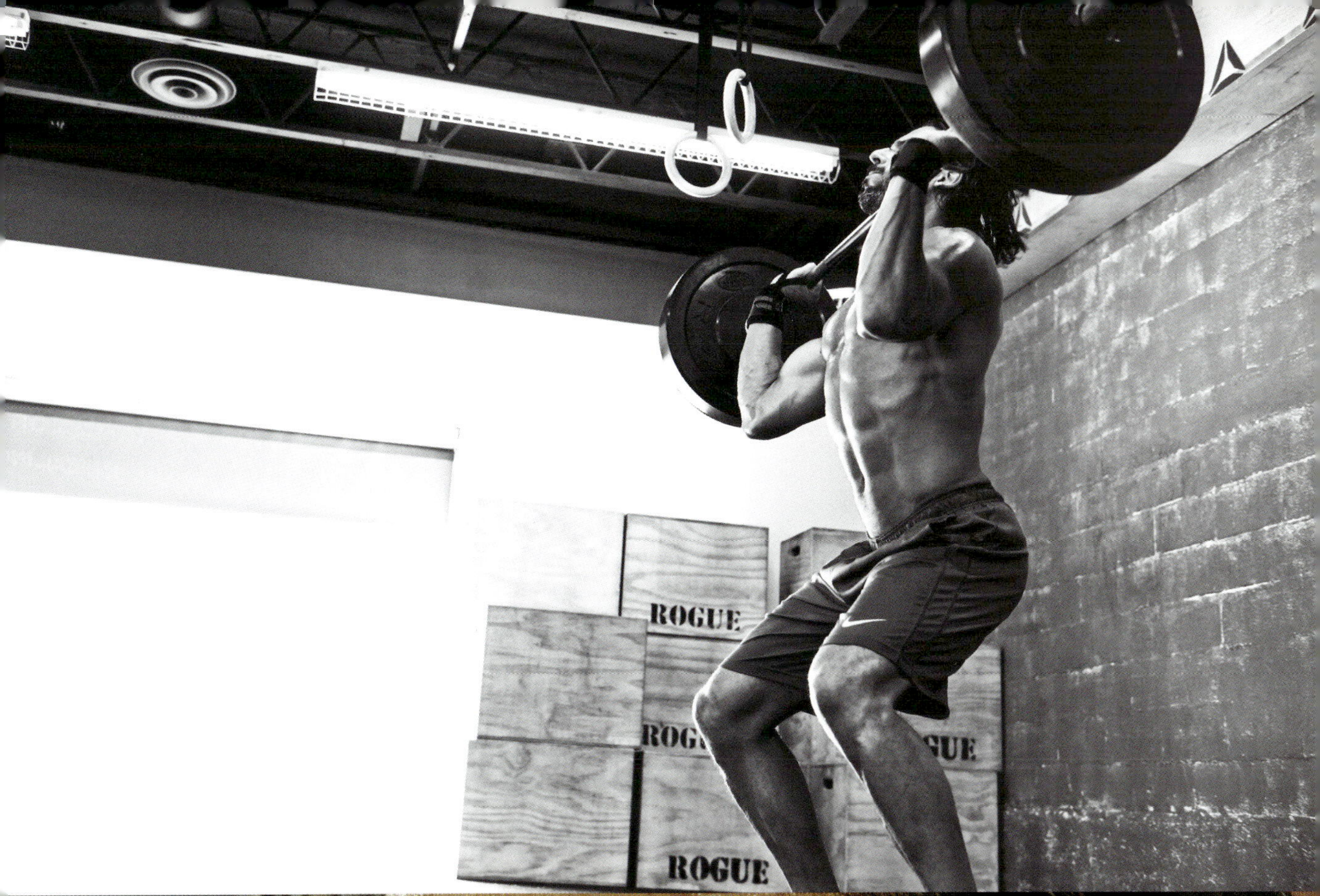
ROGUE
ROGUE

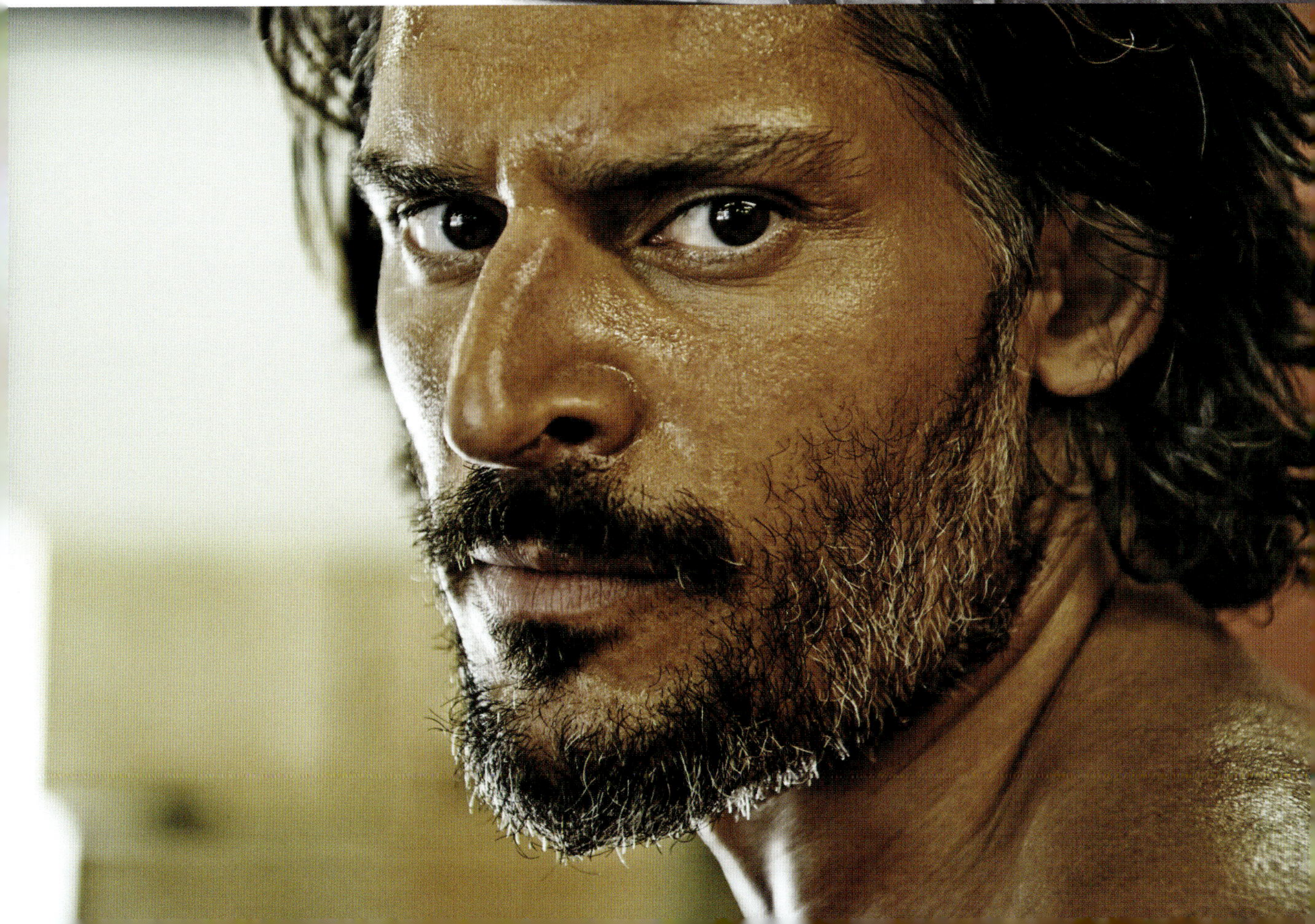

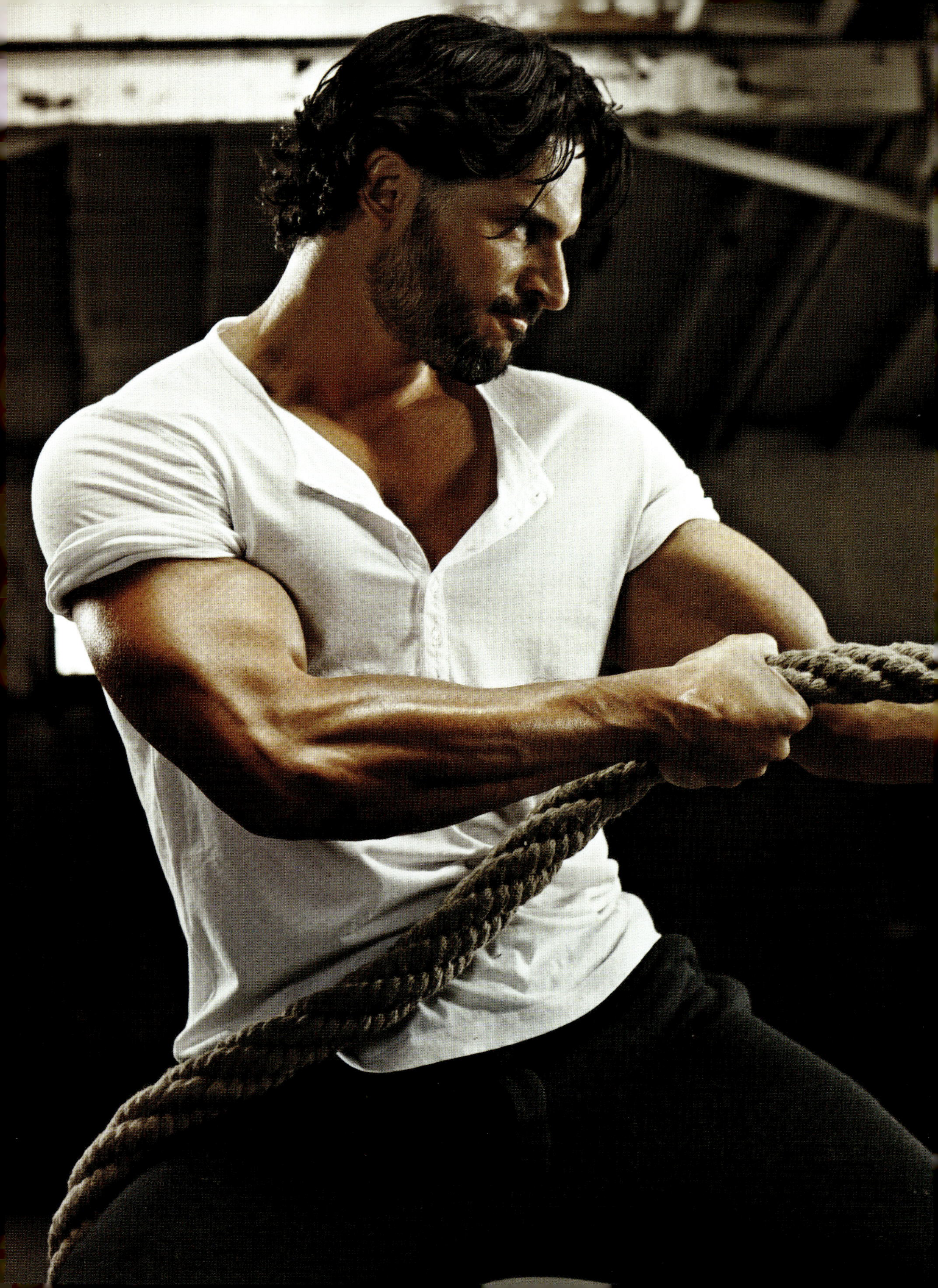

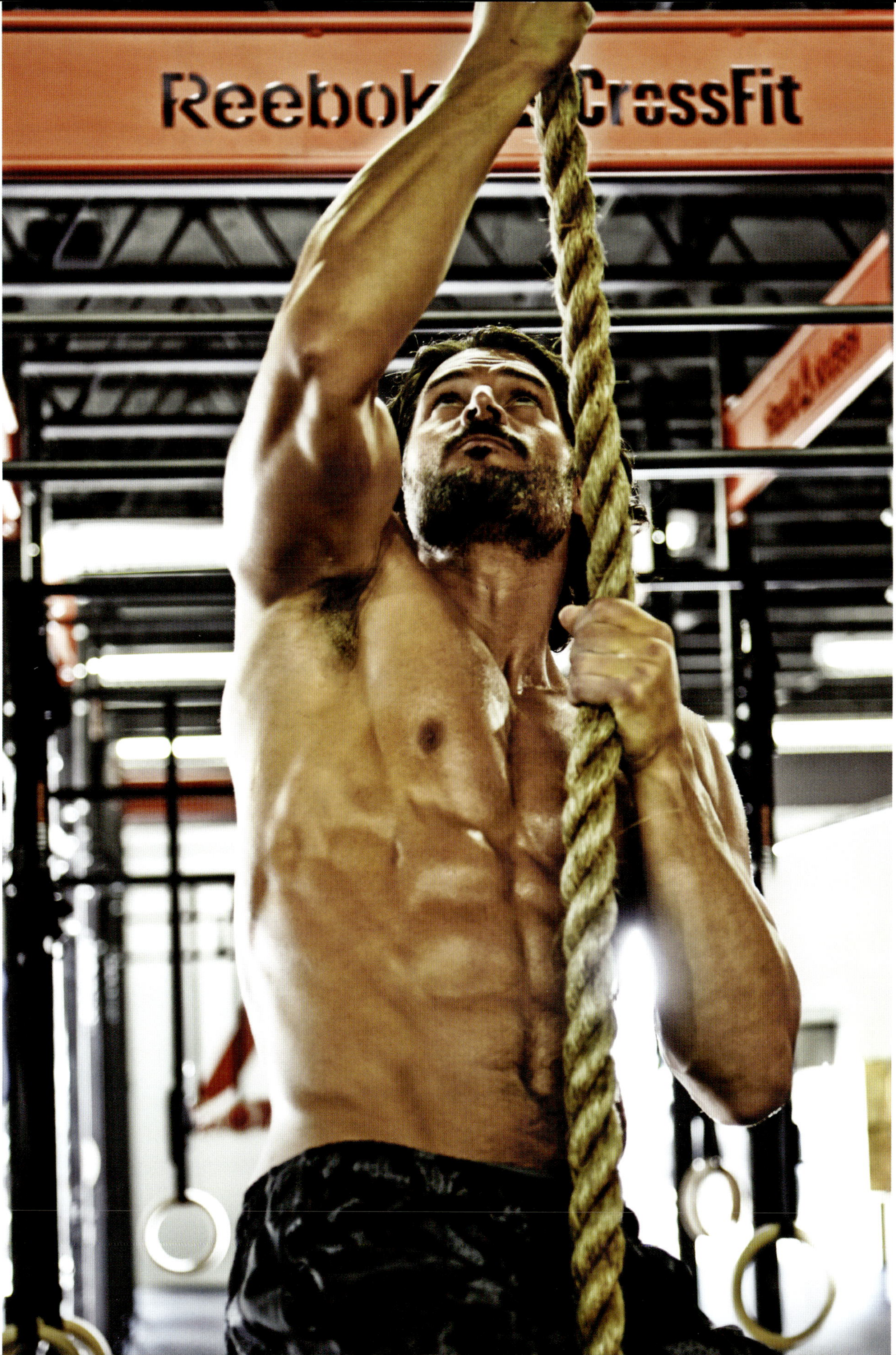
CrossFit

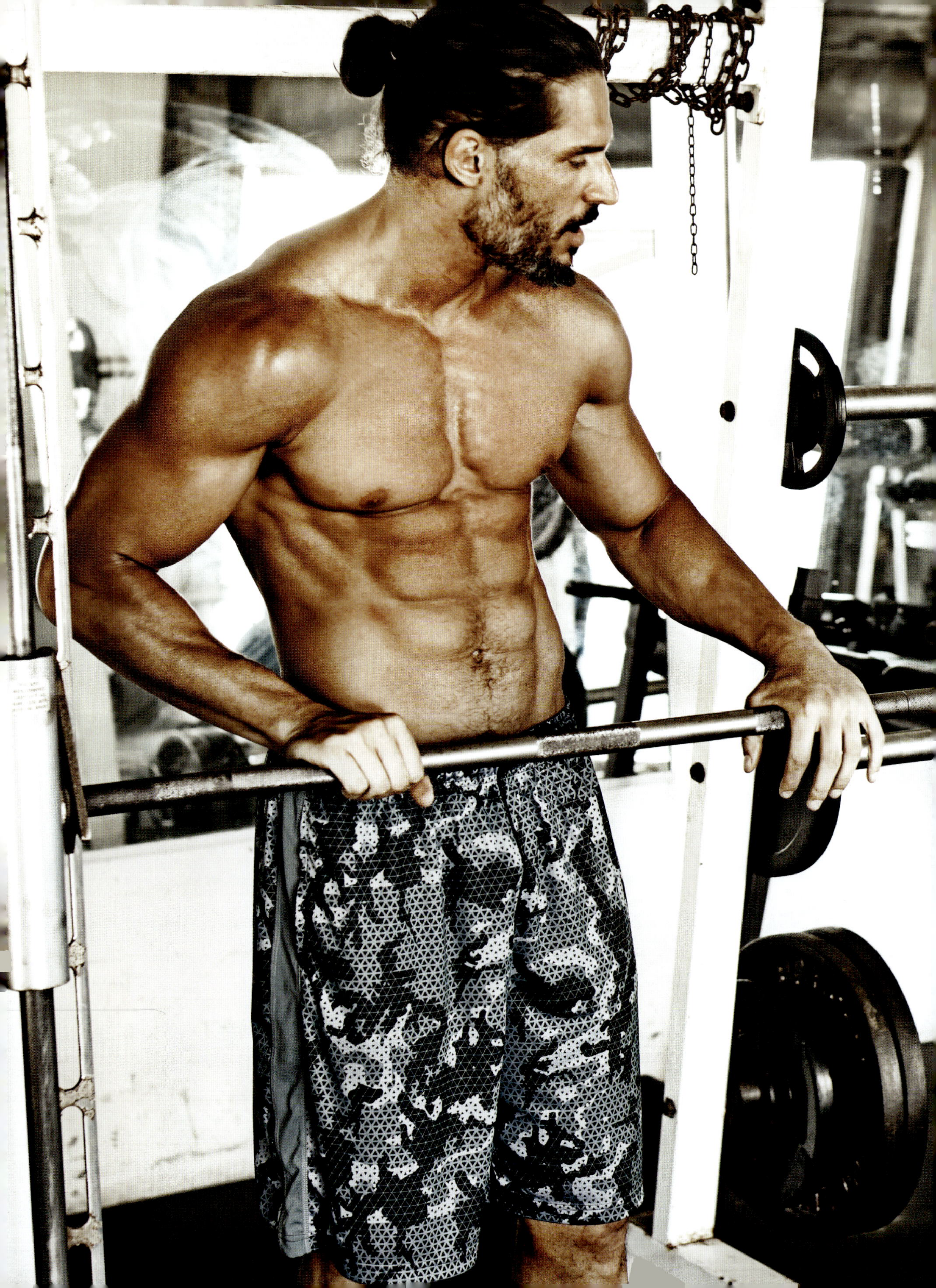

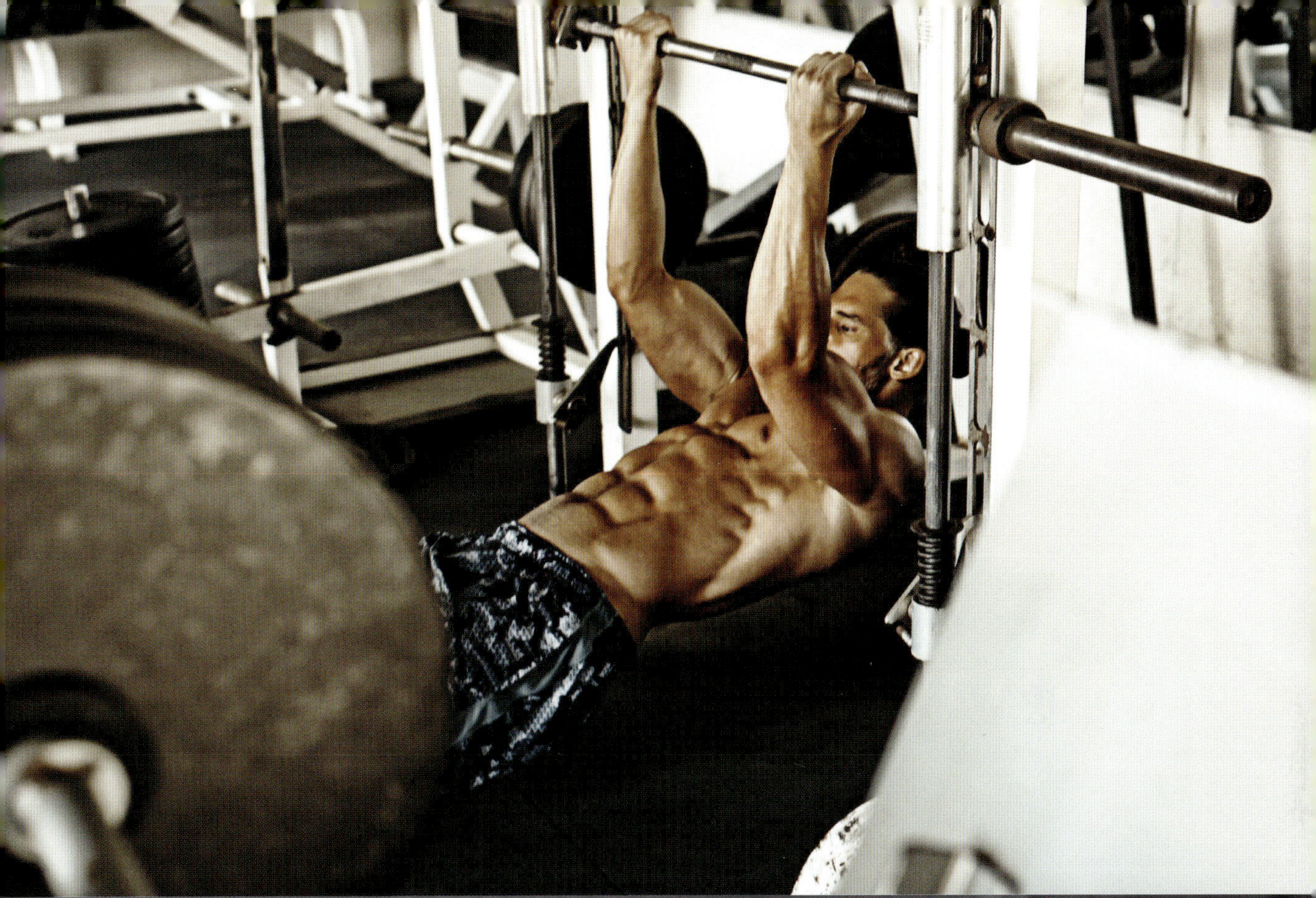

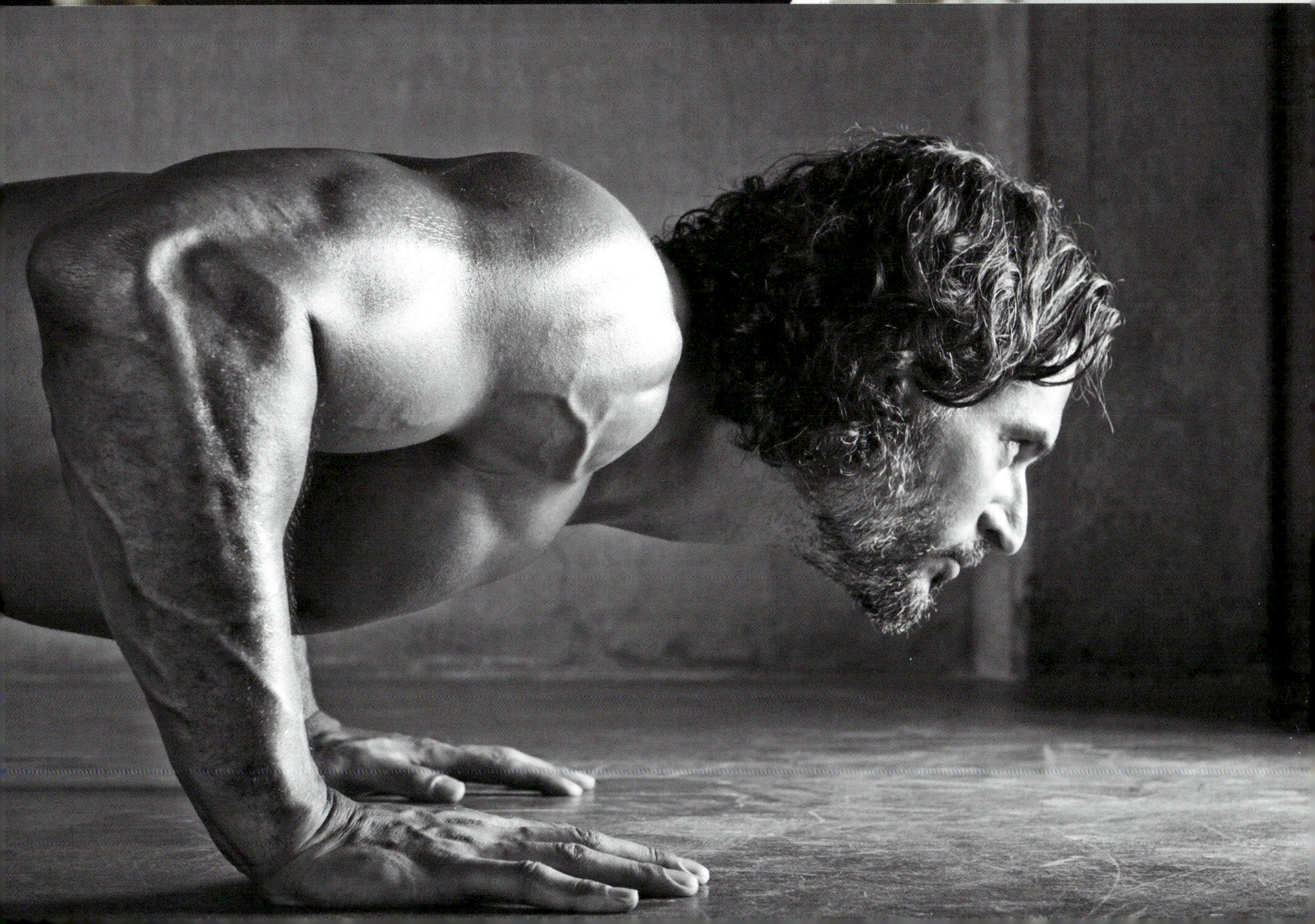

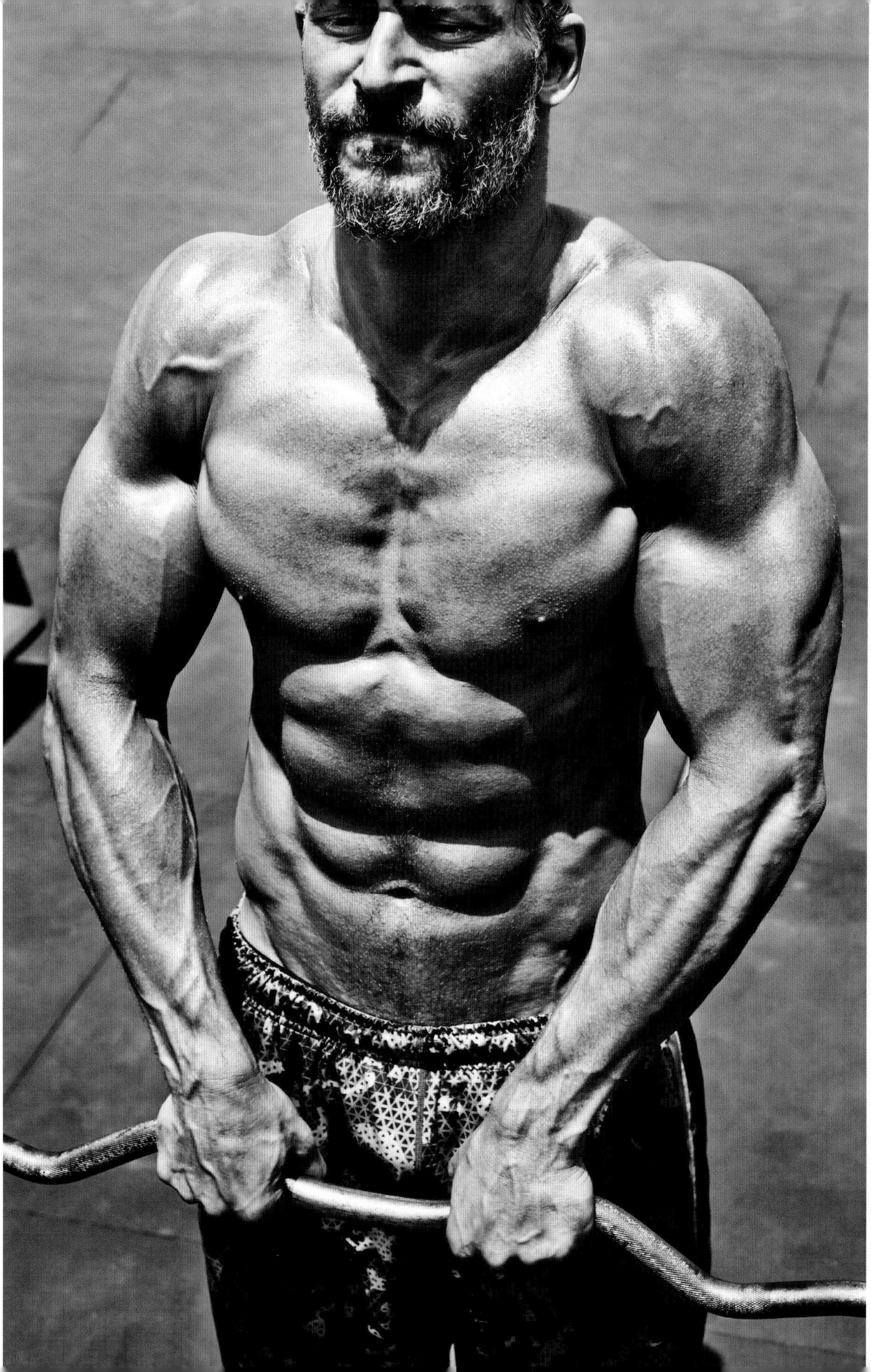

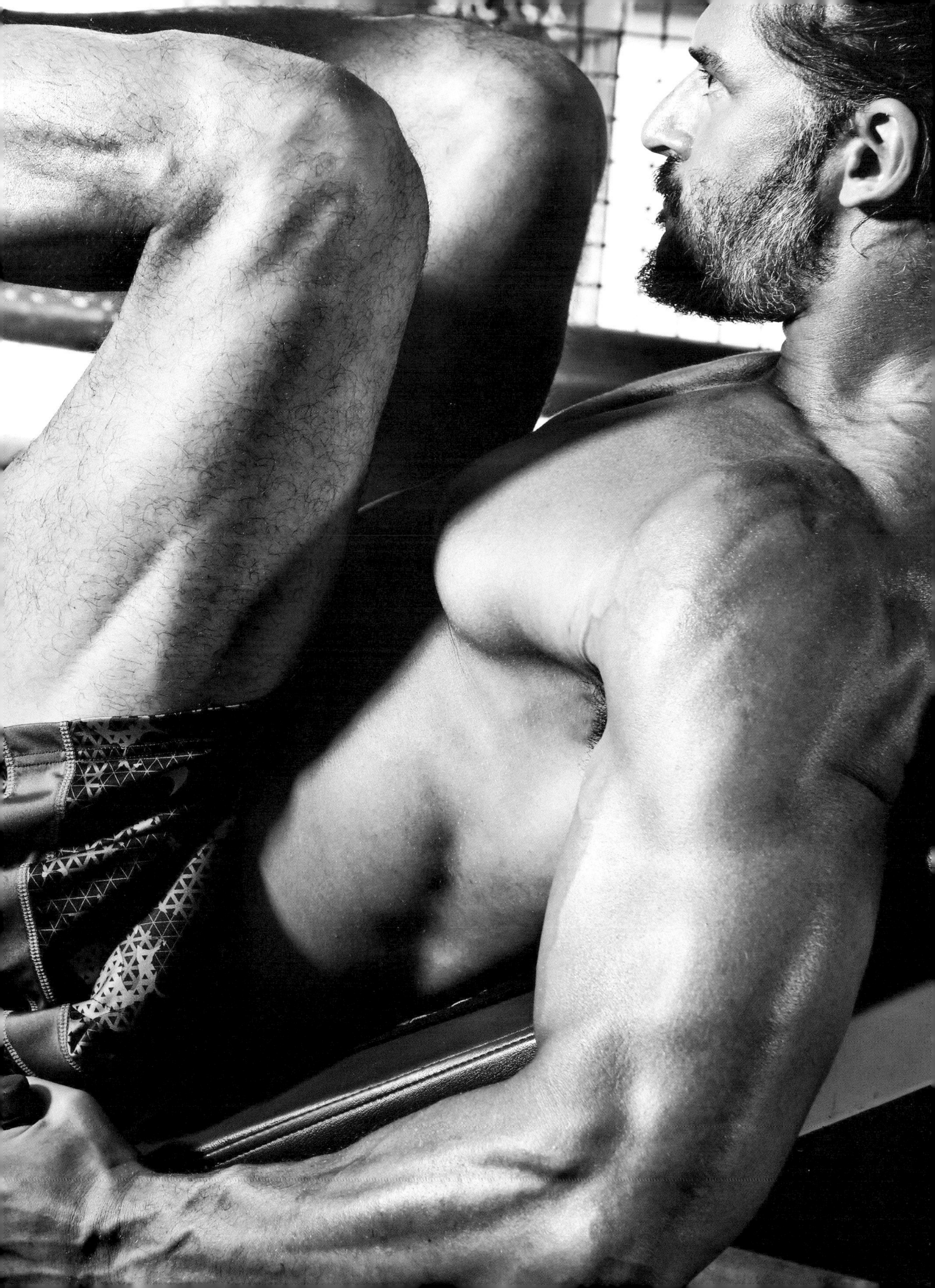

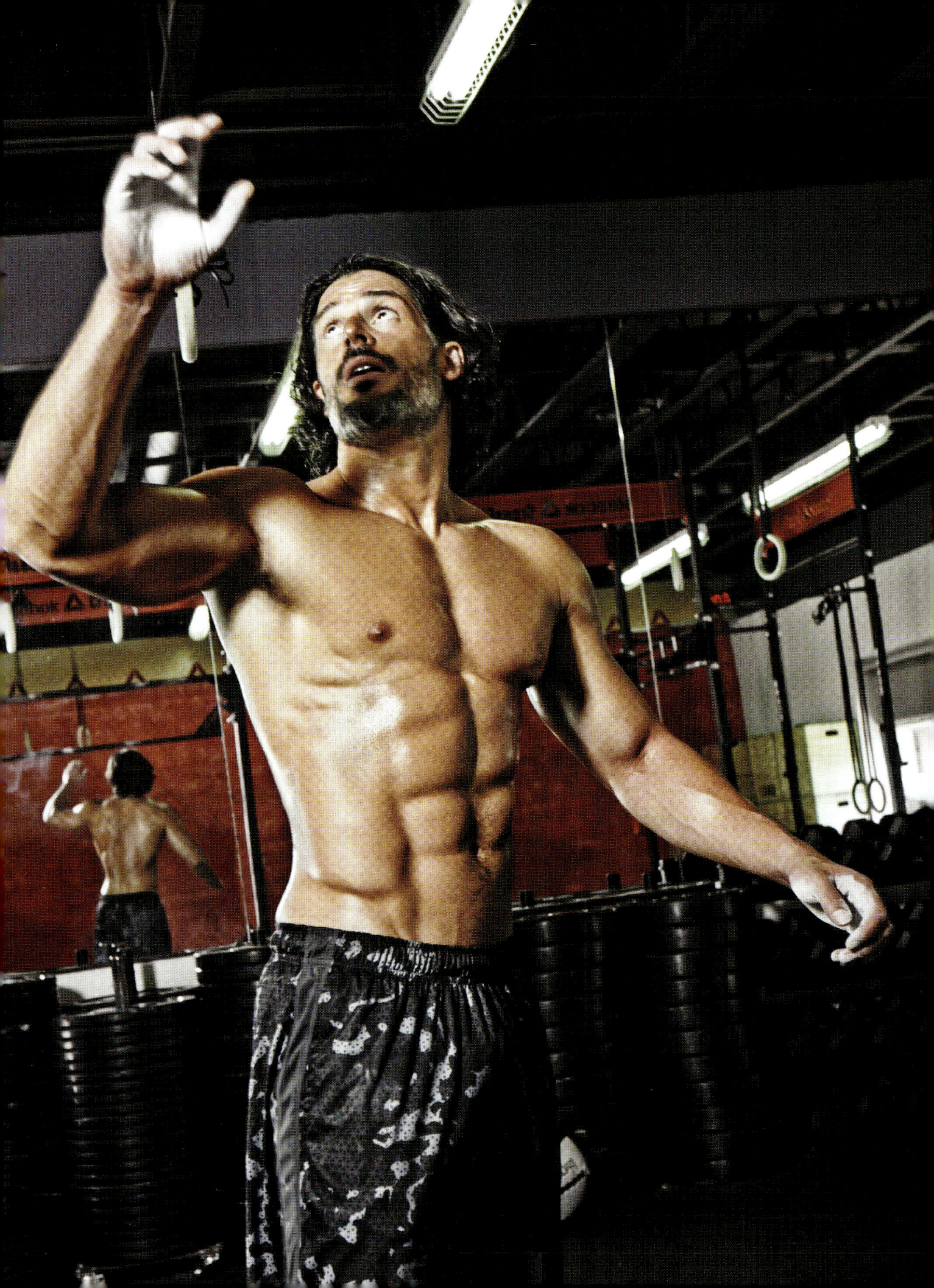

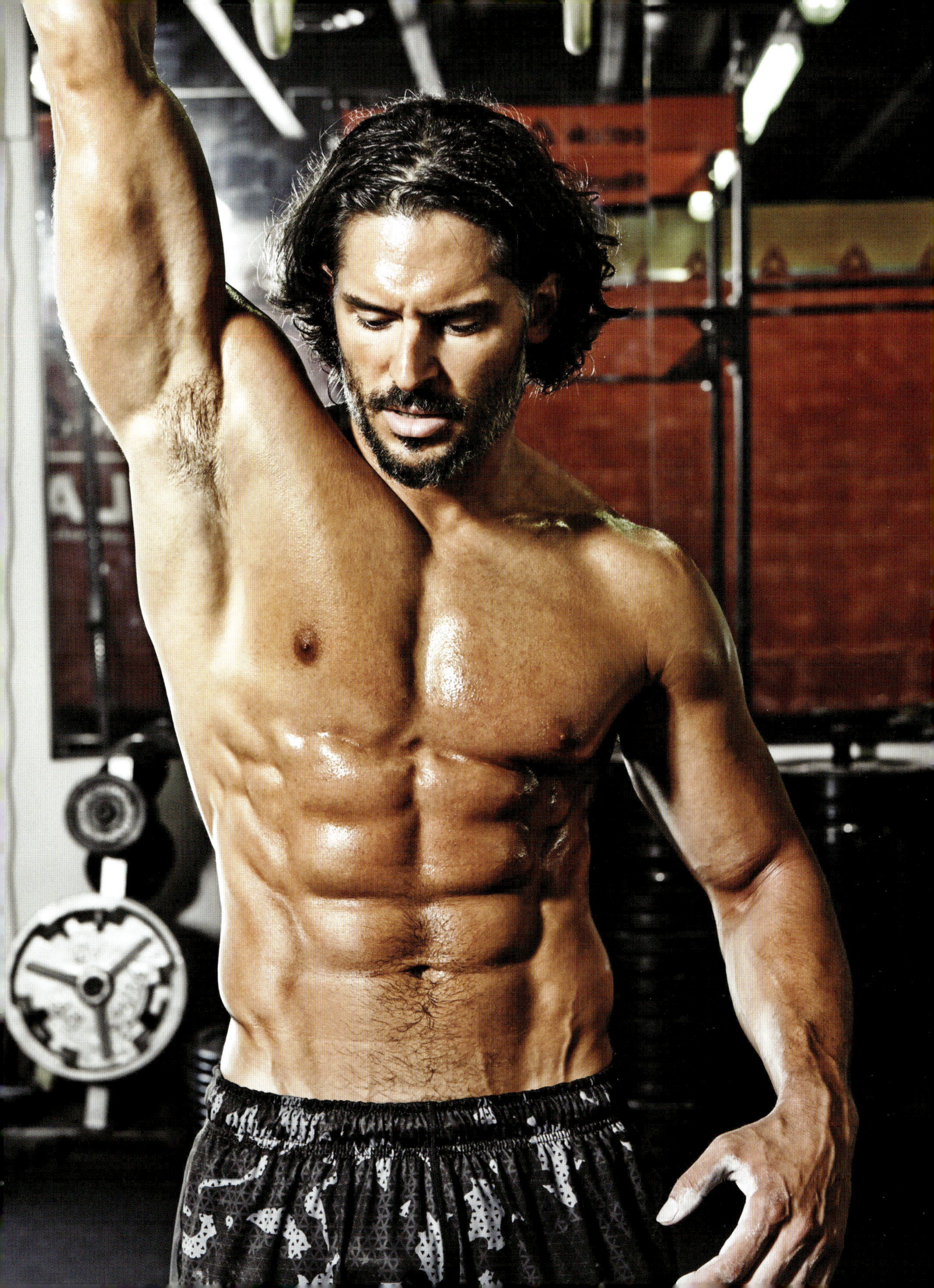

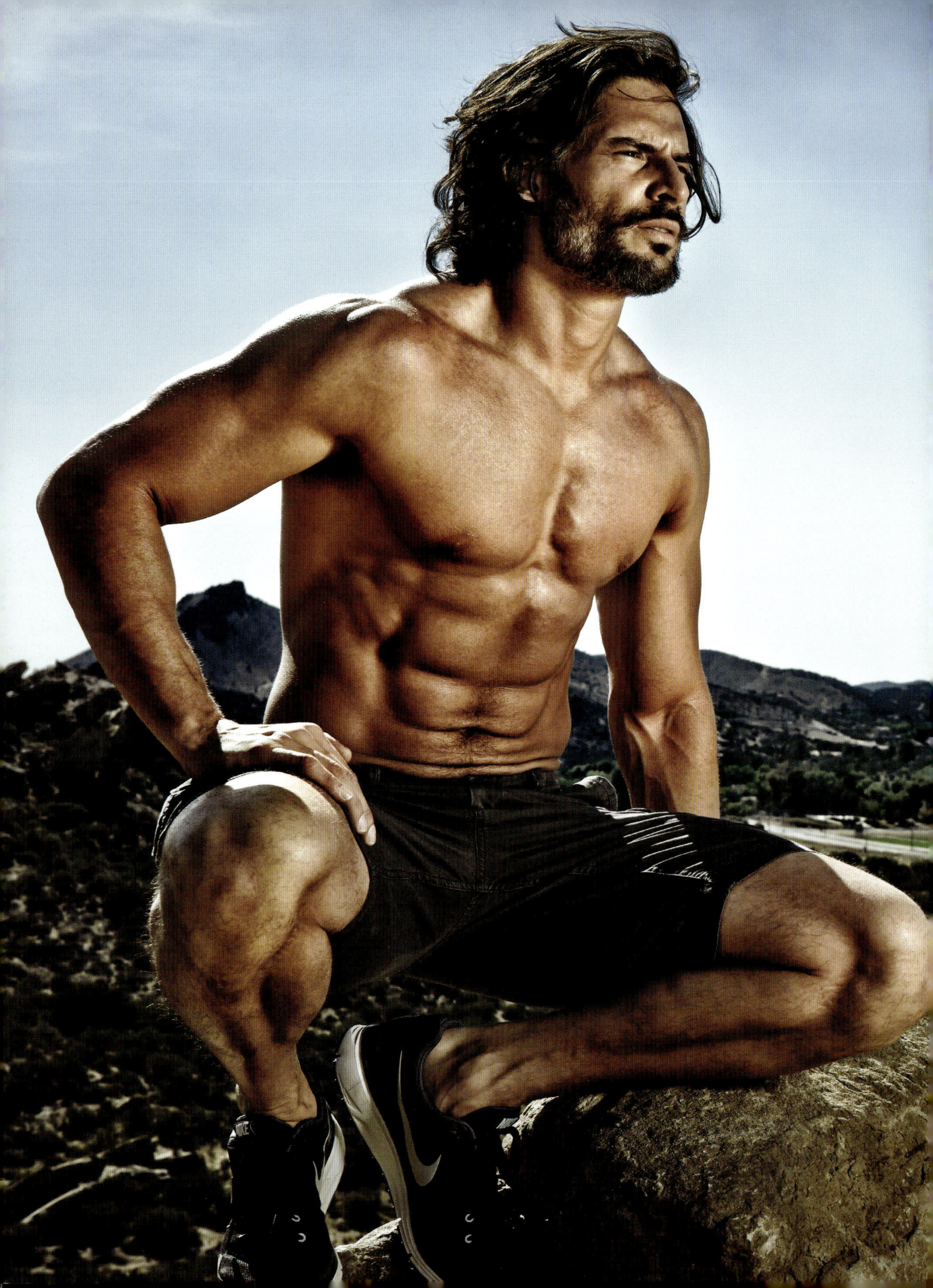

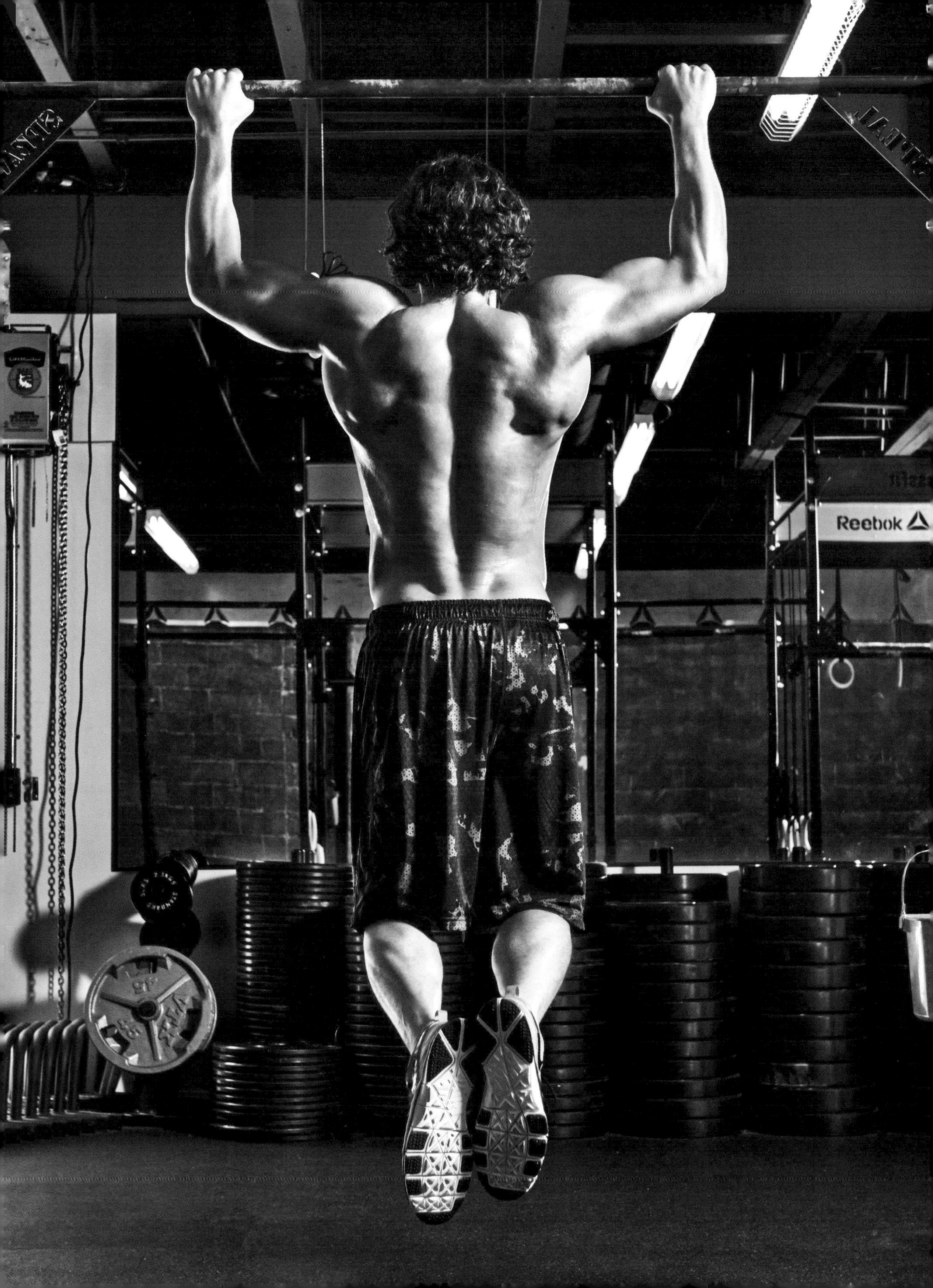
Reebok

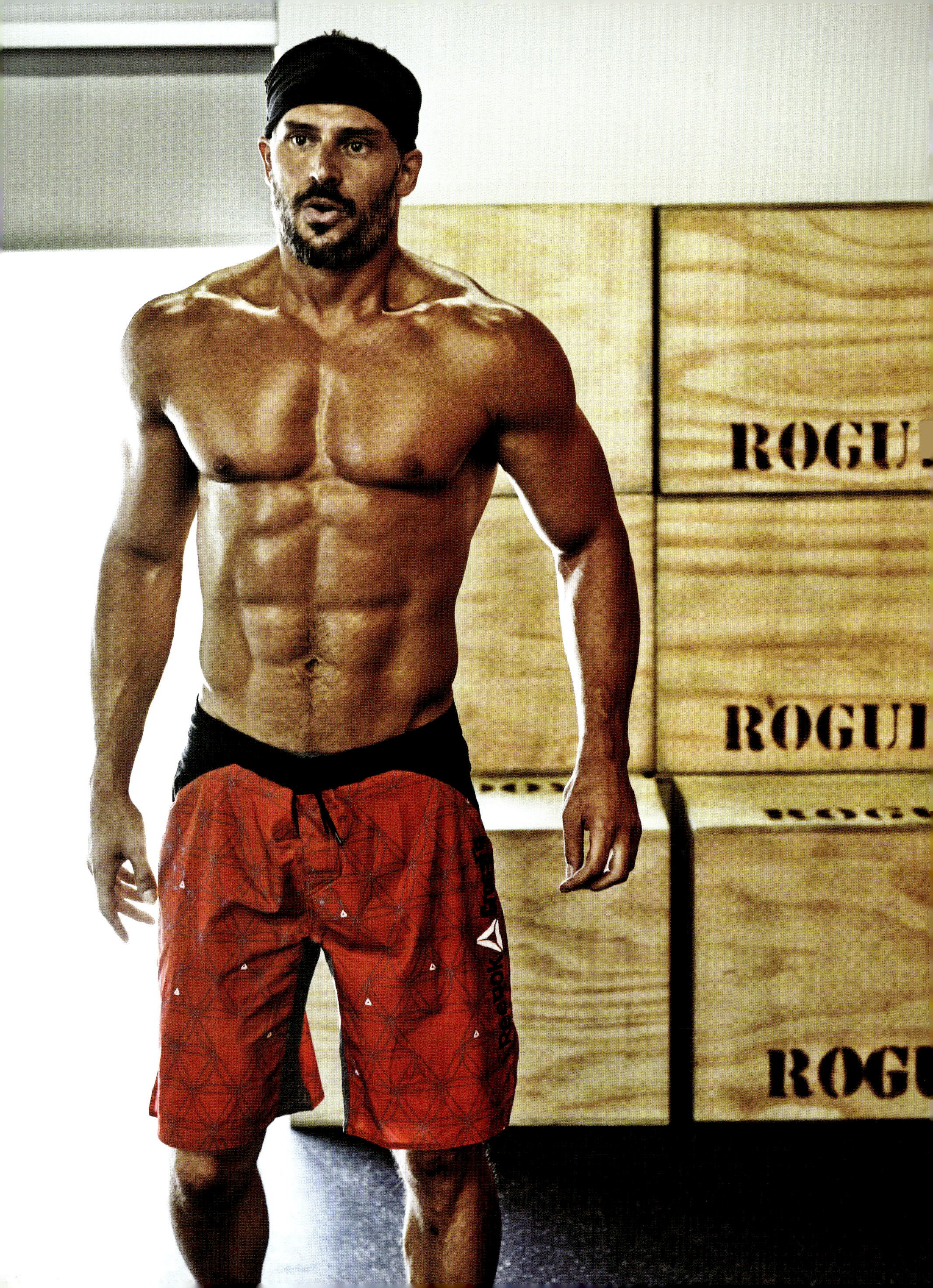
ROGU
ROGU
ROGU

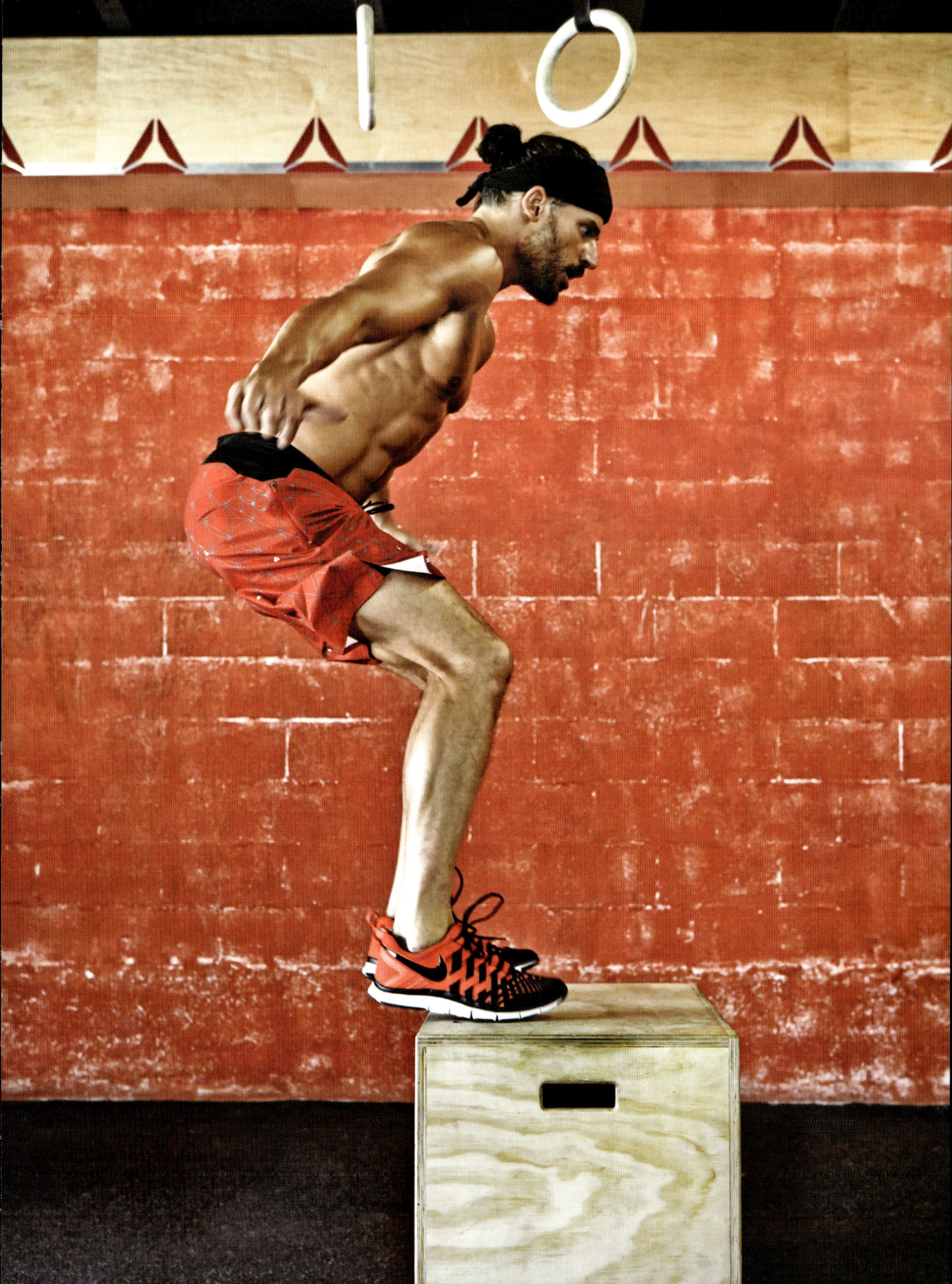

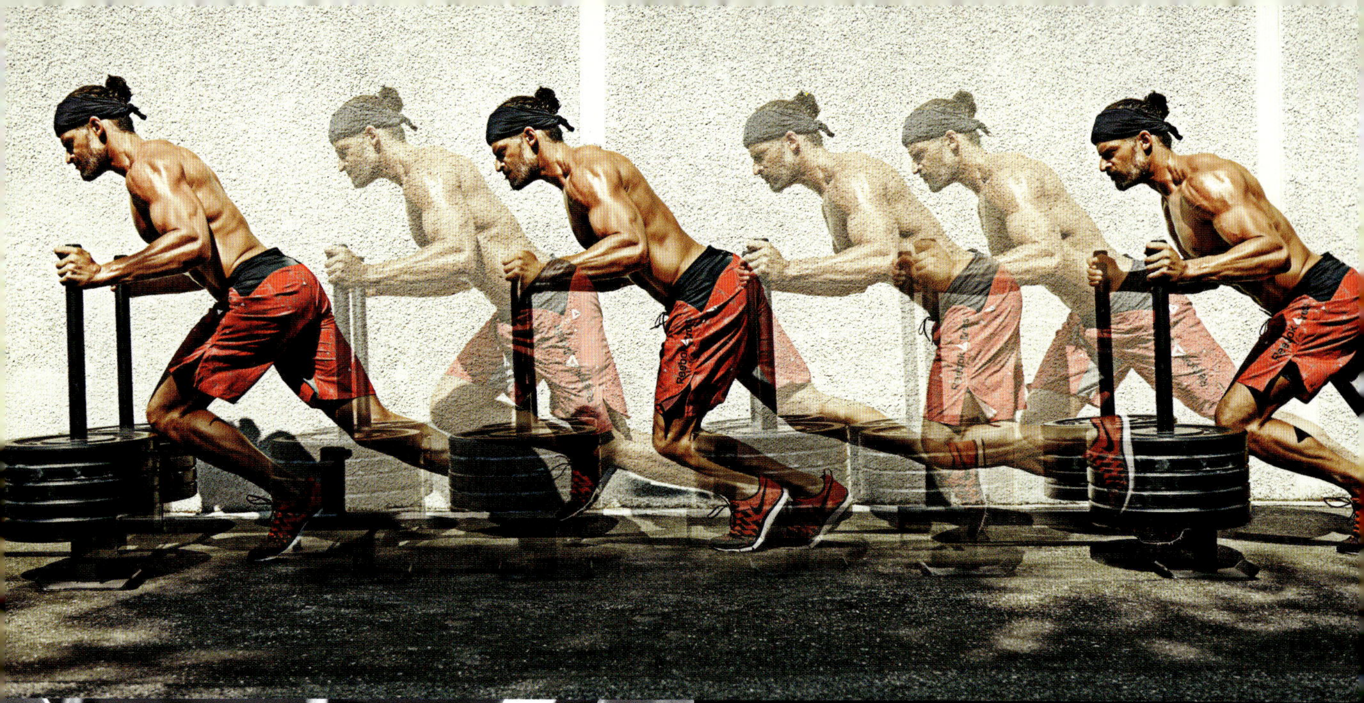

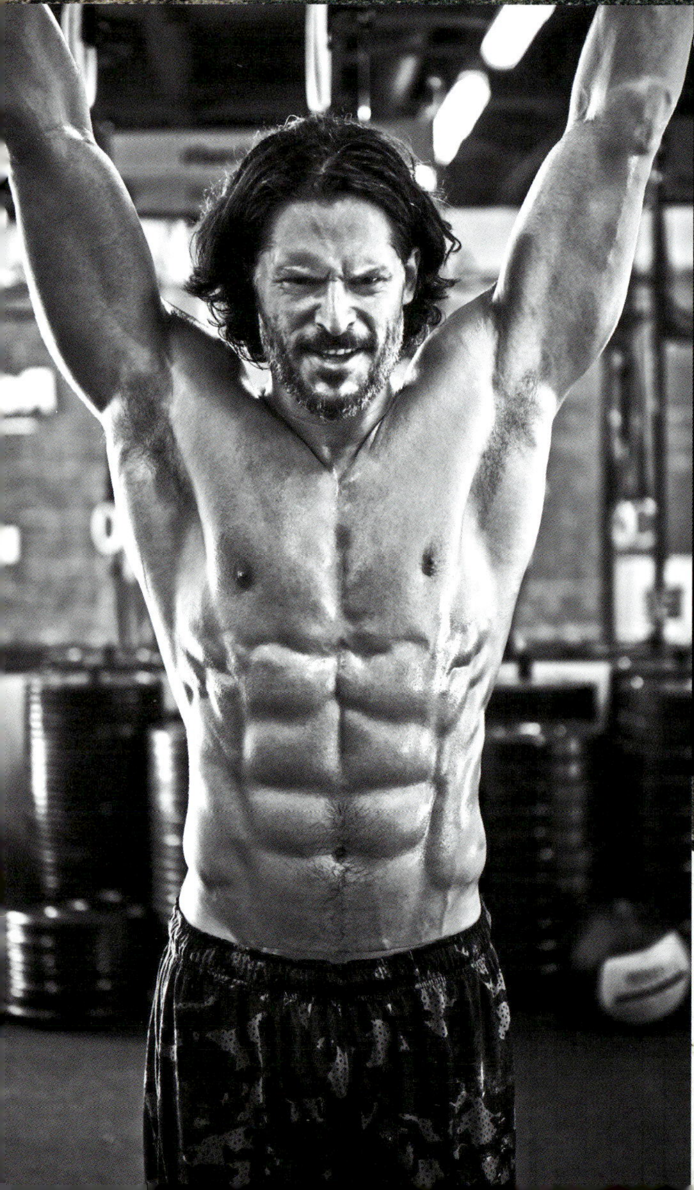

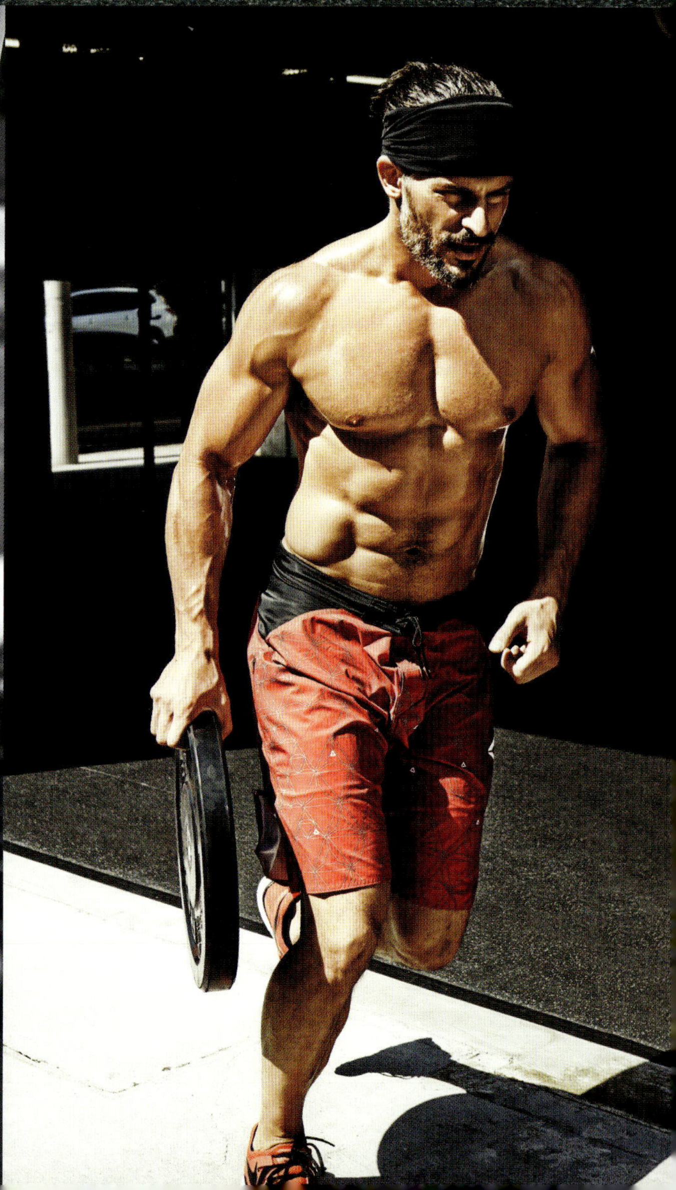

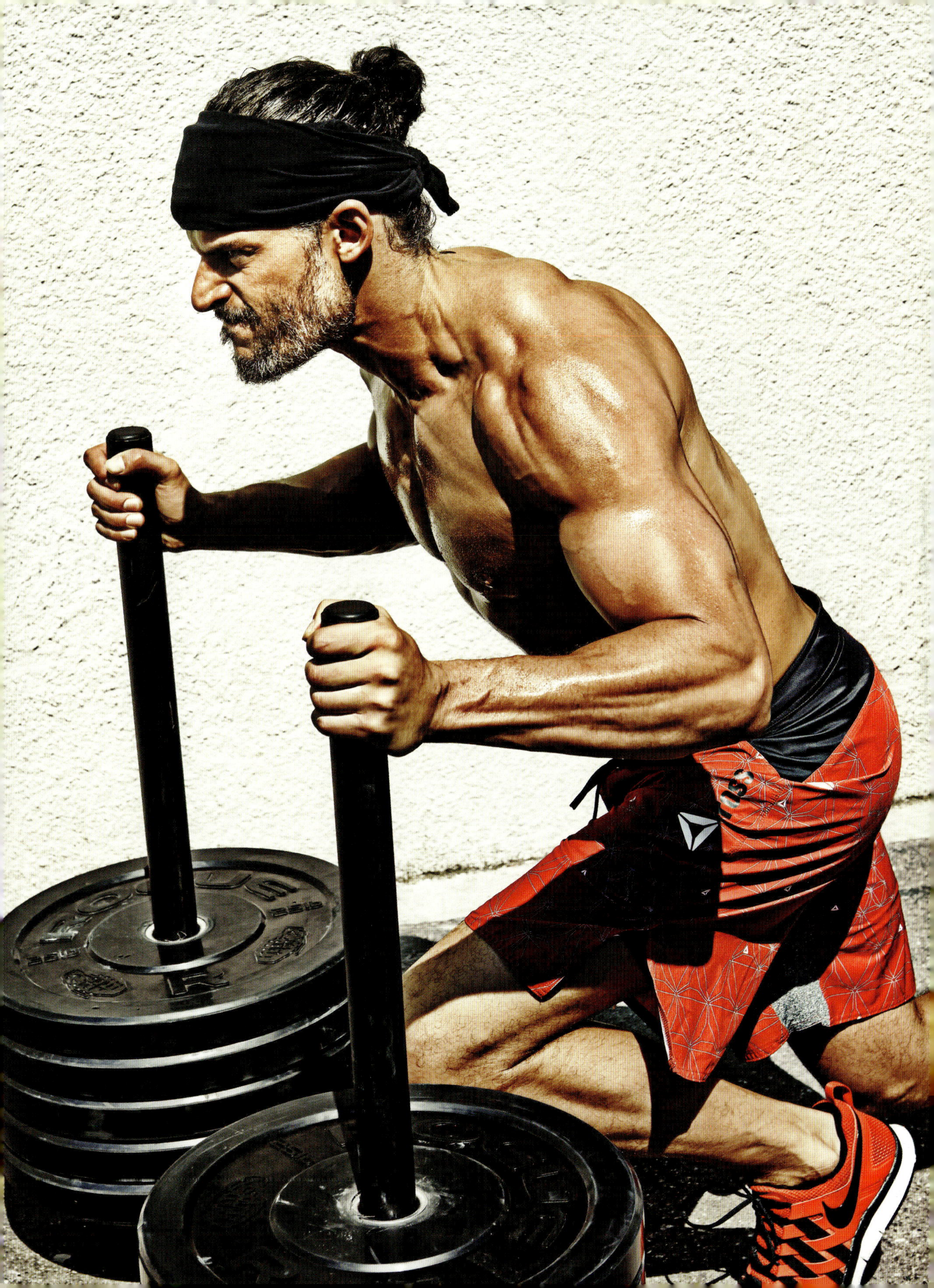

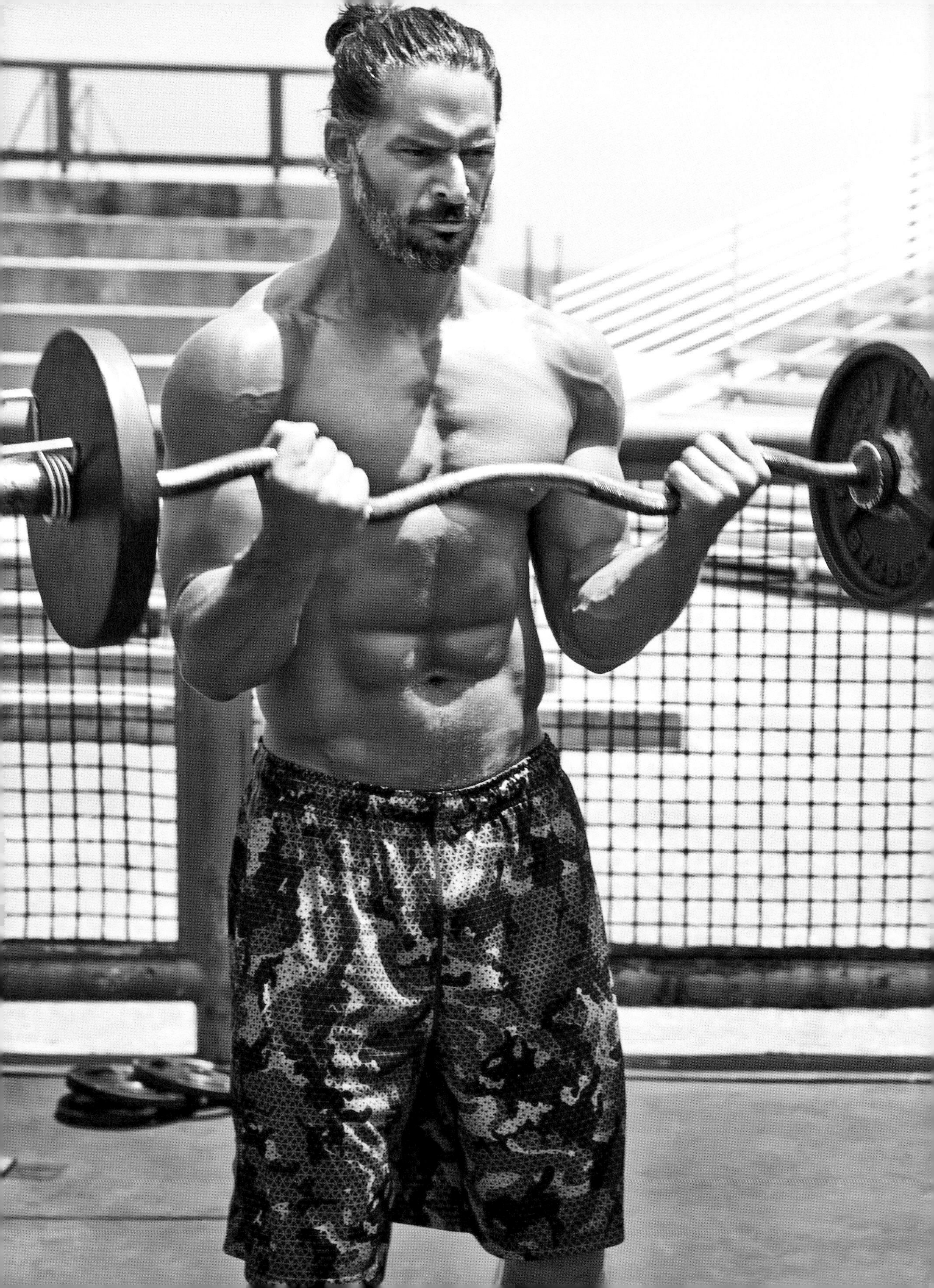

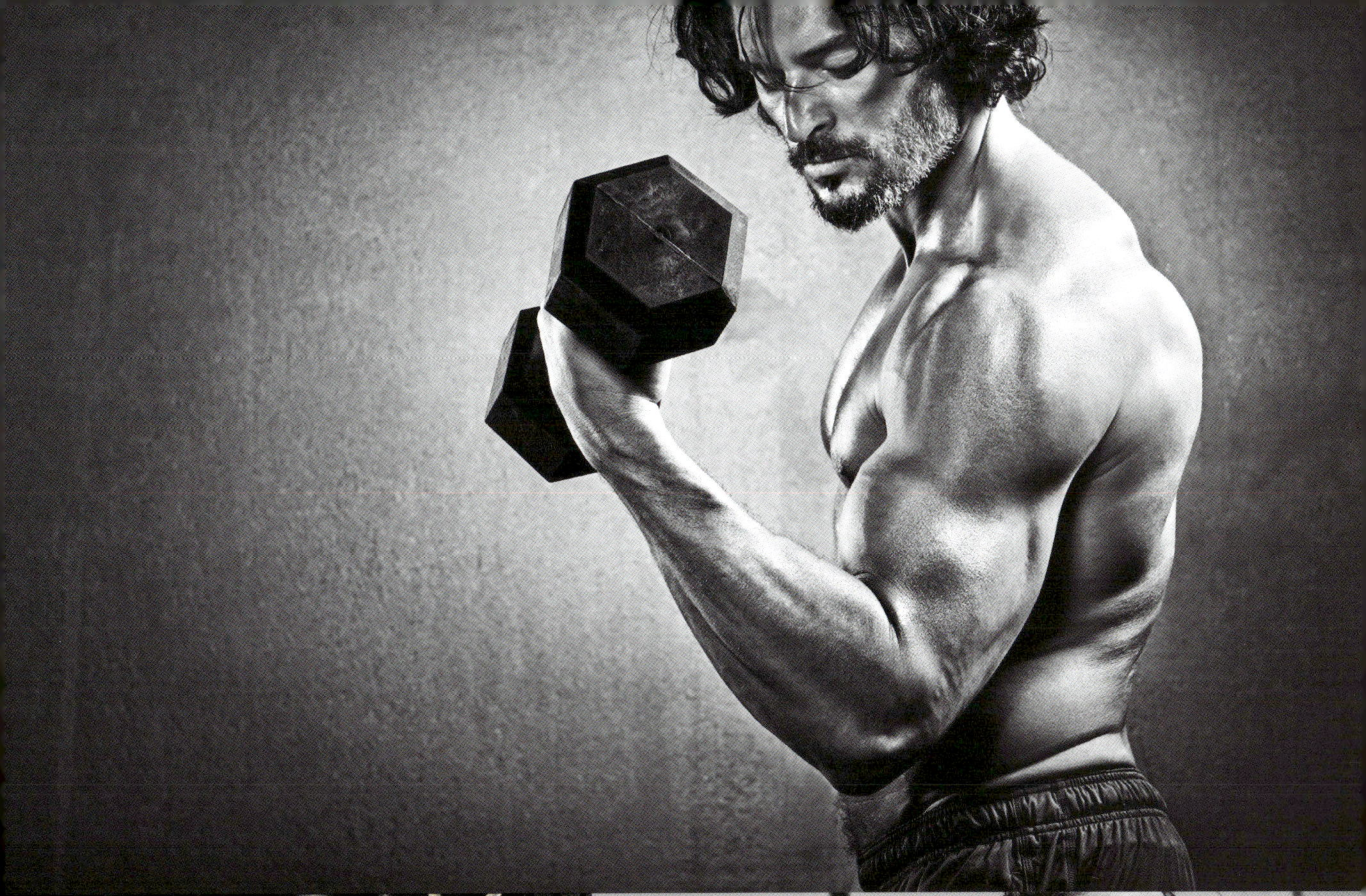
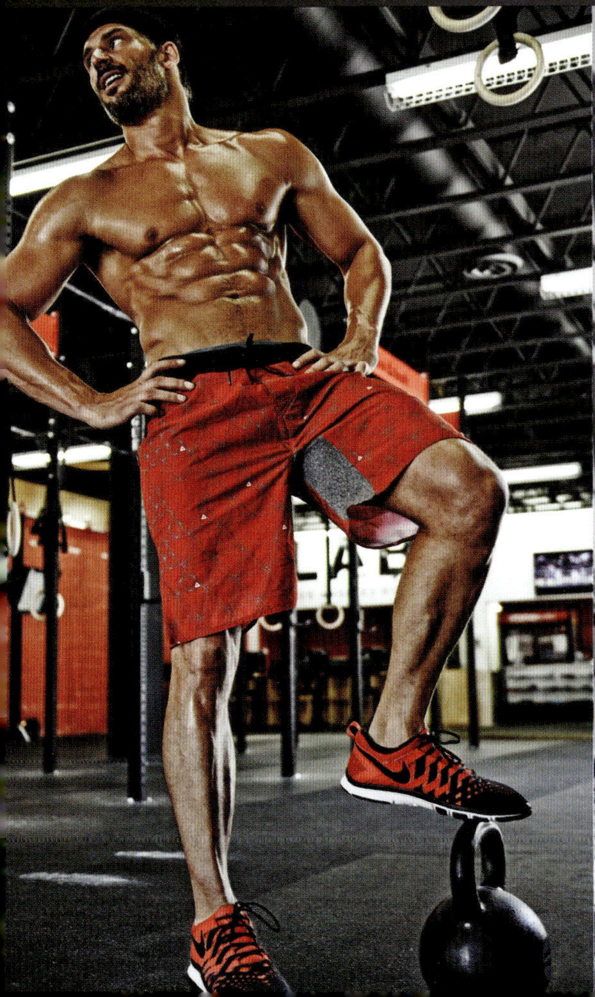
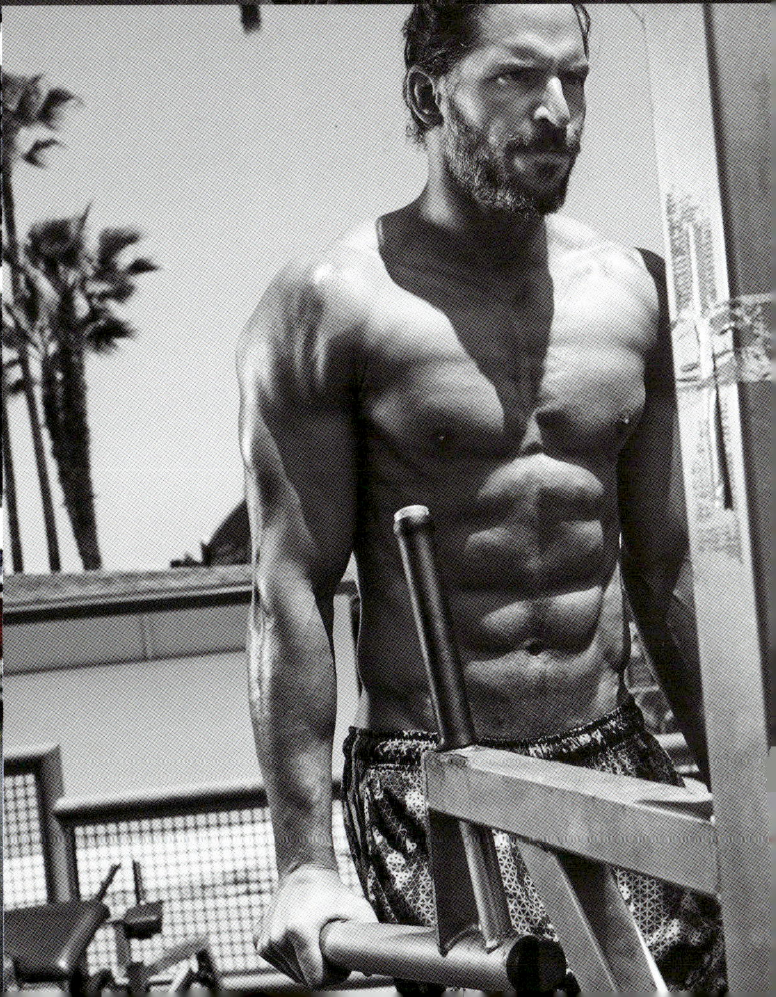

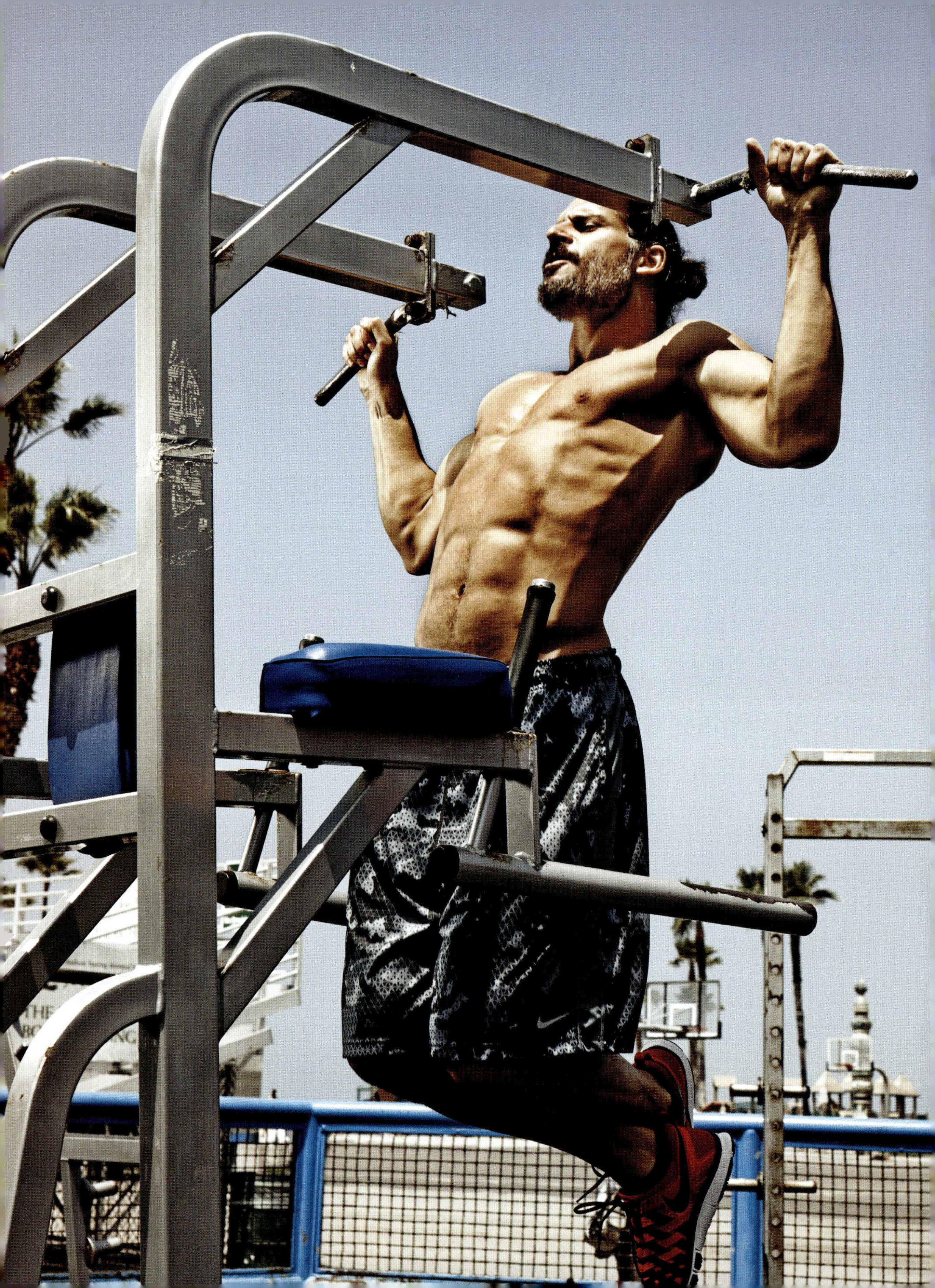

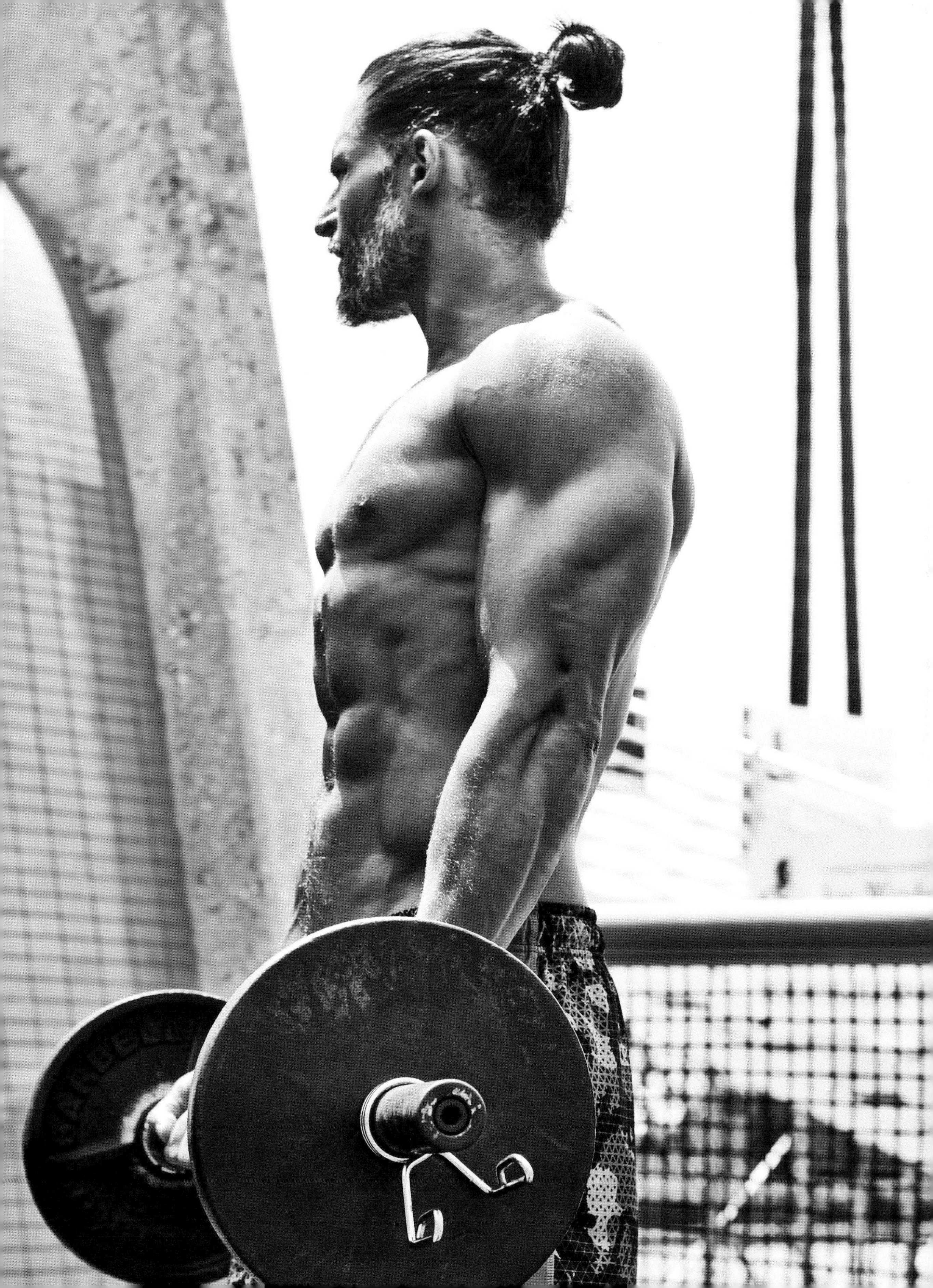

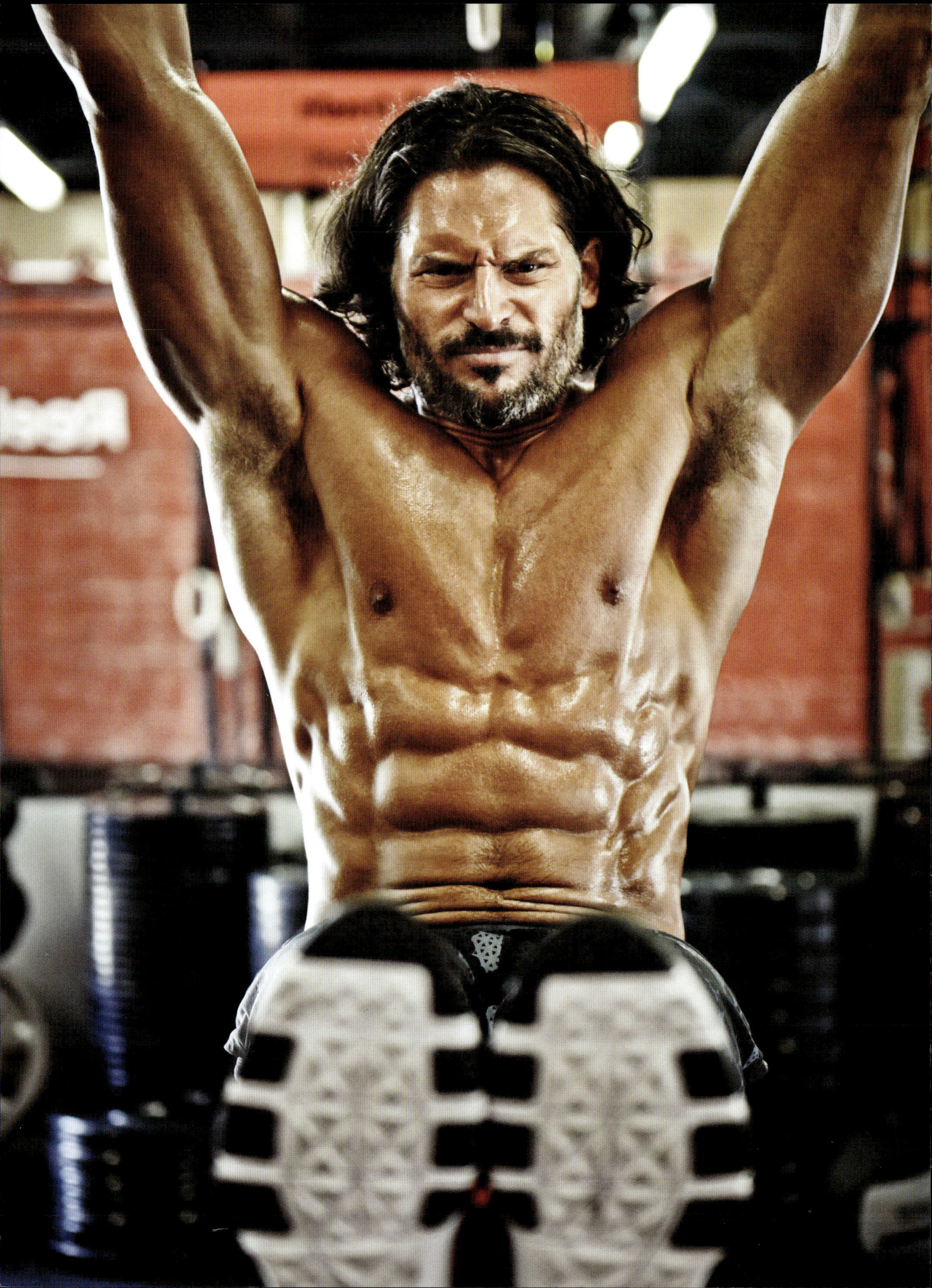

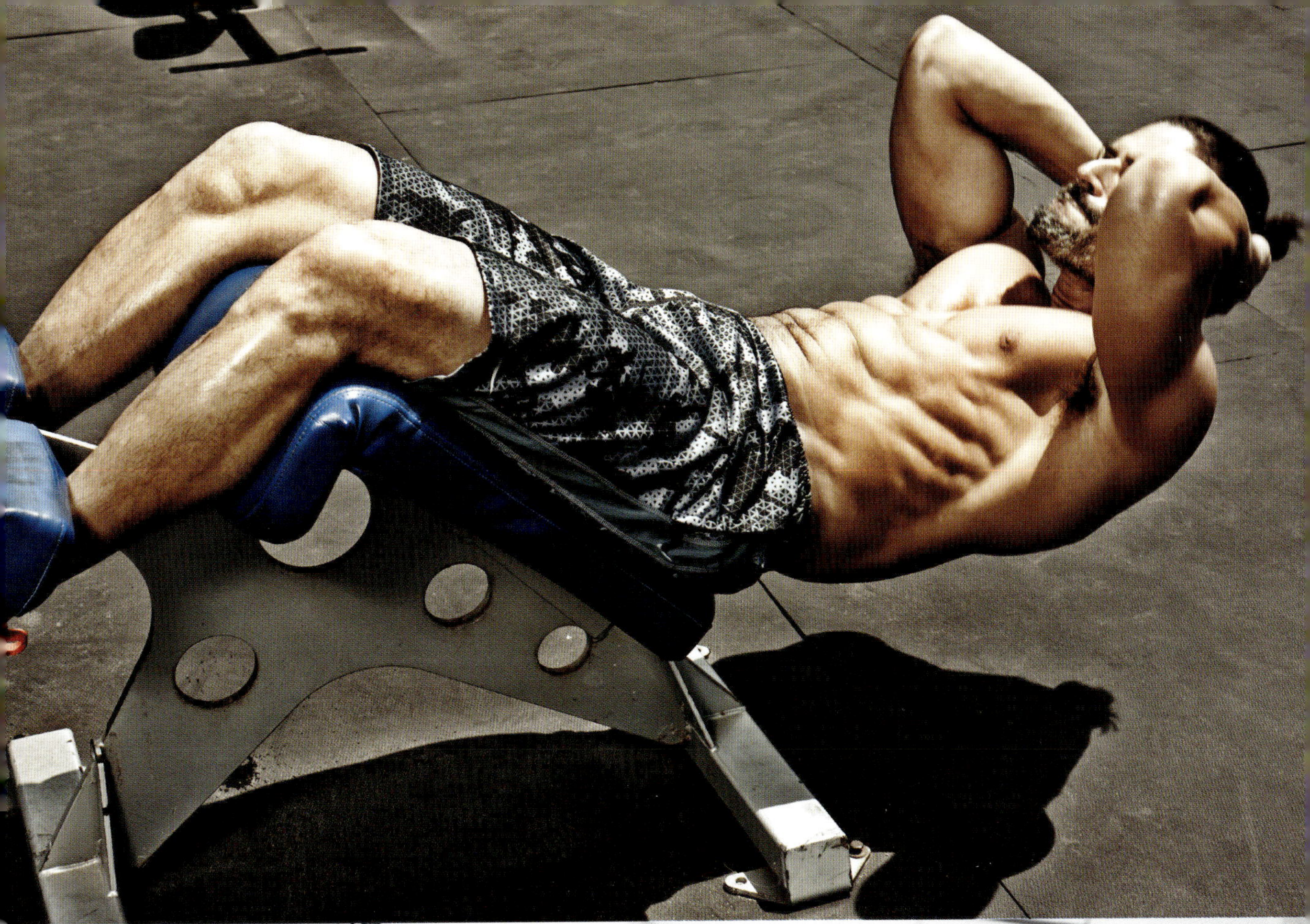
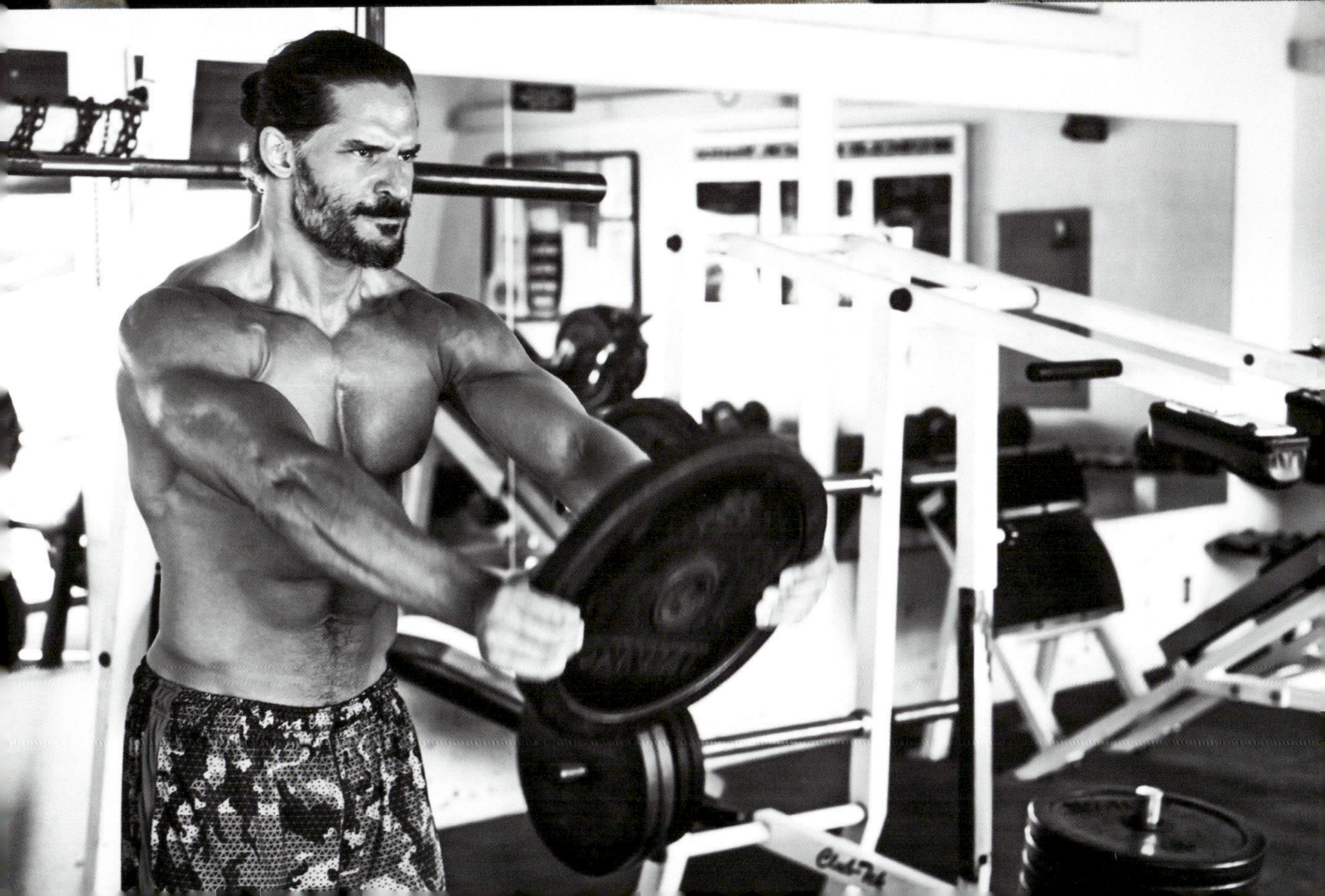

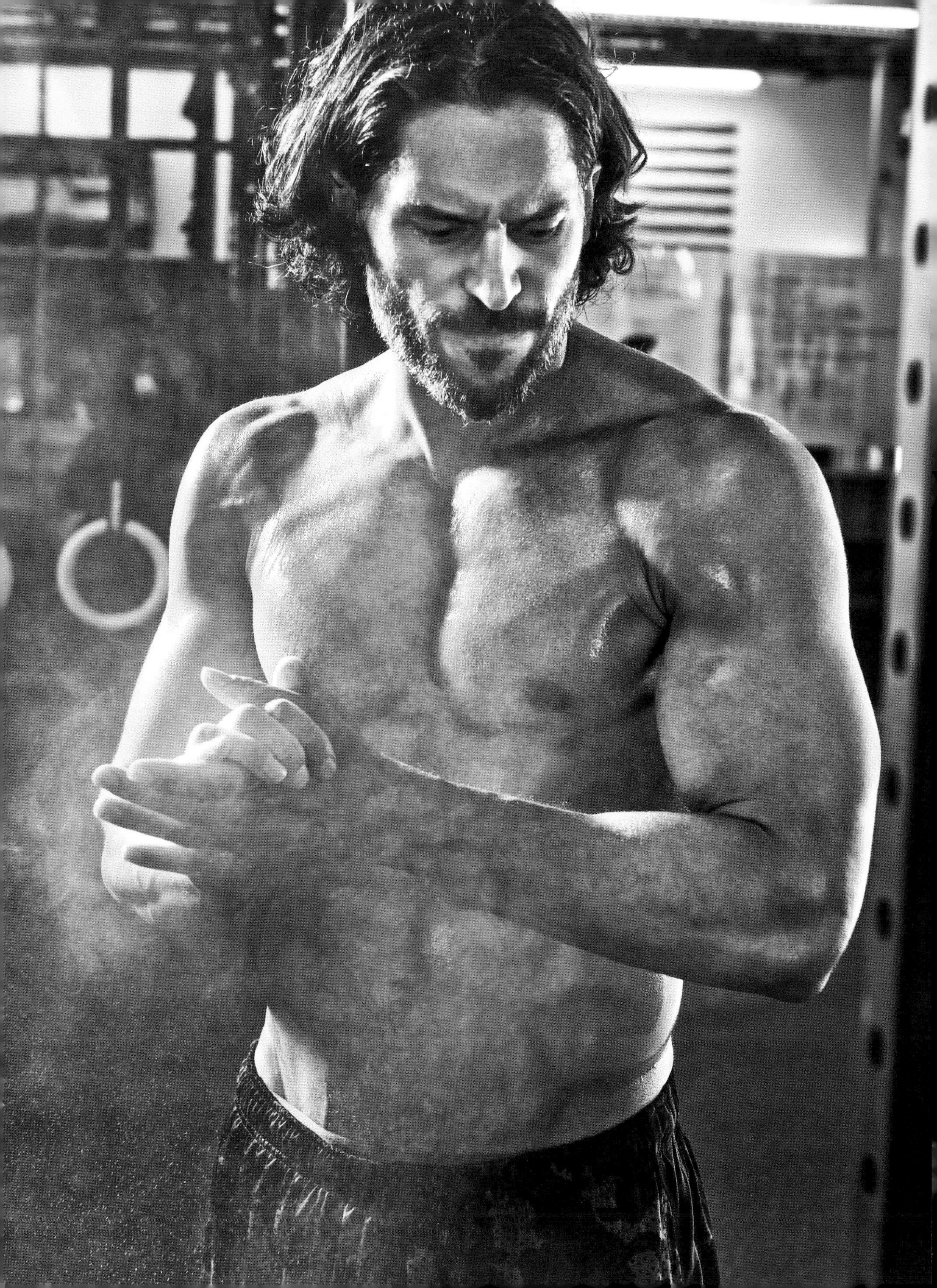

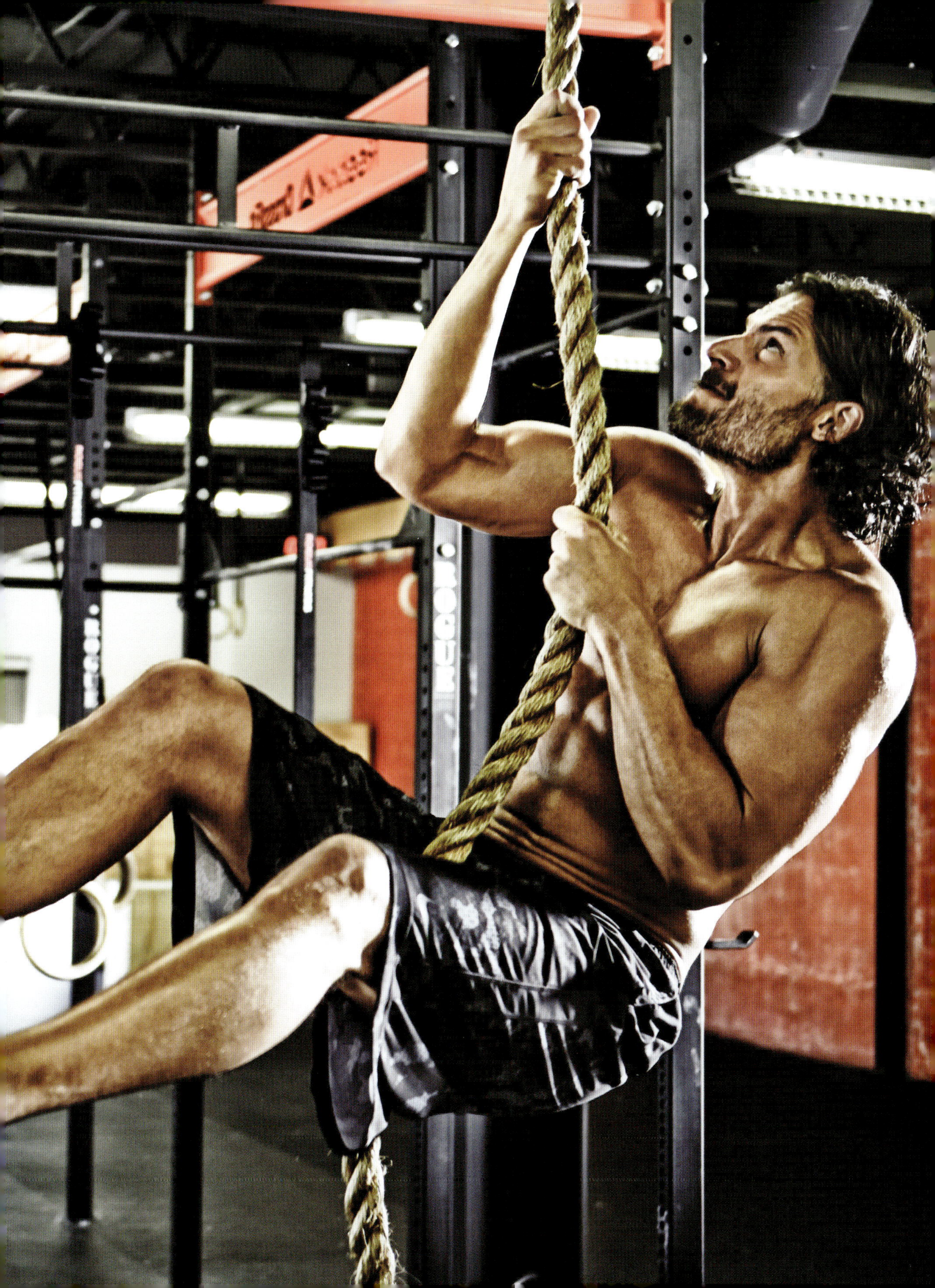
ROGUE

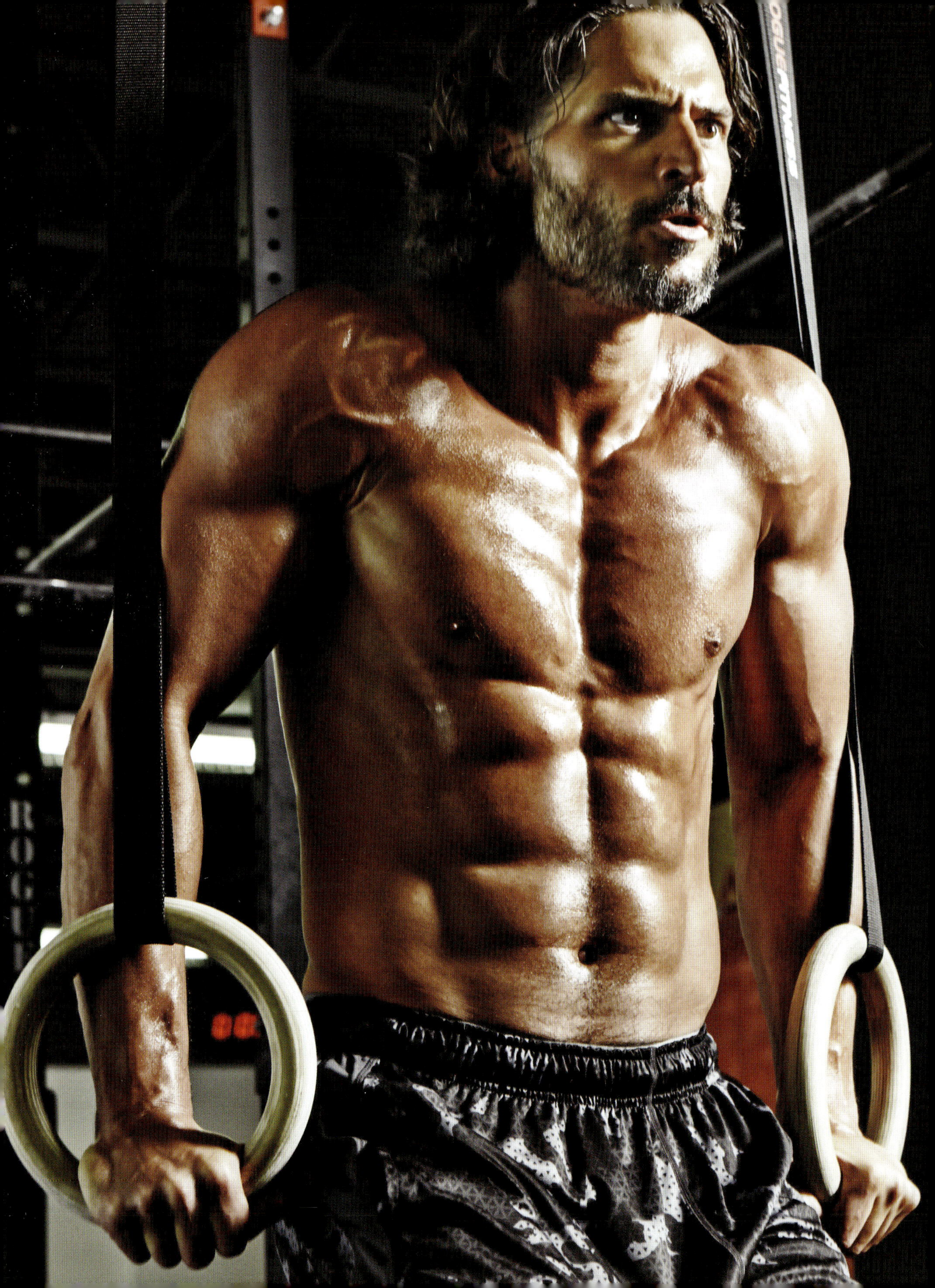

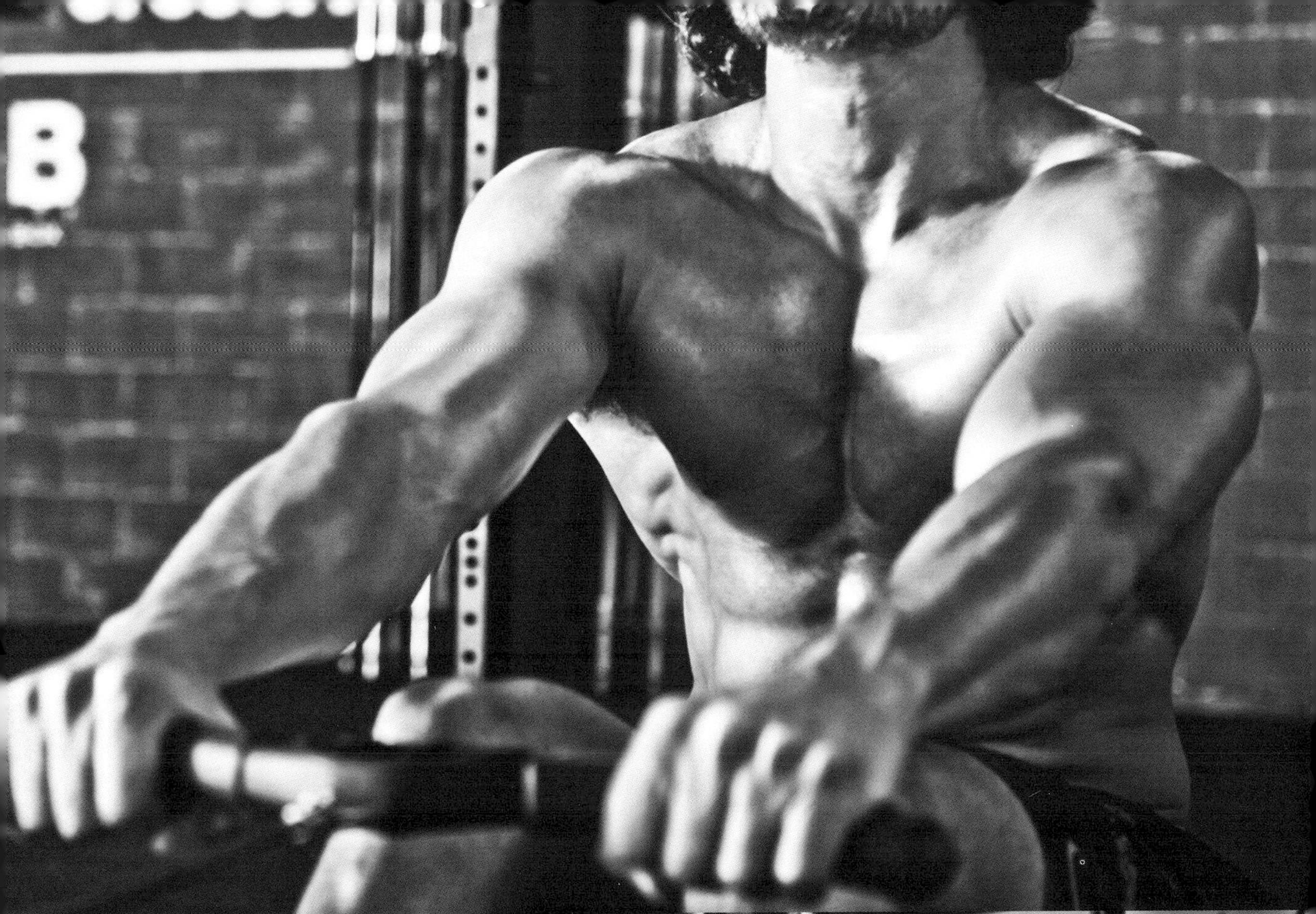

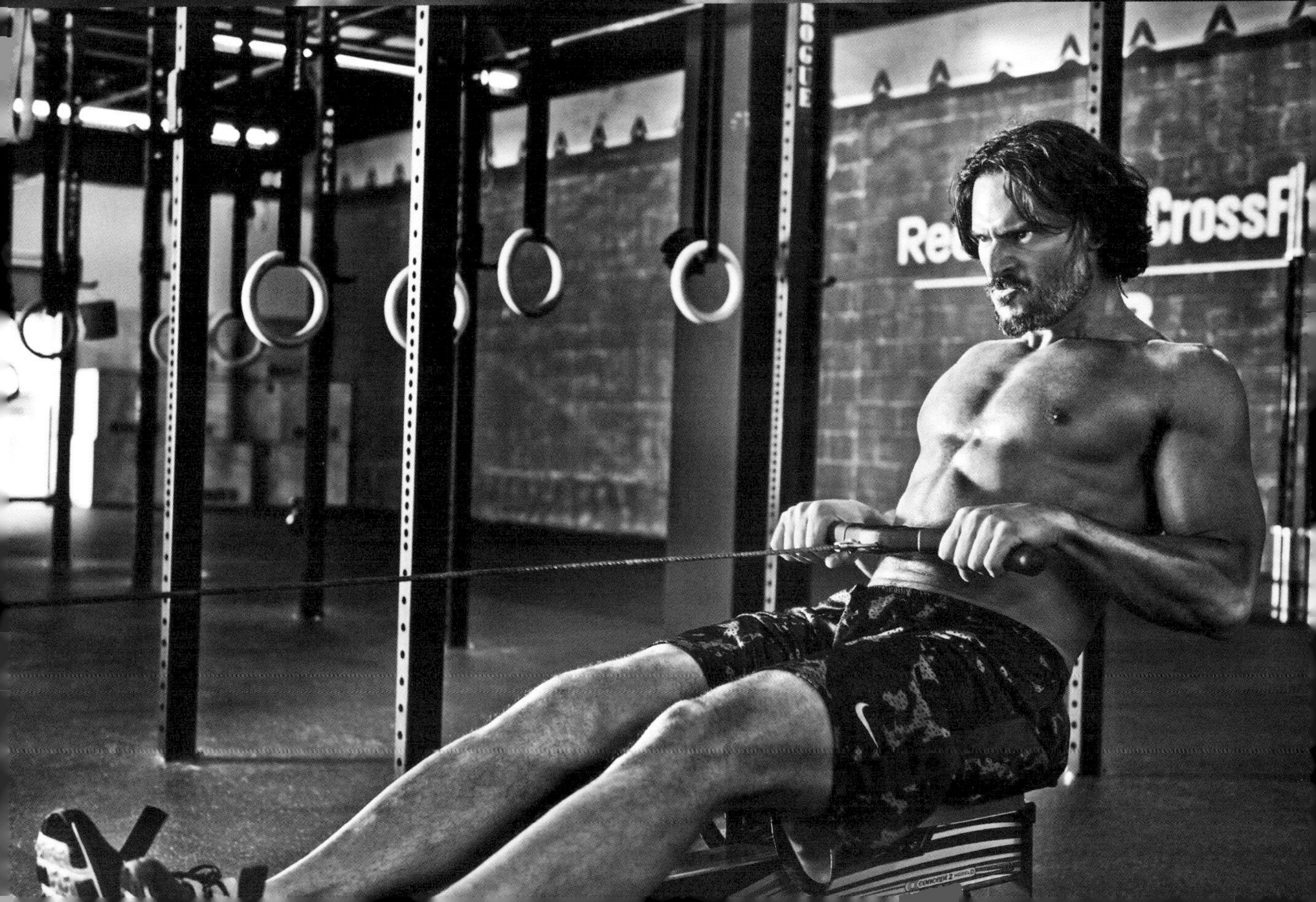
ROGUE

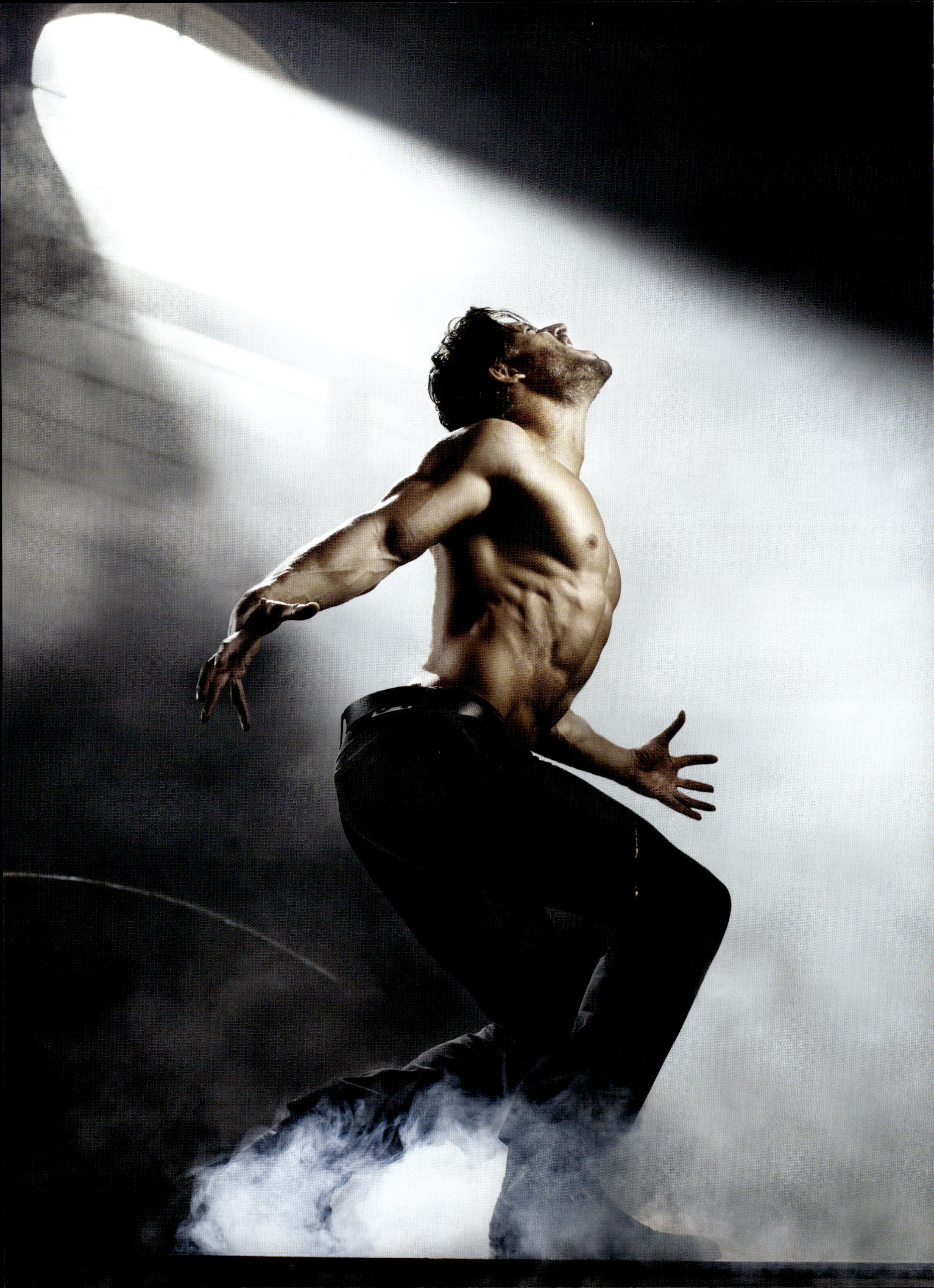

Regel 10: Beschränken Sie Kohlenhydrate auf natürlich Quellen wie zum Beispiel Süßkartoffeln.

Regel 11: Genießen Sie einmal in der Woche eine Schummelmahlzeit, sofern Sie sich nicht auf ein Event vorbereiten.

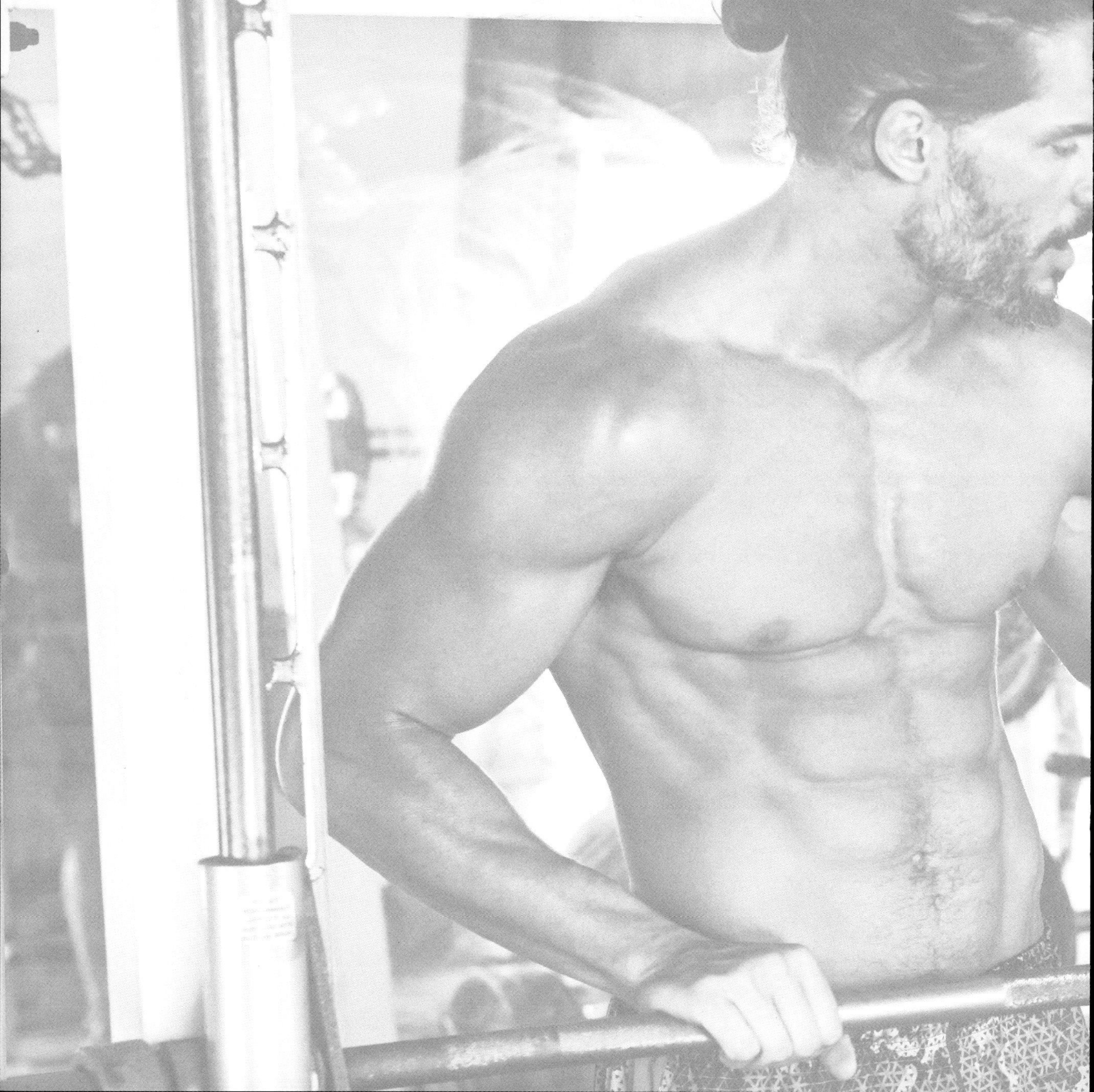

Kapitel 8

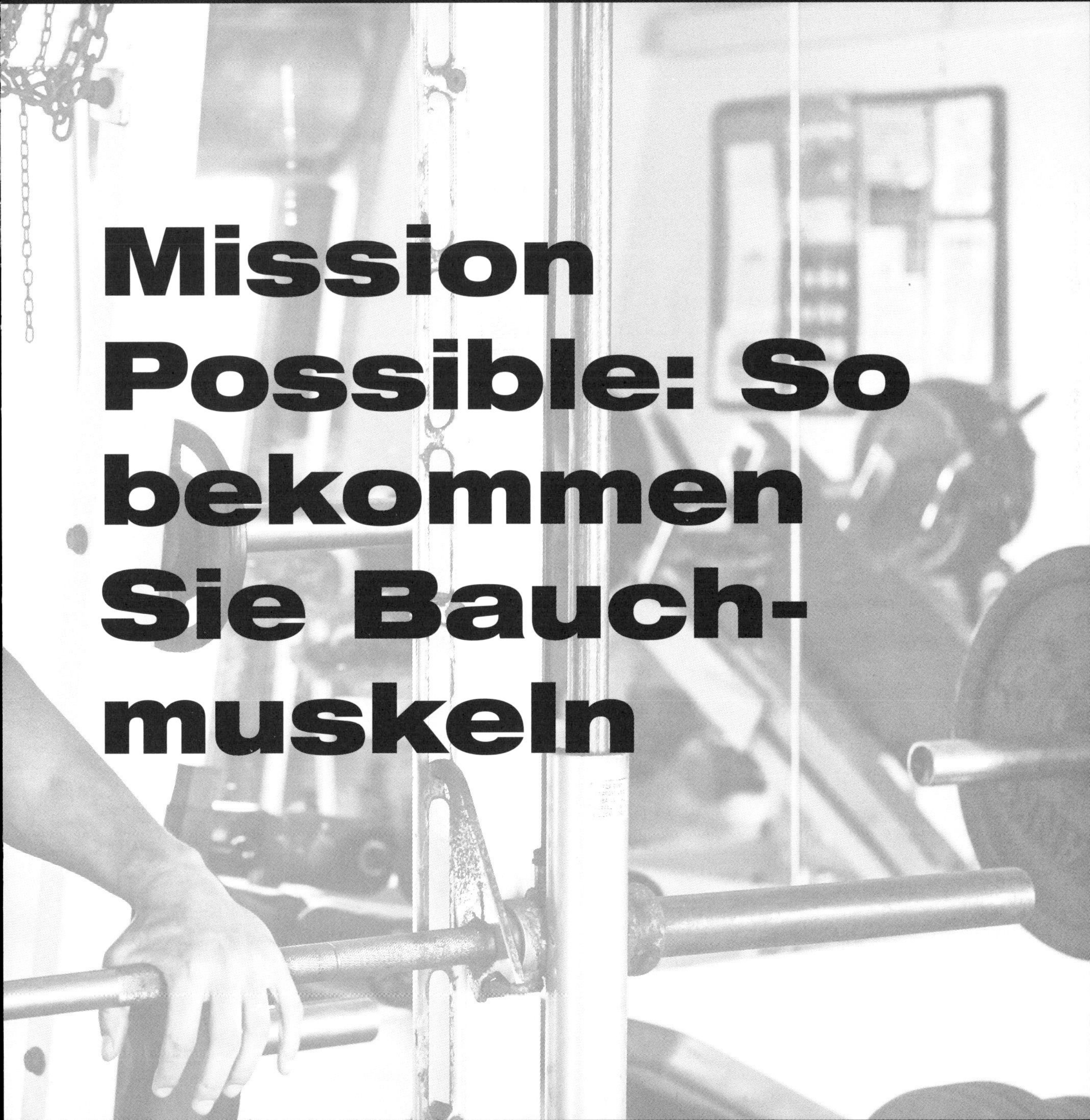

Mission Possible: So bekommen Sie Bauchmuskeln

Es gibt einen Grund dafür, dass so viele Männer ihre Bauchmuskeln nicht sehen, und der hat nichts mit der Art der Übungen zu tun, die sie machen. Nein, die meisten Männer wissen einfach nicht, wie man ordentliche Bauchmuskeln bekommt. Selbst wenn Ihr Trainingsprogramm perfekt ist und die Übungen Ihre Körpermitte zum Schreien bringen, brauchen Sie eine gute Ernährung und Cardio-Training, damit Ihre Bauchmuskeln sichtbar werden.

Als ich mit „True Blood" begann, hatte ich etwas Fett angesetzt und die Waage zeigte wenig erfreuliche 108 Kilo an. Da ich das Drehbuch und meine Rolle kannte, wusste ich sofort, dass ich oft nackt sein würde. Bis dahin hatte ich keine Gewichte gestemmt, um muskulöser zu werden, und meine Bauchmuskeln sahen nicht annähernd so aus, wie es mir vorschwebte. Die seltsame Wahrheit lautete: Stattlich und muskulös zu sein war kein großes Problem für mich. Diese Statur zu behalten *und gleichzeitig* einen Waschbrettbauch zu haben, erforderte hingegen eine gewisse Planung und Disziplin. Ich trainierte effektiv und aktivierte meine Bauchmuskeln maximal. Und vor allem baute ich die Fettpolster ab, die die tiefen Einschnitte zwischen den Muskeln verdeckten, sodass die Kamera sie einfangen konnte.

Sie können die stärksten Bauchmuskeln der Welt haben, aber wenn Sie zu viel Fett mit sich herumschleppen, bleiben sie unsichtbar. Kraftsportler sind das beste Beispiel dafür. Auf den ersten Blick sehen diese Männer muskulös, aber irgendwie fett aus. Sie haben irrsinnig starke, mächtige, dichte Bauchmuskeln, weil sie unglaublich schwere Gewichte heben. Der große Unterschied ist, dass ihre Ernährung nicht zum Fettabbau beiträgt und dass ihr Cardio-Training (falls sie es machen) nicht darauf zugeschnitten ist, Muskeln sichtbar zu machen. Wenn Sie Ihre Bauchmuskeln sehen wollen, sind diese Elemente jedoch notwendig, um sie an die Oberfläche zu bringen.

Ein Grundkurs im Bauchmuskeltraining

Der Aufbau Ihrer Bauchmuskeln ist komplex. Sie setzen sich aus mehreren Schichten, Querverbindungen und Muskeln zusammen.

Der ehemalige Footballstar und heutige Kampfsportler Herschel Walker war dafür berühmt, dass er jeden Abend 1.000 Rumpfbeugen machte. Wegen seiner Leistungen auf dem Spielfeld glaubten die Leute, eine irrsinnig große Zahl von Bauchmuskelübungen am Tag sei das einzig richtige Training. Zweifellos ist Herschel in körperlicher Hinsicht ein Phänomen, aber für einen Waschbrettbauch müssen Sie nicht wie er trainieren.

Ich mache nicht so viele Rumpfbeugen wie Herschel. Ich trainiere meine Bauchmuskeln drei Mal in der Woche, und zwar hart und effizient. Früher machte ich diese Übungen nach meinem Workout, jetzt ich finde es besser, sie vorher zu machen, weil jeder vernünftige Workout ohnehin die Bauchmuskeln trainiert – vor allem die Workouts in diesem Buch. Selbst wenn Sie beispielsweise Armbeugen machen, sind die Bauchmuskeln beteiligt. Das heißt, wenn Sie die Bauchmuskeln zuerst trainieren und ermüden, müssen diese während des Workouts noch einmal richtig arbeiten, um den Rumpf zu stabilisieren.

Hier ist ein toller Trick, wenn Sie Ihre Bauchmuskeln formen wollen. Diese Muskeln ähneln der Rückseite einer Krebsschale oder der Wirbelsäule. Stellen Sie sich vor, Ihr Kopf sei schwer wie eine Bowlingkugel, und senken Sie ihn vom ersten Halswirbel aus und dann immer weiter,

Joe Manganiellos

Lieblingsübungen

für die Bauchmuskeln

Workout 1

a) Beinheben hängend (15 Reps)
b) Verkehrte Bauchpressen (20 Reps)
c) Radfahren (25 Reps)
d) Bauchpressen (30 Reps)

Machen Sie diese vier Übungen als Runde ohne Ruhepausen dazwischen. Ruhen Sie sich dann eine Minute aus und wiederholen Sie die Runde dann weitere zwei Mal - insgesamt also drei Runden.

Workout 2

a) Zehen an die Stange (15 Reps)
b) Umgekehrtes Radfahren (25 Reps)
c) Bauchpressen (30 Reps)

Machen Sie diese vier Übungen als Runde ohne Ruhepausen dazwischen. Ruhen Sie sich dann eine Minute aus und wiederholen Sie die Runde dann weitere zwei Mal - insgesamt also drei Runden.

bis er an der Taille liegt. Jetzt spüren Sie, wie stark die Bauchmuskeln arbeiten. So müssen Sie sich ihre Arbeit auch bei der einfachen Rumpfbeuge vorstellen.
Bei allen Bauchmuskelübungen stelle ich mir vor, wie die oberen Muskeln die mittleren und diese die unteren zusammenpressen, bis zum Anfang des Achterpacks. Wenn Sie also die unteren Muskeln trainieren, die den Achterpack zusammenpressen, sind alle anderen ebenfalls beteiligt und Sie trainieren die ganze Körpermitte. Dieser Fokus auf die unteren Muskeln sorgt dafür, dass Sie härter trainieren, dass die Muskeln sich kräftiger zusammenziehen und dass Sie Bauchmuskeln bekommen, die Sie erst sehen müssen, um daran zu glauben – und Sie werden sie sehen.

Der Weg zu Bauchmuskeln: Cardio-Training

Wenn es Ihnen ernst damit ist, Ihre Bauchmuskeln zu sehen, dürfen Sie diesen Abschnitt nicht überspringen. Auch dann nicht, wenn Sie Cardio-Training verabscheuen oder glauben, Gewichte und Ernährung allein seien ausreichend. Das ist falsch.
Das intensive Programm in diesem Buch hilft Ihnen, schlank, stark und muskulös zu werden. Außerdem verbessert es das Herz-Kreislauf-System, weil Sie mit hohem Tempo und kurzen Pausen arbeiten. Das ist nicht Ihr gewohntes Krafttraining, bei dem Sie zwischen den Sätzen mit Ihren Kumpels zusammensitzen und plaudern. Das Tempo ist hoch und die Übungen – zum Beispiel mit schweren Gewichten – beanspruchen Ihre Bauchmuskeln mehr als je zuvor.
Trotzdem brauchen Sie auch Cardio. Hat irgendjemand Spaß daran außer den Läufern? Ich kenne nicht viele. Mein Bruder, der an der Penn State University ein sehr guter Mittelstreckenläufer war, räumt ein, dass selbst die Läufer es nicht sonderlich mögen. Lange Zeit dachte ich an Hamster in ihrem Rad, wenn ich Laufbänder sah. Es war langweilig und schmerzhaft und hatte scheinbar keinerlei Vorteile. Aber ich habe gelernt, davon zu profitieren, und habe es als notwendigen Teil meines Trainings akzeptiert.

Das Schwerste am Cardio-Training ist der Anfang. Isaac Newtons erstes Bewegungsgesetz besagt, dass ein ruhender Körper in Ruhe bleibt, solange keine äußere Kraft auf ihn einwirkt. Mit anderen Worten: Es ist schwer, etwas in Bewegung zu versetzen, doch wenn Sie das geschafft haben und das Objekt sich bewegt, ist es sehr viel leichter, die Bewegung aufrechtzuerhalten.
Mit dem Cardio-Training verhält es sich wie bei jeder anderen Übungsform: Wenn Sie regelmäßig trainieren, braucht Ihr Körper es. Er will es haben und er freut sich darauf. Erinnern Sie sich an meine morgendlichen Kopfschmerzen am Bau? Glauben Sie mir, Ihr Körper passt sich an – aber es kann einige Zeit dauern.

Voll und ganz dabei

Vielleicht denken Sie nun, dass Sie kein Schauspieler sind und daher kein Cardio brauchen. Das mag sein, aber dann wäre es Zeitverschwendung, dieses Buch zu lesen. Ich denke wie Dr. Mooney und Ron. Sie gingen nicht zimperlich mit mir um und das werde ich mit Ihnen auch nicht tun. Dr. Mooney erklärte mir, dass ich nur Ergebnisse sehen würde, wenn ich voll und ganz beim Trainingsprogramm dabei wäre, und Jahre später sagte Ron genau das Gleiche. Also befolgte ich ihre Anweisungen haargenau. Und genau das erwarte ich jetzt auch von Ihnen. Sie haben die Informationen, Sie wissen Bescheid. *Sie müssen voll und ganz dabei sein!*
In diesem Fall ist es am besten, weniger zu denken und mehr zu tun. Ich versuche, mein Gehirn abzuschalten, wenn ich trainiere. Denn wenn ich darüber nachdenke, denke ich wahrscheinlich zu viel. Seien Sie unkompliziert. Ich halte mich genau an mein Trainingsprogramm, und es hat seinen Grund, dass ich es Programm nenne und nicht Gefühl oder Laune. Cardio-Training ist anfangs unangenehm – aber was können Sie daran ändern? Akzeptieren Sie es als Teil des Prozesses, der Männer von Jungen trennt. Cardio ist das, was Sie am liebsten meiden würden, aber es ist auch das Training, das Muskeln definiert und so für den Waschbrettbauch sorgt. Cardio hilft Ihnen, sich von der Masse abzuheben.

Warum so weit gehen und dann stehen bleiben? Warum einen Marathon laufen und dann sagen: „Zum Teufel mit den letzten zwei Zehnteln des letzten Kilometers"? Scheuen Sie die Investition nicht. Entweder haben Sie ein Ziel oder Sie haben keines. Wenn Sie fantastische Ergebnisse anstreben, ist Cardio keine Option, sondern eine Voraussetzung. Finden Sie heraus, was möglich ist. Beseitigen Sie mentale Blockaden. Überwinden Sie Ihre Ängste. Hören Sie auf, davon zu reden, was Sie sein könnten, wenn Sie dies oder das tun würden. Bringen Sie es zu Ende. Werden Sie es!

Ich versichere Ihnen, dass jede grausame Sekunde sich lohnt. Nach meiner ersten Staffel von „True Blood" hatte ich exakt null Dollar verdient. Nach Steuern, Agentenhonoraren, Managerhonoraren und Lebenshaltungskosten war kaum noch etwas übrig. Und alles, was ich hatte, investierte ich in meinen Trainer und in einen Crosstrainer. Ich investierte das Geld sofort in mich selbst. Ich konnte mir damals keinen Ferrari leisten, also beschloss ich, einen Ferrarimotor in mich einzubauen. Ich spielte mit der Idee, aus mir den stärksten, härtesten Typ zu machen, der ich sein konnte, und dadurch jeden Aspekt meines Lebens zu verändern. Mein Leben sollte keine andere Wahl haben, als sich äußerlich dem anzupassen, was ich innerlich war. In einem Artikel mit dem Titel „Das Eisen" schrieb Henry Rollins im Januar 1993 in der Zeitschrift *Details*: „Ich glaube, wenn der Körper stark ist, dann denkt der Geist starke Gedanken ... Es gibt keine bessere Methode, Schwächen zu bekämpfen, als mit Stärke. Sobald Körper und Geist zu ihrem wahren Potenzial erwacht sind, ist es unmöglich, umzukehren." Ich investierte meine ganze Energie – und hatte Erfolg.

Machen Sie Ihren Körper zu Ihrer Priorität. Sie müssen nicht den letzten Cent, den Sie haben, in ihn investieren, aber er sollte so wichtig sein, dass Sie mentalen Schwächen und Ausreden nicht nachgeben.

„True Blood" war für mich ein Blatt voller Trümpfe und ich legte sie alle auf den Tisch. Sind Sie bereit, auf sich selbst zu wetten? Wenn ja, lassen Sie das Cardio-Training nicht weg. Gehen Sie diese Selbstverpflichtung ein und erlauben Sie sich keine Ausreden.

So fügen Sie das Cardio-Training Ihrem Programm hinzu

Der Verzicht auf Cardio war eines der größten Hindernisse, als ich versuchte, mein Potenzial auszuschöpfen. Meiner Meinung nach hatte ich zwei Möglichkeiten: weiter nach Ausreden suchen oder die Zähne zusammenbeißen und es anpacken. Es war meine persönliche Form von liebevoller Strenge, die es mir ermöglichte, die Ausreden beiseitezuschieben und den Durchbruch zu schaffen. Selbst dann noch wusste ich, dass es schwer sein würde, mich zum Cardio zu zwingen. Also riskierte ich eine Investition. Ich mietete eine Wohnung gegenüber einem preisgünstigen Fitnessstudio – sehr zum Ärger meiner damaligen Freundin, die sich jeden Tag darüber beschwerte. Da mir die unsterblichen Worte von Don Swayze in den Ohren klangen, trennte ich mich schließlich von ihr und setzte dadurch eine Menge seelische Energie frei. Die Folge war ein enormer Karriereschub. Man sitzt entweder im selben Boot oder nicht. Nach dieser ersten Staffel bot „True Blood" mir einen Sechsjahresvertrag an. Ich erhielt eine Abschlussprämie, die ich nutzte, um mir einen eigenen Crosstrainer zu kaufen. Nun konnte ich morgens nach dem Aufstehen sofort Cardio trainieren und meinem Tag wertvolle Zeit hinzufügen. Außerdem konnte ich umziehen, wohin ich wollte, weil ich nicht mehr gegenüber einem Fitnessstudio wohnen musste. Vielleicht können Sie sich dieses Gerät nicht leisten, aber Sie können so wie ich für wenig Geld Mitglied in einem Fitnesscenter werden und sogar in eine Wohnung gegenüber dem Studio einziehen. Sie sind selbst für Ihr Cardio-Training verantwortlich. Erwarten Sie, dass Ihr Tag auf magische Weise einige Stunden länger wird? Das wird nicht passieren. Manchmal müssen Sie Ihren Tag selbst verlängern. Keine Ausreden!

Als ich das Gerät hatte, war es Zeit, mein Cardio weiter zu vereinfachen. Ich stellte meinen Fernseher vor den Crosstrainer, schaltete *ESPN* ein und trainierte, während „Sports Center" lief. Der Fernseher lenkte mich von der Eintönigkeit des Trainings ab, das ich nicht leiden konnte. Erneut zahlte es sich aus, dass ich mir das Geld für meine eigene Cardio-Ausrüstung verdient hatte: Ich musste nie wieder in einem Studio mit Frauen über das Fernsehprogramm streiten. Das eigentliche Wunder bestand darin, dass Cardio mit der Zeit zu einer Art Morgenmeditation wurde. Ich begann, es wirklich zu genießen, und die Folgen für meine Figur waren gigantisch. Bald freute ich mich darauf, aufzustehen, vor dem Frühstück zu schwitzen und dann meinen Tag zu beginnen.

Cardio baut Fett ab

Ich empfehle ein Cardio-Training drei bis sechs Mal in der Woche. Ziehen Sie Ihre Schuhe an und gehen Sie ins Studio oder laufen Sie im Freien. Ich laufe lieber im Studio, weil die moderne Technik ein variables Training ermöglicht und weil man die Fortschritte leichter überwachen kann. Wenn Sie den Trainingsplan, den ich unten erkläre, einen bis zwei Monate lang befolgen, werden Sie einen deutlichen Fortschritt sehen, der ansonsten ausgeblieben wäre. Wenn Sie übergewichtig sind, verlieren Sie überschüssige Pfunde. Wenn Sie gesund, aber nicht sehnig sind, bekommen sie nach und nach mehr Muskeln. Und wenn Sie bereits schlank und sehnig sind, sehen Sie bald fantastisch aus.
Scheuen Sie nicht den letzten Kilometer und verbrennen Sie mehr Kalorien. Hier sind drei verschiedene Methoden, die ich Ihnen als Ergänzung Ihres Trainingsprogramms empfehle. Jede hat ihre Vorzüge. Nehmen Sie alle drei in Ihr Programm auf und wechseln Sie ab.

Cardio-Option 1:
Crosstrainer: Langsames Cardio am frühen Morgen (45 Minuten)
Dieses Training ist nicht intensiv. Es soll Ihren Körper gleich am Morgen in Bewegung versetzen, und zwar mit einem Tempo, das den Puls auf 125 bis 135 Schläge pro Minute steigert. Die Widerstandsgrenze liegt etwa bei 10. Viele Leute lachen über langsames Cardio-Training, aber ich versichere Ihnen, dass es bei der Fettverbrennung eine wichtige Rolle spielt, vor allem wenn Sie Bauchmuskeln aufbauen und nichts dem Zufall überlassen wollen.

Cardio-Option 2:

Laufband: Hochintensives Intervalltraining (30 Minuten)

Eine Warnung: Das ist nichts für schwache Nerven. Sprints sind eine der besten Methoden, um in Form zu kommen. Aber Tempo und Intensität sind hoch, um unerwünschte Fettpolster abzubauen. Denken Sie dabei an die Sprinter bei Olympischen Spielen und an ihre muskulösen Körper, die wie gemeißelt aussehen: kein Fett, nur Muskeln. Ein solcher Körper lässt sich nur mit kurzen, aber hochintensiven Trainingseinheiten formen. Sie werden nach Luft schnappen, doch Ihr Körper wird sich vor Ihren Augen verwandeln. Wenn Sie erheblich übergewichtig sind, müssen Sie dieses Training vielleicht zunächst auslassen und in langsamerem Tempo eine Grundlage schaffen. Keine Sorge: Für Ihren Körper ist alles relativ; das heißt, wenn Sie so intensiv trainieren, wie Ihr Körper es Ihnen erlaubt, werden Sie Fortschritte sehen.

So sieht mein Training auf dem Laufband aus – aber scheuen Sie sich nicht, das Programm Ihrer eigenen Leistungsfähigkeit anzupassen oder im Freien zu trainieren:

Aufwärmen

- Stellen Sie das Band auf 12 km/h ein, ohne Neigung.
- Joggen Sie 5 Minuten.

Intervallphase 1

- Stellen Sie das Band auf 16 km/h und 7,5 % Neigung ein.
- Laufen Sie 15 Sekunden und verlassen Sie dann das Band für 45 Sekunden. Das ist eine Runde. Machen Sie 10 solche Runden.

Intervallphase 2

- Stellen Sie das Band auf 19 km/h und 10 % Neigung ein.
- Sprinten Sie 10 Sekunden und verlassen Sie das Band dann für 50 Sekunden. Das ist eine Runde. Machen Sie 10 solche Runden.

Abwärmen

- Stellen Sie das Band auf 12 km/h ein, ohne Neigung.
- Joggen Sie 5 Minuten, bis die Herzfrequenz zu sinken beginnt.

Cardio-Option 3:

Laufband: Hochintensives langsames Cardio-Training (30–45 Minuten)

Dieses Training sieht erst einmal trügerisch einfach aus, kann aber sehr unangenehm sein. Ich hüpfe auf das Band und absolviere ein spezielles Fettabbau-Training. Das geht so: Ich stelle die Geschwindigkeit auf 5,6 km/h (forsches Gehen), die Neigung auf 12 % und den Timer auf 30 bis 45 Minuten ein. Stellen Sie sich vor, Sie gehen längere Zeit steil bergauf wie Rocky Balboa in Russland in „Rocky IV".

Das kommt Ihnen zu Beginn vielleicht harmlos vor, weil Sie sich in den ersten fünf Minuten prächtig fühlen. Doch nach etwa zehn Minuten stößt Ihr Körper an die erste Mauer. Nach 20 Minuten jammern Ihre Beine. Doch wenn Sie die 20-Minuten-Barriere überwinden, werden Sie erstaunt feststellen, dass Sie das Gefühl haben, ewig laufen zu können. Halten Sie also durch, denken Sie an Ihr Ziel und kämpfen Sie, bis der Timer sich meldet.

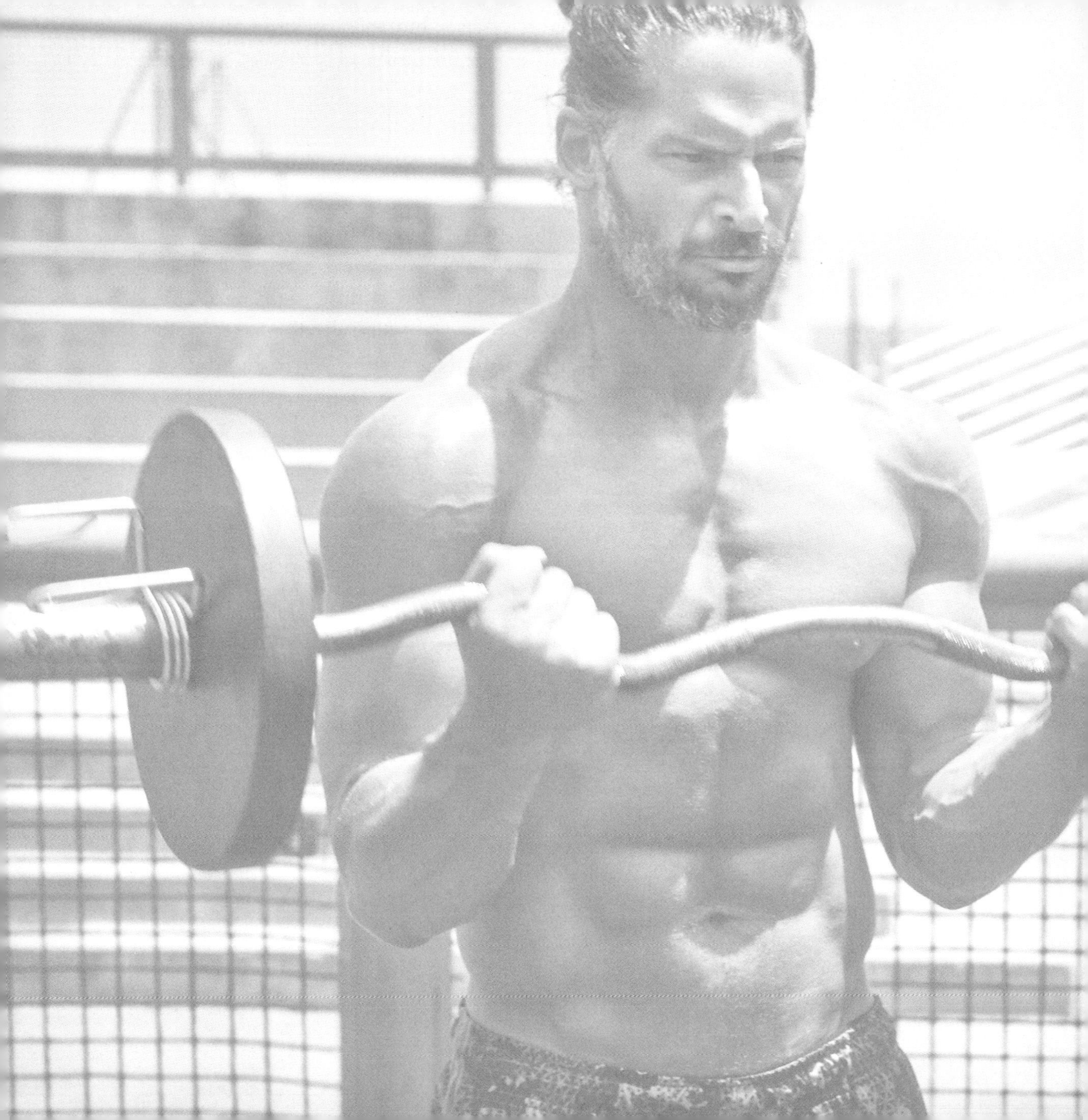

Kapitel 9

Muskulös, gut definiert und attraktiver denn je

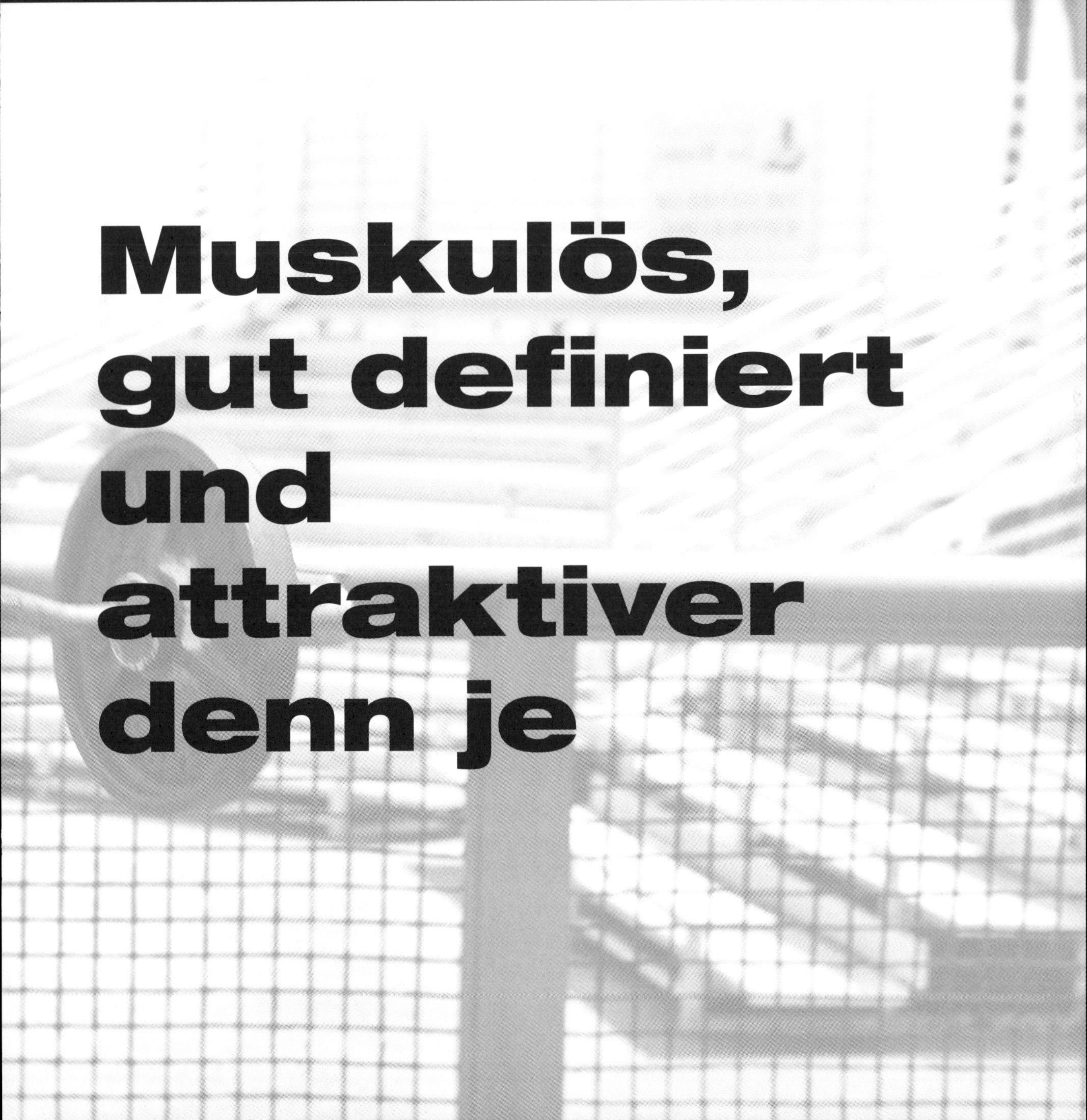

Inzwischen haben Sie die richtige Einstellung und Sie fühlen sich allmählich großartig und sehen auch so aus. In diesem Kapitel geht es um die allerletzte Grenze, um den makellosen, für den Showroom geeigneten Körper. Dieses Kapitel enthält einige Tipps und Tricks, die Bodybuilder und Fitnessprofis verwenden, aber mit etwas modernem Flair. Es geht um den letzten Schliff, der bei anderen den irrigen Eindruck erweckt, Sie hätten Ihre Figur auf unnatürliche Weise erworben – mithilfe von Maskenbildnern, durch Airbrushing oder – auf Fotos und im Film – gar mithilfe des Computers.

Vorbereitungen auf Dreharbeiten

Wenn ich weiß, dass ich oben ohne auftreten muss, lege ich in jeder Hinsicht einen Zahn zu. Für Irrtümer ist dann kein Platz mehr. Meine Ernährung, mein Training und alles andere müssen perfekt sein, denn „Film lebt ewig“. Also trainiere ich zwei Mal am Tag, sechs Mal in der Woche. Jeder Tag schließt Krafttraining *und* Cardio-Training ein.
An diesem Punkt ändern meine Workouts ihren Charakter. Da die Kamera die Fugen zwischen den Muskeln einfängt, konzentriere ich mich weniger darauf, mit schwereren Gewichten zu arbeiten. Stattdessen steigere

ich die Intensität, indem ich die Übungen öfter wiederhole und die Pausen verringere. Mit anderen Worten: Ich bin ständig in Bewegung, habe eine höhere Herzfrequenz und spüre einen starken Pump in jedem Muskel. In diesem Stadium des Spiels versuche ich, „bereit für den Laufsteg" zu werden und das ganze Jahr über in Topform zu sein. Wenn Sie noch zu Ihrem persönlichen Gipfel unterwegs sind, können diese Übungen Ihnen zwar helfen, aber Sie werden damit nicht die Höchstform erreichen. Wenden Sie diese Strategie an, sobald Sie das 6-Wochen-Programm hinter sich haben und bereit für den Feinschliff sind.

Vorbereitungstraining für HD-Filme

Aufwachen	Nehmen Sie ein Ergänzungsmittel, das Stickoxid freisetzt, und Kreatin
Morgen-Workout	45 Minuten Cardio auf dem Crosstrainer (siehe Cardio-Option 1)
Frühstück	Omelett aus Eiklar mit Käse und Frühlingszwiebeln. Beilagen: 2 Würste, 1 Tasse Obstscheiben, 50 g Molkeneiweiß, mit Wasser vermischt, schwarzer Kaffee
3 Stunden später	2 im Ofen gebratene Hühnerbrüste. Beilagen: Mais und gedünstete grüne Bohnen
Vor dem Workout	Nehmen Sie ein Ergänzungsmittel, das Stickoxid freisetzt, und Kreatin
Workout	Krafttraining
Nach dem Workout	1 Lean Body (Proteinshake)
2 Stunden später	1 Isopure RTD (Proteindrink), zerteilte Möhren, Sellerie, Gemüsepaprika und Gurke mit Hummus
2 Stunden später	Gebratene Schweinefilets mit Spinat, Prosciutto-Schinken und Ziegenkäse; Beilage: gemischter grüner Salat mit gebratenem Kürbis
Kurz vor der Bettruhe	Erneut 50 g Molkeneiweiß mit Wasser vermischt

Und wenn ich morgens trainiere?

Mein Tag beginnt oft in aller Frühe mit Gewichttraining mit meinem Trainer. In diesem Fall nehme ich auf dem Weg zum Training entweder das Molkeneiweiß mit Wasser oder ein Lean Body und einen Think-Thin-Riegel zu mir. Hinzu kommen ein Ergänzungsmittel, das Stickoxid freisetzt, und Kreatin.

Nach dem Training beginne ich mit dem Frühstück und folge dann dem restlichen Tagesprogramm wie oben beschrieben. Mein Cardio-Training absolviere ich nachmittags vor dem Krafttraining. Danach trinke ich Lean Body. Oder ich mache das Cardio-Training kurz vor dem Abendessen.

Vorbereitung auf den Drehtag

Alles, was ich in den Tagen vor den Dreharbeiten esse, ist gezielt ausgewählt. Ich verzichte auf Zucker, Brot, Mayonnaise, Süßigkeiten, Leckereien und kohlenhydratreiche Nahrungsmittel – außer Beeren und Gemüse. Auf diese Weise bereite ich meinen Körper darauf vor, so gut wie möglich auszusehen, sobald die Kamera läuft.

Der Verzicht auf Kohlenhydrate vor Dreharbeiten wirkt Wunder, was den Körperfettanteil betrifft, doch manchmal verleiht er den Muskeln ein flaches Aussehen. Zuckerkonsum am Drehtag kann dazu beitragen, die Muskeln „aufzupumpen", während der Zucker im Blut ist. Das führt allerdings zu einem Insulinschub (Insulin ist ein wichtiges Hormon, das die Energiespeicherung reguliert und auf Kohlenhydrate reagiert), der die Muskeln womöglich schrumpfen lässt. Seien Sie also vorsichtig, wenn die Dreharbeiten lange dauern.

Am Drehtag beginne ich morgens mit einem Cardio-Training gefolgt von einem kleinen Eiweißomelett und einem Proteinshake. Danach esse ich bis zu den Dreharbeiten nichts mehr. Ich habe hinterher genug Zeit, mich satt zu essen. Darum ist Disziplin gefragt.

Wenn Sie am Morgen drehen, stehen Sie am besten früh auf, machen ein wenig Cardio und essen dann *nichts*. Während der Dreharbeiten können

Sie ein paar Leckerbissen essen, damit die Muskeln praller werden. Bleiben Sie also standhaft und ignorieren Sie Heißhungerattacken.
Während der Dreharbeiten esse ich ab und zu etwas Süßes, zum Beispiel Erdnussbutter. Zucker macht die Muskeln voluminöser, wenn Sie unterzuckert sind, und er hat eine erstaunliche Wirkung, wenn der Körper mager und muskulös ist und eine Weile keine Kohlenhydrate bekommen hat. Außerdem halte ich einige Eiweißdrinks bereit, an denen ich nippe.

Optimales Aussehen

Immer wenn ich filme, nehme ich ein paar Geräte mit, um sicherzustellen, dass meine Muskeln mit Blut gefüllt sind. An dem Tag, an dem ich kein Hemd tragen darf, habe ich einen Bosu-Ball (er sieht aus wie ein halber Gymnastikball) und 11-Kilo-Kurzhanteln bei mir. Vor dem Drehen einer Szene mache ich plyometrische (hüpfende) Bosu-Liegestütze bis zum Versagen. Dann folgen normale Liegestütze auf dem Bosu bis zum Versagen, um möglichst viel Blut in den Brustkorb und in den Trizeps zu pumpen.
Dann mache ich ein wenig Schulterdrücken mit den Kurzhanteln, gefolgt von Frontheben und Seitheben. Danach sind die Schultermuskeln gut definiert. Den Abschluss des Rumpftrainings bilden einige eingedrehte Armbeugen, Hammercurls und Armbeugen mit leicht nach außen gedrehten Armen.
Meine Vorbereitung endet mit einigen – nicht vielen – Bauchpressen auf dem Bosu und ein wenig Trizepsdrücken auf einem Stuhl.
Es ist nicht notwendig, bis zum Versagen zu trainieren und so viele Reps zu machen, dass Sie Ihre Auftritte vermasseln. Machen Sie also nicht so viele Reps wie möglich, sondern nur so viele, dass die Muskeln gut durchblutet sind und die Blutgefäße sich weiten.
Es ist wichtig, für eine gute Durchblutung zu sorgen und sie dann mit einfachen Mitteln aufrechtzuerhalten, damit Sie längere Zeit optimal aussehen.

Um das zu erreichen, mache ich ein paar isometrische Übungen.
Ich halte zum Beispiel die Hanteln in einer kontrahierten Stellung (denken Sie an den oberen Teil einer Armbeuge) oder ich presse die Hände aneinander und spanne sämtliche Rumpf- und Armmuskeln an.

Wassertabletten?

Ich bin kein Freund von Wassertabletten. Wenn Sie Ihren Körper entwässern wollen, seien Sie vorsichtig. Sprechen Sie mit Ihrem Arzt. Entwässerung kann extrem gefährlich sein und Sie sollten deswegen nie zu Diuretika greifen. Achten Sie zudem darauf, das Dehydrieren etwa 24 Stunden im Voraus durchzuführen. Nach den Aufnahmen müssen Sie Ihren Körper gewissenhaft rehydrieren, sonst baut er ohne Zögern Ihre hart erkämpften Muskeln ab, um sich das Wasser und die Aminosäuren zu beschaffen, die er verzweifelt sucht.
Vor den Aufnahmen verzichte ich etwa eine Woche lang auf kohlensäurehaltige Getränke. Etwa 24 Stunden vor Drehbeginn schränke ich zudem meine Wasserzufuhr ein und verdünne meine Haut durch Cardio-Training noch mehr. Aber ich bin nicht verrückt. Während der Dreharbeiten nippe ich bei Bedarf Wasser oder Eiweißdrinks, wenn auch in sehr kleinen Mengen. Das einzige „Diuretikum", das ich zu mir nehme, sind ein paar Espressos am Drehtag.

Hautbräunung

Braune Haut verbessert tatsächlich die Definition und die Fugen zwischen den Muskeln. Sie erzeugt Schatten, die das Aussehen insgesamt verbessern.
Wenn ich von Bräunung spreche, meine ich Sonne, nicht Bräunungssprays. Wenn Sie scharfe Augen wie ich haben, erkennen Sie künstlich gebräunte oder vom Computer nachgebesserte Bauchmuskeln aus einer Meile Entfernung.

Nach den Aufnahmen oder der Veranstaltung

Jetzt fängt der Spaß richtig an. Belohnen Sie sich für die harte Arbeit! Gönnen Sie sich eine einmalige kleine Orgie, bevor Sie mit dem Programm weitermachen. Nach so viel Disziplin verdienen Sie das! Es ist Zeit für Brathähnchen und Waffeln!

Geh aufs Ganze oder geh nach Hause

Der Kampf um Muskelmasse ist mir nicht fremd. Denken Sie an meine bescheidenen Anfänge als dünner Teenager. Ja, ich habe seither enorme Fortschritte gemacht, aber ich musste nicht nur in meiner Jugend massiger werden. Als ich mich auf „Sabotage" mit Arnold Schwarzenegger vorbereitete, wollte ich einschüchternd wie ein Linebacker im Football wirken. Ich spielte einen DEA-Agenten, der als verdeckter Ermittler in einer Motorradgang arbeitet. Mein körperliches Training begann morgens mit Gewichtheben, dann ging ich in ein Studio und übte neunzig Minuten lang gemischte Kampfkünste im Stehen und am Boden. Das Ergebnis dieser drastischen Umstellung meines Trainings? Als ich am Drehort auftauchte, zeigte die Waage 112,5 Kilo an! Ich war schwerer als je zuvor und doch blieben meine Bauchmuskeln gut definiert. Während ich mit Gewichtheben Körpermasse aufbaute und Mann gegen Mann kämpfte, durfte ich mehr Kalorien zu mir nehmen. Dabei hatte ich zwei Möglichkeiten: größere Mahlzeiten einzunehmen und/oder häufiger zu essen. Dieses Essverhalten wurde für mich zum Teilzeitjob und ich genoss jede Sekunde!

Dies ist mein bester Tipp, wenn Sie Ihre Körpermasse vergrößern wollen: Essen Sie mehr Kohlenhydrate. Ohne Kohlenhydrate können Sie keine Muskeln aufbauen oder nennenswert massiger werden. Ein Teil dieser Kohlenhydrate kann aus gesunden Quellen stammen, zum Beispiel aus Süßkartoffeln und Reis. Aber Sie dürfen auch mit weniger gesunden Nahrungsmitteln experimentieren. Mein Frühstück sieht in dieser Periode etwa so aus:

4 gewendete Spiegeleier

2 oder 3 Pfannkuchen oder Waffeln mit Butter

Wurst und/oder Speck als Beilage

Obst als Beilage

1 Kanne Kaffee

Vielleicht halten Sie die Pfannkuchen für ungesund, aber wenn Sie hart und mit maximaler Intensität trainieren, brauchen Sie diese Kohlenhydrate, um massiger zu werden. Damit Ihre Muskeln dennoch gut definiert bleiben, empfehle ich Ihnen ein hartes Cardio-Training: Boxen oder gemischte Kampfkünste. Das hilft dem Körper, in einer Phase der radikalen Verwandlung im Gleichgewicht zu bleiben.

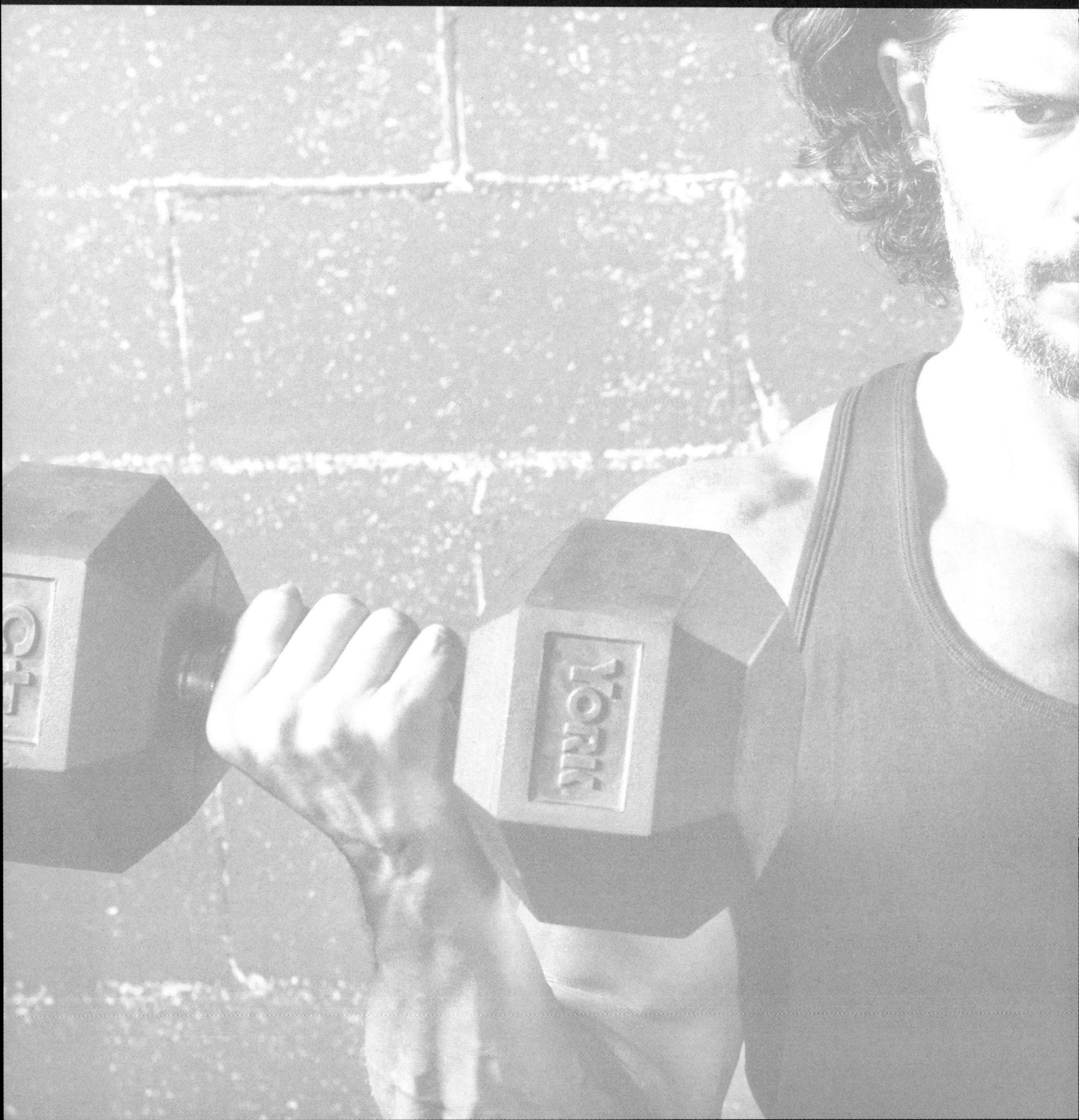
YORK

Kapitel 10

Das Ziel ist nah

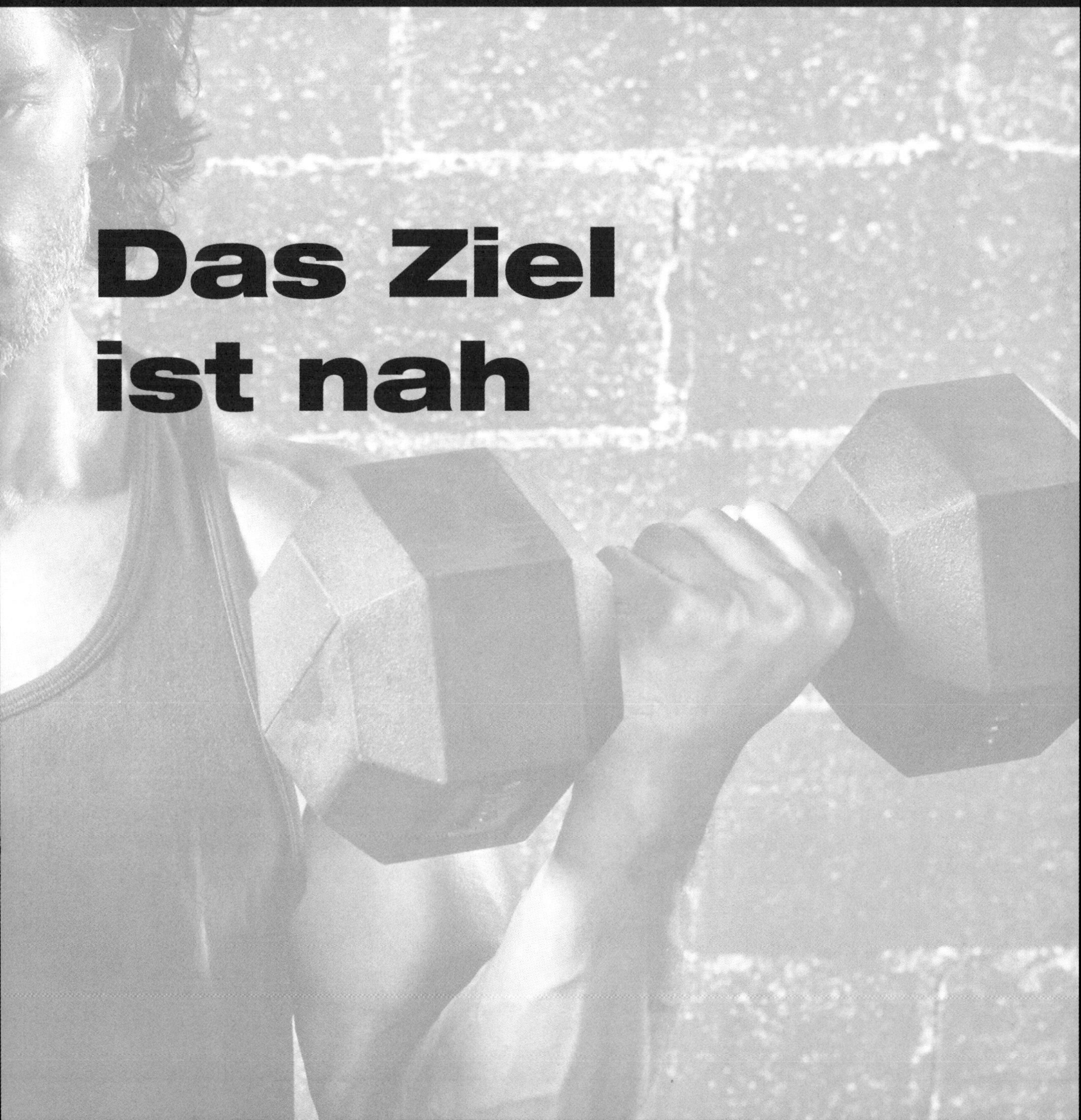

„Die Wege des Menschen tragen ihr Ziel in sich. Aber wenn er einen anderen Weg einschlägt, ändert sich das Ziel. Sage, ist es so mit dem, was du mir zeigen wirst?“

Ebenezer Scrooge zum Geist der zukünftigen Weihnacht in Charles Dickens „Eine Weihnachtsgeschichte“, 1843.

Menschen können sich ändern. Ich bin der lebende Beweis dafür. Ich war jung und dumm und ich bekam, was junge und dumme Leute bekommen. Aber es gelang mir, meine Einstellung zu ändern. Ich begann, einem anderen Paradigma nachzueifern; ich schlug ein neues Kapitel auf und mein Leben änderte seinen Verlauf für immer. Ich schrieb dieses Buch in der Hoffnung, dass meine Erfahrungen und die Lektionen, die ich lernte, andere dazu inspirieren, meinem Weg zu folgen. Wie ein Geist der zukünftigen Fitness möchte ich Ihnen eine mögliche Zukunft voller Zweifel, Reue und *ungenutztem Potenzial* ersparen.

Sie befinden sich jetzt an dem Punkt, wo Sie wissen, was zu tun ist. Anders als früher kennen Sie nun die Lösungen. Sie sind mit allen Informationen bewaffnet, die Sie brauchen, um extrem fit zu werden und den Körper und das Leben Ihrer Wünsche zu erlangen. Sie werden zäher und stärker sein, besser vorbereitet auf alles, was auf Sie zukommen mag. Sie werden bereitwillig Rückschläge einstecken, um Erfolg zu haben. Und Sie werden kämpfen, um die Spitze zu erreichen und sich einer neuen Generation anzuschließen, die ehrgeizigere Ziele ansteuert. Sie werden sich nicht mehr mit weniger zufriedengeben. Nur das Beste zählt. Kein Aufgeben mehr, nur weil es hart wird, weil Sie einen schlechten Tag haben oder weil Sie glauben, der steinige Weg sei die Mühe nicht wert.

Er ist es wert.

Es ist Zeit, sich weiterzuentwickeln. Fragen Sie sich: Will ich beim Training und im Leben immer wieder die gleichen Ergebnisse erzielen? Wenn nicht, sind Sie dann bereit, sich zu ändern? Sind Sie bereit, im Studio so hart und konzentriert zu arbeiten, als hinge Ihr Leben davon ab? Sind Sie bereit, Opfer auf dem Altar der Ernährungsgötter zu bringen, um ein für alle Mal zu bekommen, was Sie haben können?
Wenn Sie dieses Buch gekauft und bis hierhin gelesen haben, lautet die Antwort ja.

Bleiben Sie konzentriert

Obwohl Sie jetzt wissen, wie Sie erfolgreich sein können, ist der Erfolg nicht garantiert. Glauben Sie mir. Ich hatte dieses Wissen, als ich bei Dr. Mooney trainierte, aber ich gab es aus den Händen.
Nach meinem Examen an der CMU formte ich meinen Körper von unten bis oben um, weil ich mich auf eine Karriere als Schauspieler vorbereiten wollte. Aber zuerst musste ich die *Showcases* (auch *Leagues* genannt) überstehen. Dort treten Absolventen der Schauspielschulen aus dem ganzen Land in New York und Los Angeles vor Agenten und Besetzungsleitern auf. Es geht ähnlich zu wie bei den Talentwettbewerben der Sportvereine. Man hat drei Minuten Zeit, Eindruck zu machen. Drei Minuten, um eine vierjährige gründliche Ausbildung zusammenzufassen, die dem klassischen Theater und einigen der großartigsten Werke aller Zeiten gewidmet war. Leider ist nichts davon für einen Auftritt vor Agenten und Managern geeignet, die Schauspieler für zahlreiche moderne Projekte suchen. Ich war von einigen der besten Schauspiellehrer der Welt ausgebildet worden und hatte in klassischen Stücken gespielt, aber das interessierte in L.A. niemanden im Geringsten. Also überlegte ich, was ich in drei kurzen Minuten zeigen konnte, um diesen Leuten eine Vorstellung davon zu vermitteln, was in mir steckte.

Wenn ich jeden Manager und Agenten dazu bringen wollte, mit mir einen Vertrag abzuschließen, musste ich absolut überzeugend sein. Dann hatte ich eine Idee. Ich musste die Aufmerksamkeit des Publikums erregen und mich in drei kurzen Minuten von der Herde unterscheiden – und zwar sobald ich auf der Bühne stand. Ich wollte, dass sie nach ihren Kugelschreibern griffen und auf dem Formular, das vor ihnen lag, „Termin vereinbaren" ankreuzten, noch bevor ich den Mund öffnete, und mir danach einen Vertrag anboten. Ich setzte mich mit Moon Dog in Verbindung und wir machten uns wieder an die Arbeit. Er brachte mich wieder in Form – in eine bessere Form als je zuvor. Talent ist etwas, was niemand im Griff hat. Eine Ausbildung an der CMU kann es zurechtschleifen und verfeinern, doch die einzige echte Variable, die ich steuern konnte, war meiner Meinung nach mein Körper, zumindest was dieses Vorsprechen anbelangte. Ich musste ihn nutzen, um meine Arbeitsmoral und meinen potenziellen Marktwert zu demonstrieren. Also ging ich in einem ärmellosen Hemd auf die Bühne und ließ meine dreiminütige Arbeit für sich selbst sprechen. Die Reaktion war genau so, wie ich es erhofft hatte. Ich konnte mir die besten Agenten und Manager aussuchen und vereinbarte eine Menge Termine mit Casting-Agenten und Regisseuren. Meine Lehrer an der Carnegie Mellon sagten, in der Geschichte der *Leagues* hätten nur wenige ein so großes Echo ausgelöst.

Ich lehnte einen Fernsehvertrag ab, weil ich am Ende derselben Woche mit dem Regisseur Sam Raimi verabredet war und Probeaufnehmen für „Spider-Man" machen sollte. Er gab mir eine Rolle. Ich hatte es geschafft – und dann verlor ich alles.

Nachdem ich einige meiner Ziele erreicht hatte, fing ich an mit den falschen Leuten herumzuhängen und verlor den Kontakt zu dem hungrigen Jungen, der so hart hatte kämpfen müssen, um seinen Traum zu erfüllen. Ich ging spät zu Bett, trank wie ein Loch und schlief zu wenig. Kennen Sie das Zitat „Die Jugend ist an die Jungen verschwendet"? Das galt mir. Anstatt besser zu werden und herauszufinden, was ich leisten konnte, verbrachte ich viel Zeit damit, das Chaos zu beseitigen, das ich immer wieder anrichtete. Ich kannte den richtigen Weg. Ich hatte ihn gesehen und gelebt. Und dann zerstörte ich alles, was ich mir aufgebaut hatte.

Ich möchte, dass Sie meine Fehler vermeiden. Ich bin der lebende Beweis dafür, dass das Programm, das ich in diesem Buch beschreibe, funktioniert. Ich bin ein Beispiel dafür, dass man sich von der untersten Sprosse aus nach oben arbeiten und später noch tiefer fallen kann, um dann noch einmal von vorn beginnen zu müssen. Ich bin der lebende Beweis dafür, dass Sie weitermachen und weiterkämpfen müssen, wenn Sie den Gipfel erreicht haben. Denn wenn Sie nachlassen, geht es abwärts.
Mein heutiges Training wäre unmöglich, wenn ich immer noch versuchen würde, nur einigermaßen ordentlich zu trainieren. Entscheidend sind Wissen, harte Arbeit, eine gesunde Ernährung und möglichst acht Stunden Schlaf, damit ich für meine Mitmenschen nicht unerträglich werde.
Ich musste das alles auf die harte Tour lernen. Das bleibt Ihnen erspart!

Stehen Sie Ihren Mann

Ich würde gerne glauben, dass wir in einer fortschrittlichen, intelligenten Gesellschaft leben. Doch je mehr ich zuhöre und beobachte, desto klarer wird mir, dass die meisten Menschen immer noch unglaublich fehlinformiert sind. Ich sehe den Einfluss von Joe Weiders sozialer Revolution überall um mich herum in den Kühlboxen der Tankstellen, die mit Energiedrinks gefüllt sind, an Zeitungsständen voller Fitnessmagazine und -bücher, in den Fitnessstudios an jeder Ecke und in jeder Highschool und jeder Mittelschule. Ich *will* glauben, dass wir gesundheitsbewusst sind, aber ich sehe auch immer noch viel Verwirrung und Nichtwissen. Es gibt eine gewaltige Kluft, die geschlossen werden muss, damit wir alle gemeinsam vorwärtskommen.
Ich überlasse es Ihnen als meinem beauftragten Fackelträger, mein Programm weiterzuverbreiten. Einst bat mich Arnold, seine Fitnessmission zu unterstützen und voranzutreiben, jetzt brauche ich Ihre Hilfe. Ich fordere Sie auf, mithilfe dieses Buches zuerst Ihren Körper zu verwandeln

und dann der Funke zu sein, der andere dazu inspiriert, sich ebenfalls zu ändern. Vor langer Zeit weckte Dr. Jim Mooney in mir den Wunsch, mein Leben zu ändern. Ich hoffe, dass meine Geschichte Sie dazu inspiriert und motiviert zu erreichen, was Ihnen bestimmt ist.

Vielleicht haben Sie das Gefühl, dass Sie weiter sein sollten, als Sie jetzt sind. Das ist in Ordnung. Genauso habe ich mich gefühlt und die Erinnerung daran ist genau das, was mich heute motiviert. Ich weiß, dass ich noch einen langen Weg vor mir habe. Verlieren Sie also nicht den Mut – warten Sie ab, wo Sie in sechs Wochen sind. Oder in sechs Monaten. Oder in einem Jahr.

Ich wurde erst Ende zwanzig muskulös. Vorher klappte es einfach nicht – und dann klappte es doch. Es war schwerer, diesen Erfolg auf natürliche Weise zu erreichen. Ich schaute zu, wie die jungen Leute im Footballteam der Highschool mit Steroiden experimentierten, doch so sehr ich auch erfolgreich sein wollte, ich wollte es auf meine Weise sein. Es macht mich traurig, wenn ich an einige dieser Burschen zurückdenke, die außer Steroiden auch andere Drogen nahmen und wenige Jahre nach ihrem Highschool-Abschluss an einer Überdosis starben. Wenn Sie alles richtig machen, besteht meiner Meinung nach auch kein Grund dafür, eine Anti-Aging-Klinik aufzusuchen. Sie brauchen nur mehr Disziplin. Ihr Körper hilft Ihnen nur, wenn Sie ihm helfen und nie damit aufhören.

Im Rückblick erkenne ich überall in meinem Leben so viele „Fingerabdrücke Gottes", dass man den Eindruck haben könnte, als sei ich nur ein bereitwilliger Passagier auf dieser unglaublichen Abenteuerreise gewesen ... als wäre alles vorbestimmt gewesen. Ich glaube zum Beispiel, dass ich Ron begegnen musste. Wie ich brachte er an der Highschool keinen einzigen Klimmzug und keinen einzigen Barrenstütz zustande. Ron konnte auf der Bank keine Hantel stemmen. Und heute bittet man uns, auf dem Weg in die Zukunft des Fitnesstrainings voranzugehen: zwei Männer, die ihre endlosen Kämpfe und Schwierigkeiten zu Technik und Inspiration umgemünzt haben.

Hören Sie auf zu überlegen, wie Sie mit möglichst wenig Mühe davonkommen. Ihr neues Mantra lautet: *„Was kann ich werden?"*

Natürlich wird es immer Neider geben. Durch sie werden Sie wissen, dass Sie etwas richtig machen. Vergessen Sie diese Leute – sie werden sich entweder der Bewegung anschließen und sich ändern oder mit ihrem eigenen sinkenden Schiff, der *SS Selbstverachtung*, untergehen.
Letzten Endes werden Sie die Mühe, den Kampf, den Schweiß oder das Bild, das Sie im Spiegel sehen, nicht bereuen. Sie werden sich nur an die Reise und an Ihre Verwandlung erinnern. Sie werden stolz darauf zurückblicken, wie Sie früher im Spiegel aussahen, wie sehnlich Sie mehr erreichen wollten und wie Sie beschlossen, aufzustehen und etwas dafür zu tun. Sie werden jeden Tag daran denken, dass Sie jede Mauer und jede mentale Barriere durchbrochen und sich selbst und Ihrem Erfolg keine Grenzen gesetzt haben.
Ihre Vergangenheit ist der Sockel. Er wartet darauf, dass Sie die Staute daraufstellen.
Wie wird Ihre Statue aussehen?

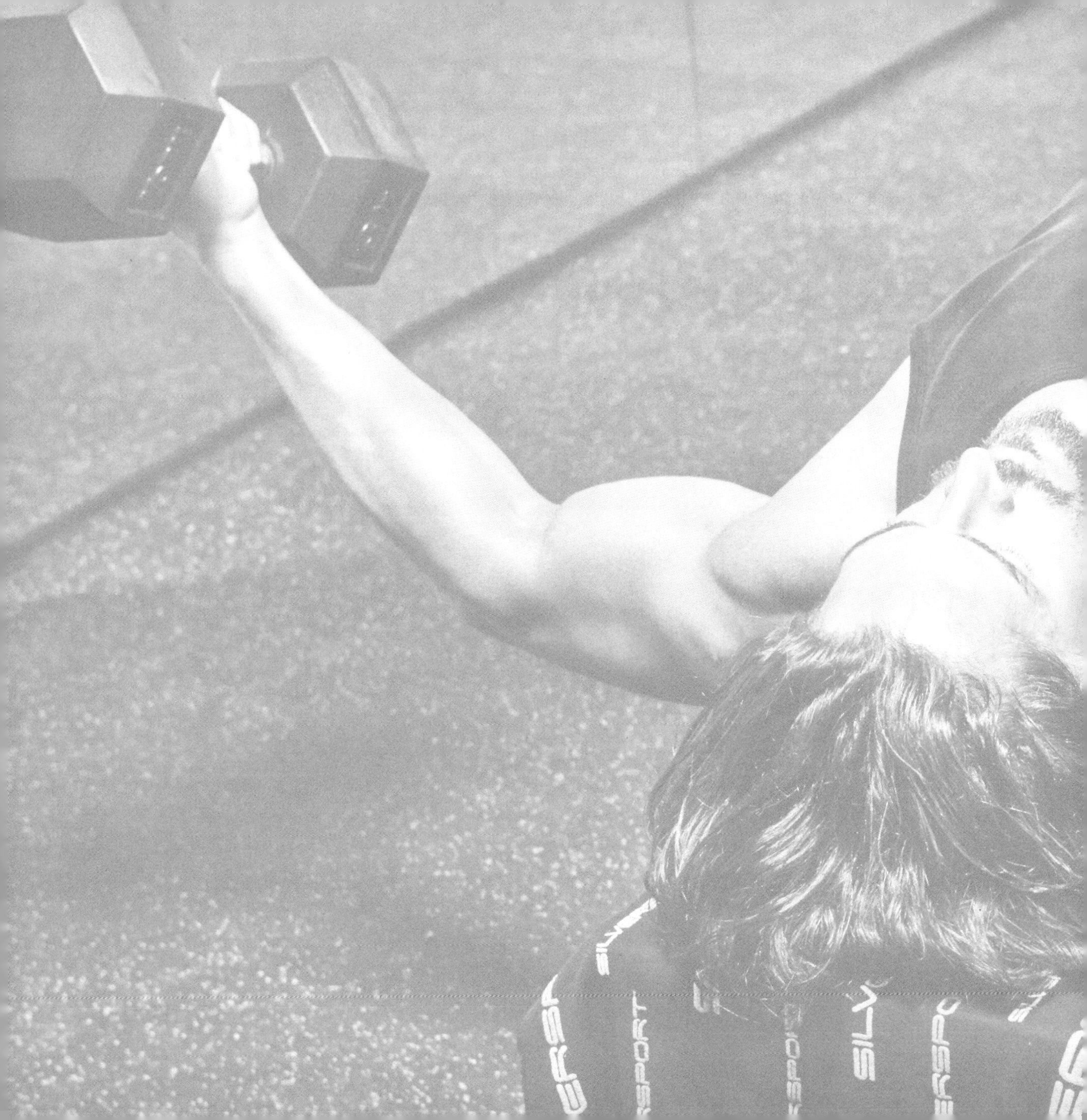

Kapitel 11

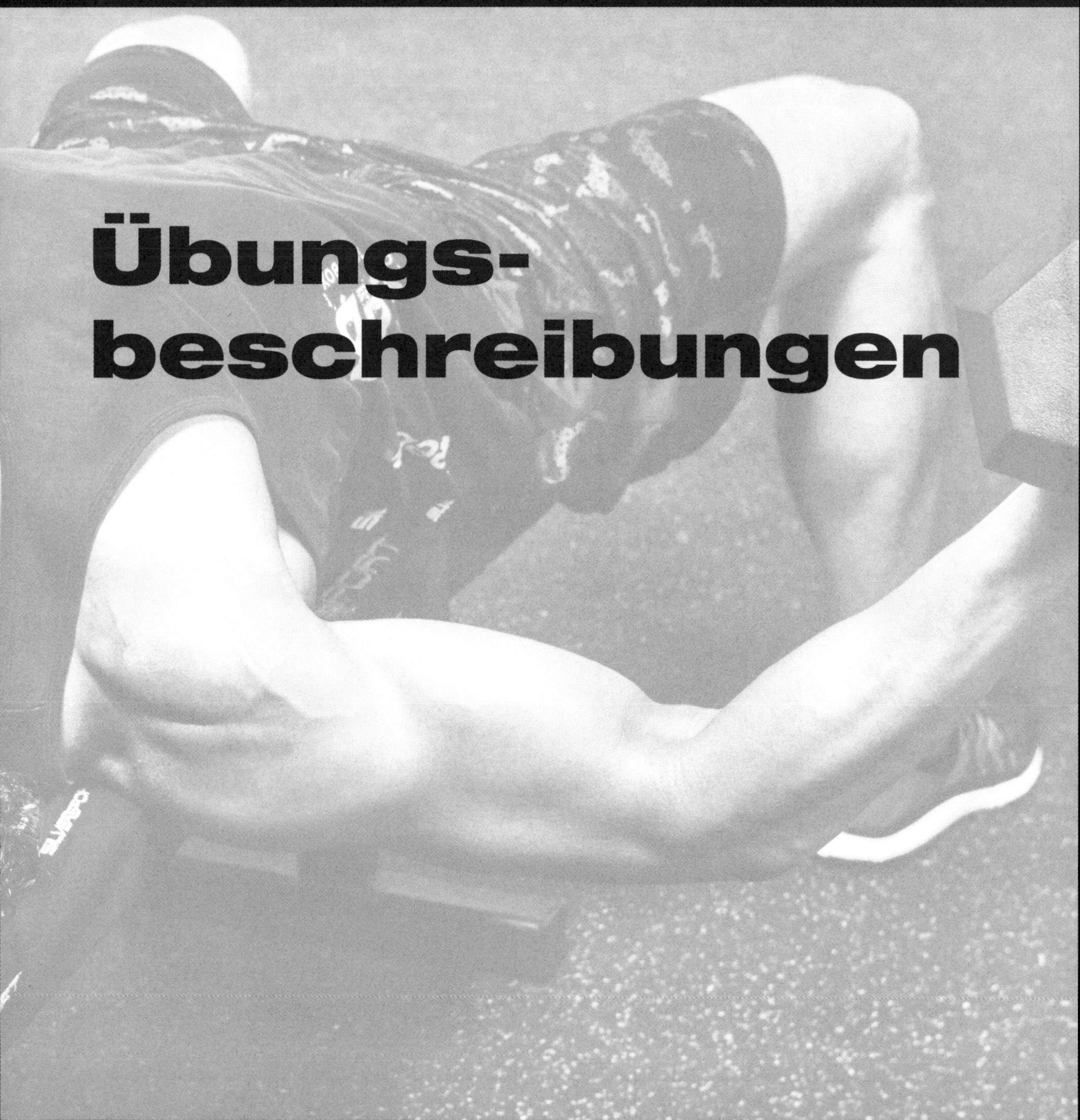

Übungs-beschreibungen

Bankdrücken mit Langhantel

1. Die Hantel mit völlig gestreckten Armen packen, etwas mehr als schulterweit, und über dem Brustbein halten.

2. Die Stange gerade und beherrscht absenken. Die Ellbogen bleiben nah am Rumpf, sodass die Oberarme am untersten Punkt mit dem Rumpf einen Winkel von 45 Grad bilden.

3. Pause machen und die Stange dann senkrecht zurück in die Ausgangsposition stemmen.

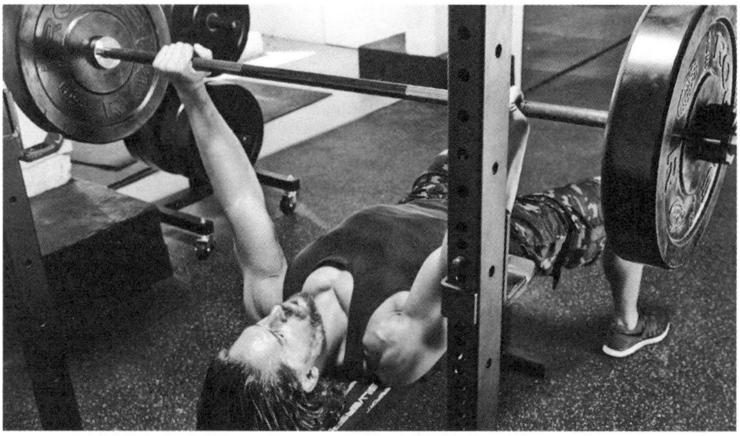

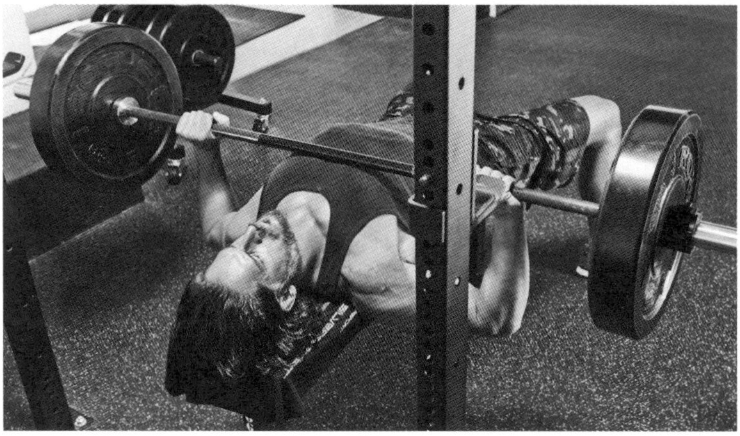

Bankdrücken mit Kurzhanteln

1. Sie liegen rücklings flach auf der Bank und packen zwei Kurzhanteln.

2. Die Hanteln mit gestreckten Armen unmittelbar über den Schultern halten, dann bis an die Seiten des Brustkorbs absenken.

3. Pause machen und die Hanteln dann wieder über die Brust stemmen.

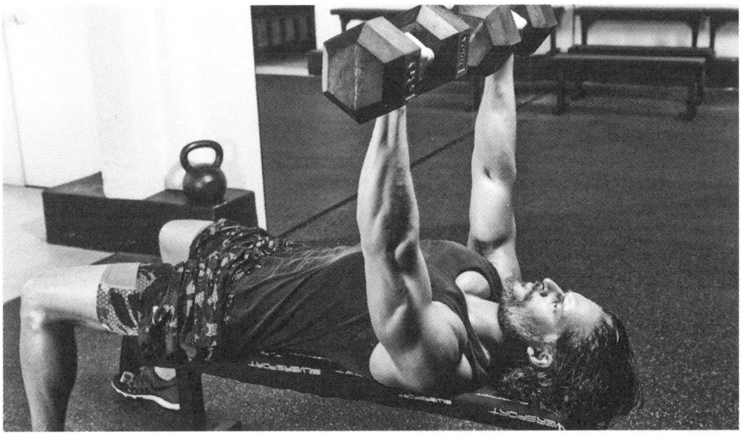

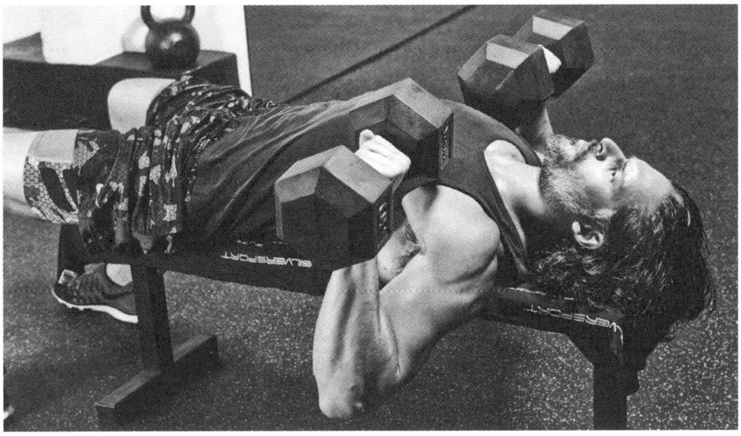

Bankdrücken mit Langhantel Schrägbank

1. Sie liegen auf einer Bank, die etwa 30 bis 45 Grad geneigt ist.
2. Die Hantel mit völlig gestreckten Armen packen, etwas mehr als schulterweit, und über dem Brustbein halten.
3. Die Stange gerade absenken. Die Ellbogen bleiben nah am Rumpf, sodass die Oberarme am untersten Punkt mit dem Rumpf einen Winkel von 45 Grad bilden.
4. Pause machen und die Stange dann senkrecht zurück in die Ausgangsposition stemmen.

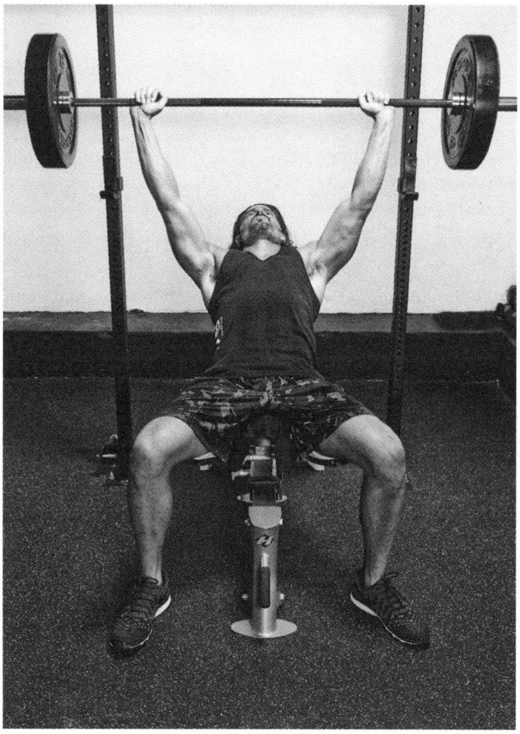

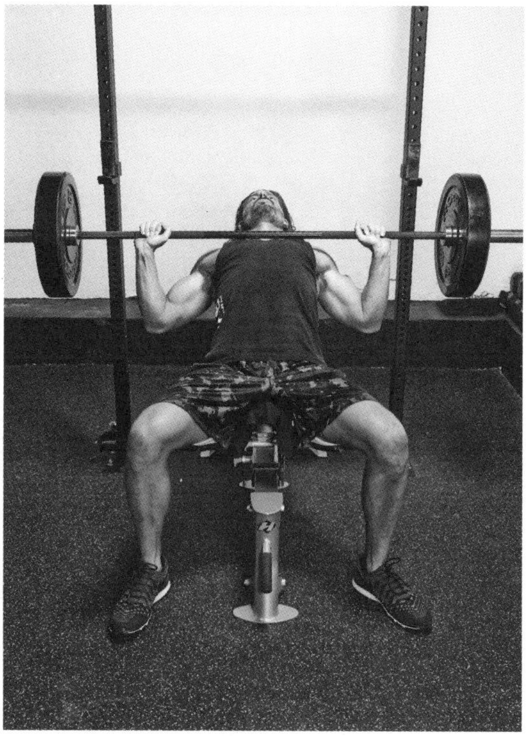

Bankdrücken mit Kurzhanteln Schrägbank

1. Sie liegen rücklings auf einer Bank, die etwa 30 bis 45 Grad geneigt ist.

2. Zwei Kurzhanteln mit gestreckten Armen packen und unmittelbar über den Schultern halten. Dann bis an die Seiten des Brustkorbs absenken.

3. Pause machen, dann die Hanteln wieder hochstemmen und über der Brust halten.

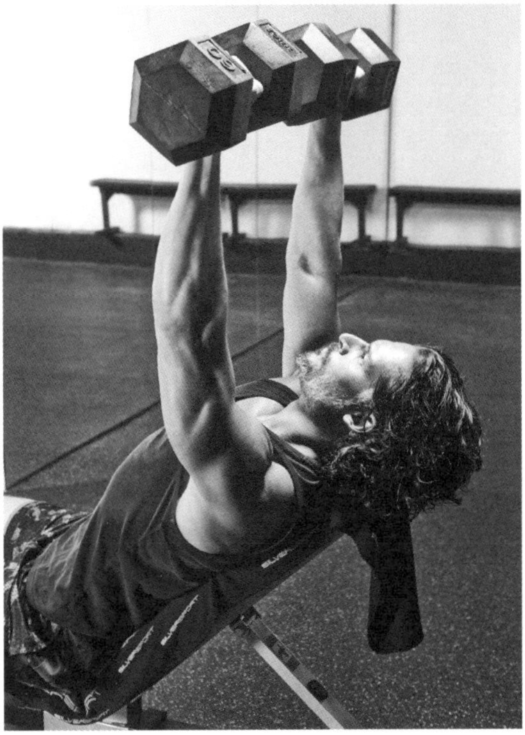

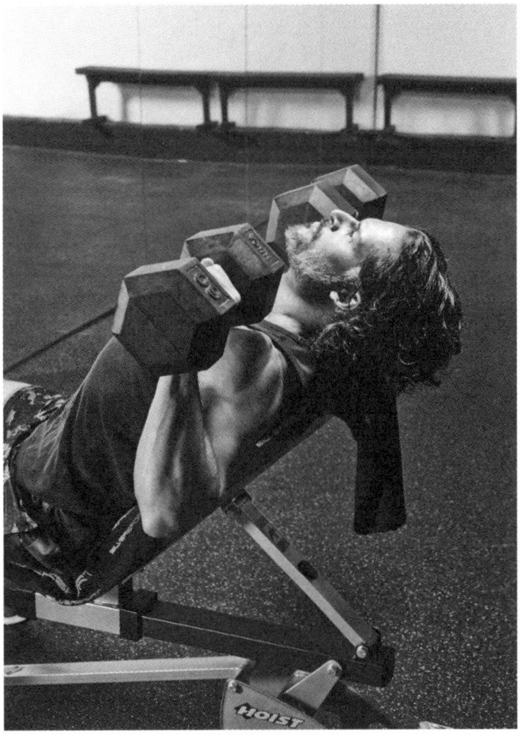

Butterfly-Gerät

1. Den Sitz des Butterfly-Gerätes so einstellen, dass die Griffe an Ihren Seiten knapp unter Schulterhöhe liegen. Ihr Rücken ist gerade und wird von der Lehne gestützt. Die Füße stehen flach auf dem Boden.

2. Die Griffe packen und den Rücken zu einem leichten Buckel wölben.

3. Die Brust anspannen und die Hände zusammenführen. 1 Sekunde Pause machen.

4. In die Ausgangsposition zurückkehren und die vorgeschriebene Zahl von Reps machen.

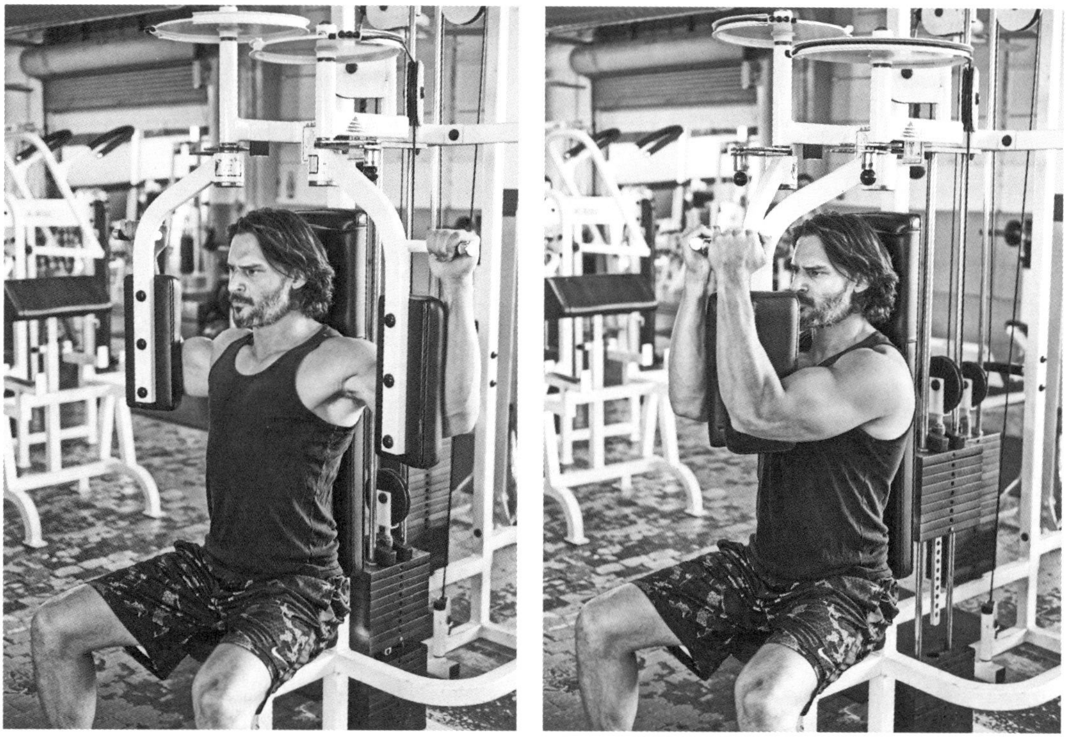

Seitheben mit Kurzhanteln

1. Sie liegen rücklings auf einer Flachbank und packen zwei Kurzhanteln.

2. Die Arme über der Brust gerade nach oben strecken. Die Handflächen sind einander zugewandt, die Ellbogen leicht gebeugt.

3. Die Hanteln langsam in einem Bogen absenken, weg vom Körper.

4. Wenn die Hanteln sich fast auf Brusthöhe befinden, die Bewegung umkehren bis zur Ausgangsstellung. Am höchsten Punkt der Bewegung die Brustmuskeln anspannen.

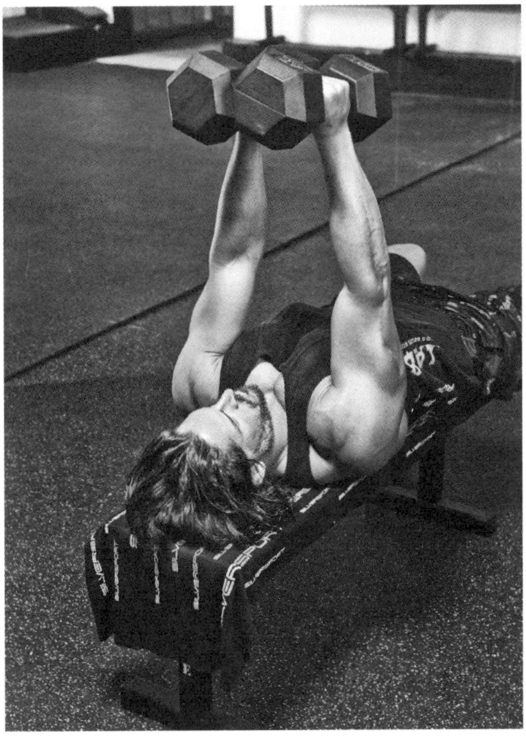

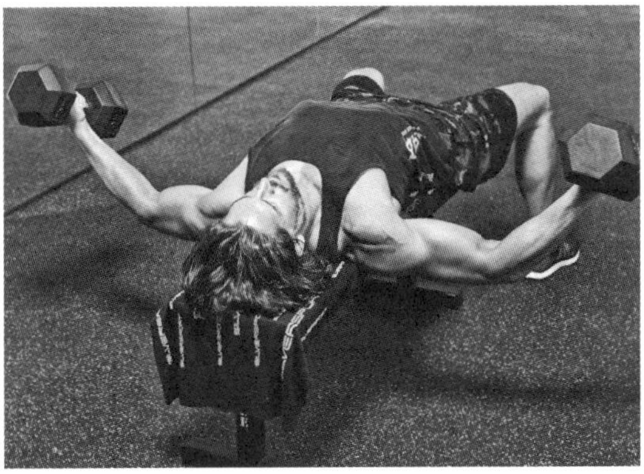

Bankdrücken mit Langhantel, enger Griff

1. Die Hantel mit völlig gestreckten Armen so packen, dass die Hände 5 bis 10 cm voneinander entfernt sind, und über dem Brustbein halten.

2. Die Stange gerade und beherrscht absenken. Die Ellbogen bleiben eng am Rumpf, sodass die Oberarme am unteren Punkt der Bewegung mit dem Körper einen Winkel von 45 Grad bilden.

3. Pause machen und die Hanteln dann wieder in einer geraden Linie über die Brust stemmen.

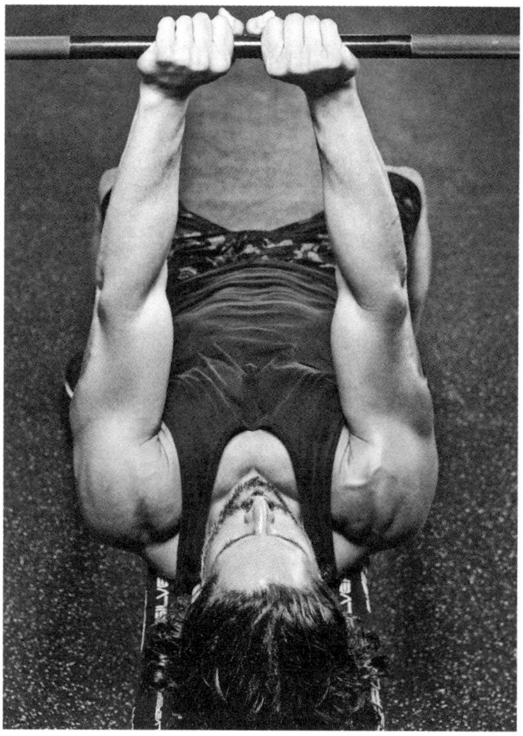

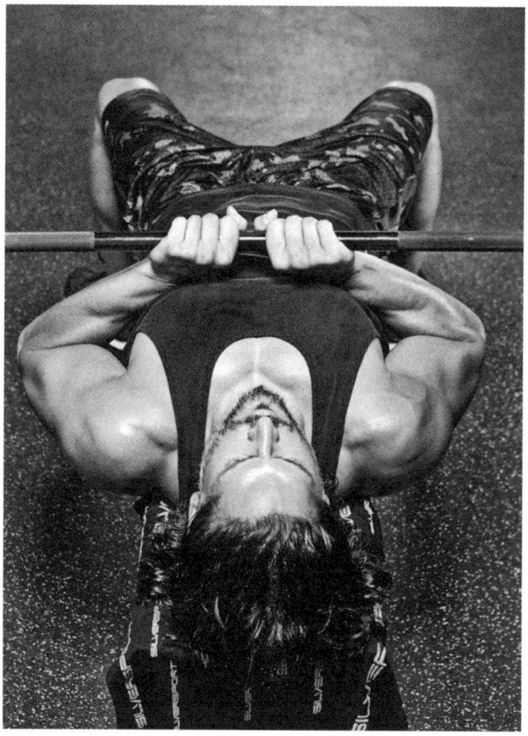

Barrenstütze

1. Am Barren hochstemmen, sodass der Rumpf senkrecht zum Boden steht.

2. Den Körper langsam absenken, bis die Schultergelenke sich unterhalb der Ellbogen befinden.

3. Den Körper wieder hochstemmen, bis die Ellbogen fast, aber nicht ganz gestreckt sind.

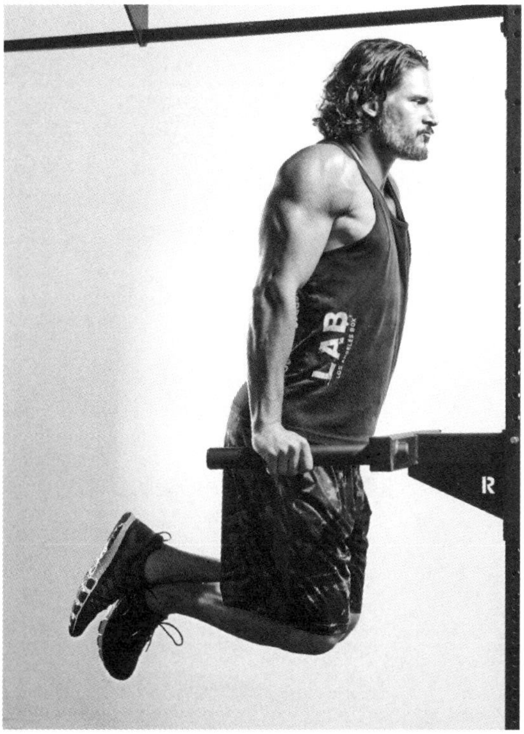

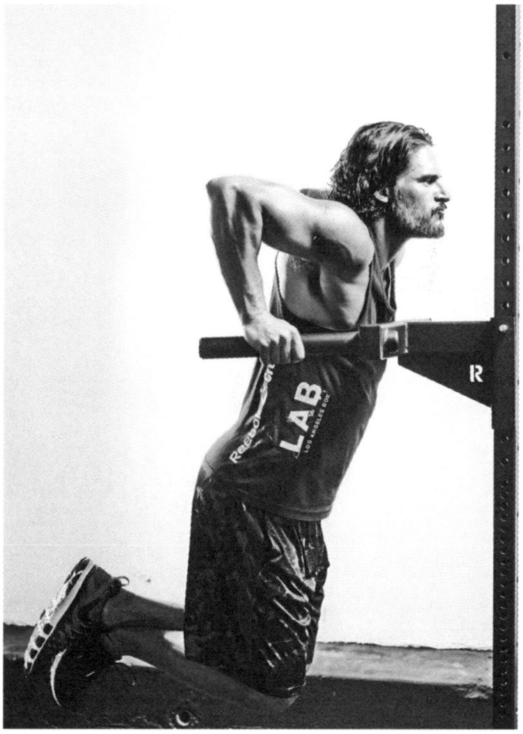

Butterflys am Kabelzug

1. Sie stehen mit versetzten Füßen aufrecht und packen die D-Griffe am Kabelzug.
2. Die Arme langsam und bogenförmig nach außen führen.
3. Wenn die Griffe fast auf gleicher Linie mit dem Brustkorb liegen, die Bewegung umkehren bis zur Ausgangsposition. Am Ende der Bewegung die Brustmuskeln anspannen.

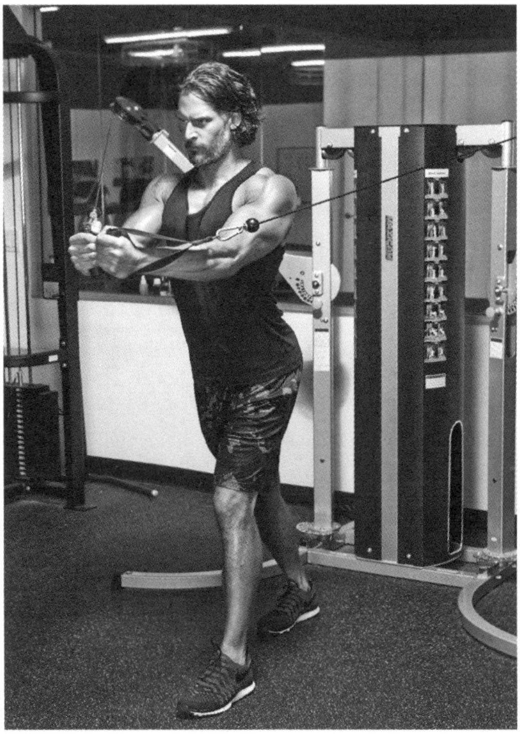

Liegestütze

1. Nehmen Sie die „Körperbrett“-Haltung ein: Arme durchgestreckt, Hände etwas mehr als schulterbreit auseinander. Der Körper bildet von den Knöcheln bis zu den Schultern eine gerade Linie.

2. Die Bauchmuskeln so fest wie möglich anspannen und während der gesamten Übung kontrahiert lassen.

3. Den Körper absenken, bis die Brust fast den Boden berührt. Die Ellbogen bleiben eng an den Rumpfseiten.

4. Pause machen und den Körper dann wieder in die Ausgangsstellung hochstemmen.

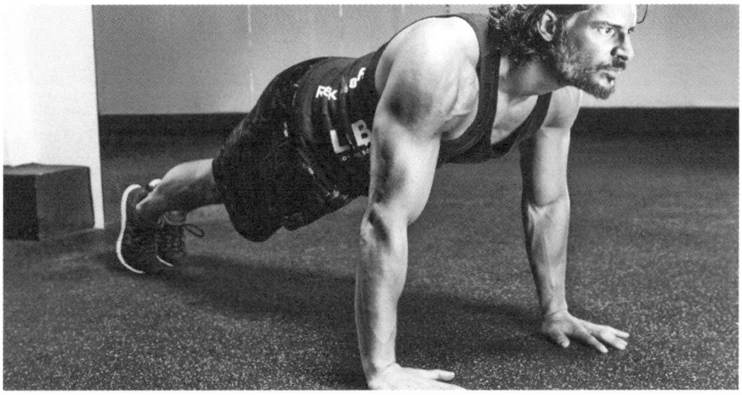

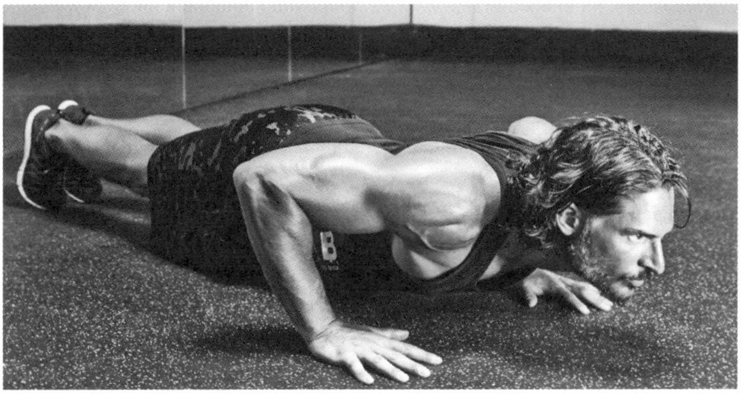

Plyo-Bankliegestütze

1. Mit den Händen auf der Bank die Liegestütz-Position einnehmen. Die Hände sind etwas mehr als schulterweit auseinander. Der Körper bildet von den Knöcheln bis zum Kopf eine gerade Linie.

2. Die Ellbogen beugen und den Körper absenken, bis die Brust fast die Bank berührt.

3. Dann den Körper so explosiv hochstemmen, dass die Hände die Bank verlassen.

4. Landen, die Ausgangsstellung einnehmen und wiederholen.

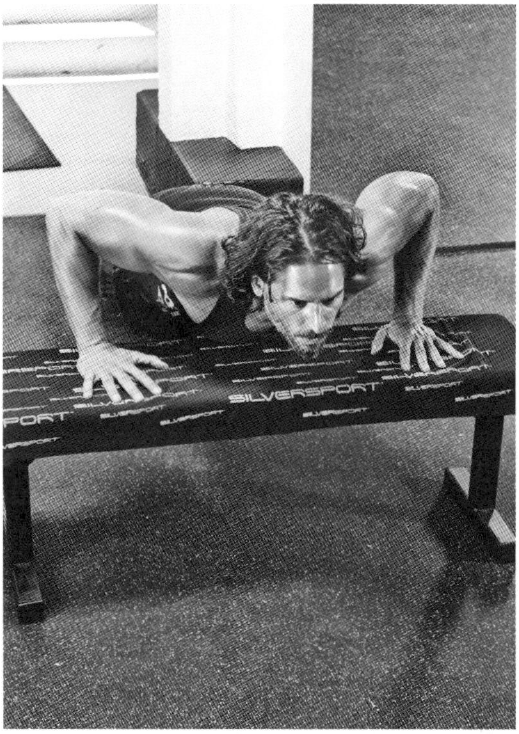

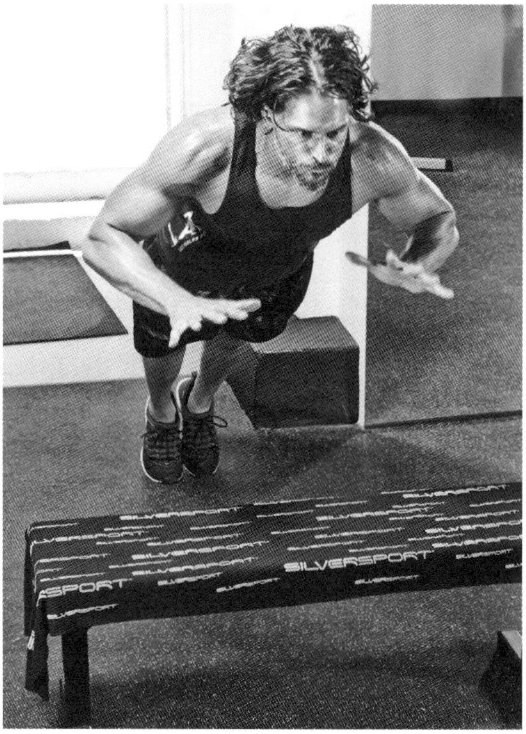

Bankliegestütze

1. Mit den Händen auf der Bank die Liegestütz-Position einnehmen. Die Hände sind etwas mehr als schulterweit auseinander. Der Körper bildet von den Knöcheln bis zum Kopf eine Gerade. Die Bauchmuskeln so stark wie möglich anspannen und während der gesamten Übung gespannt lassen.

2. Den Körper absenken, bis die Brust fast die Bank berührt. Die Ellbogen liegen eng am Brustkorb.

3. Pause machen, dann den Körper zurück in die Ausgangsstellung hochdrücken.

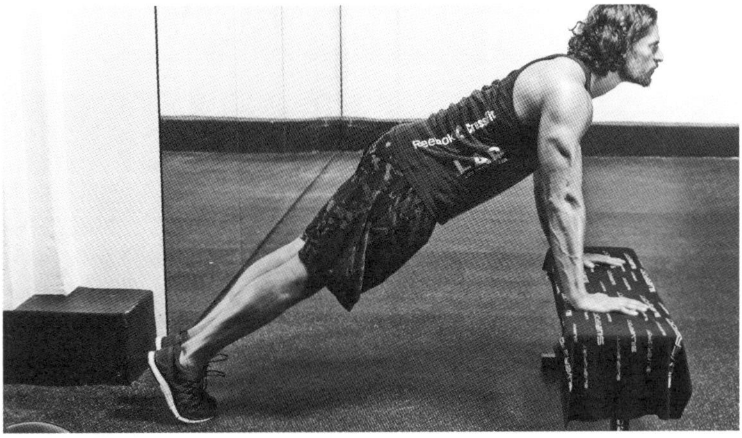

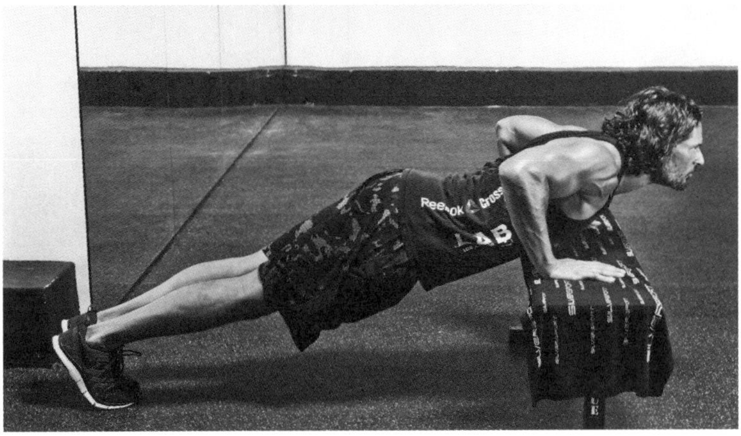

Liegestütze auf der Flachbank, enger Griff

1. Liegestütz-Position einnehmen: Hände auf der Bank, enger als schulterweit. Der Körper bildet von den Knöcheln bis zum Kopf eine Gerade. Die Bauchmuskeln so stark wie möglich anspannen und während der gesamten Übung gespannt lassen.

2. Den Körper absenken, bis die Brust fast die Bank berührt. Die Ellbogen liegen eng am Brustkorb.

3. Pause machen, dann den Körper zurück in die Ausgangsstellung hochdrücken.

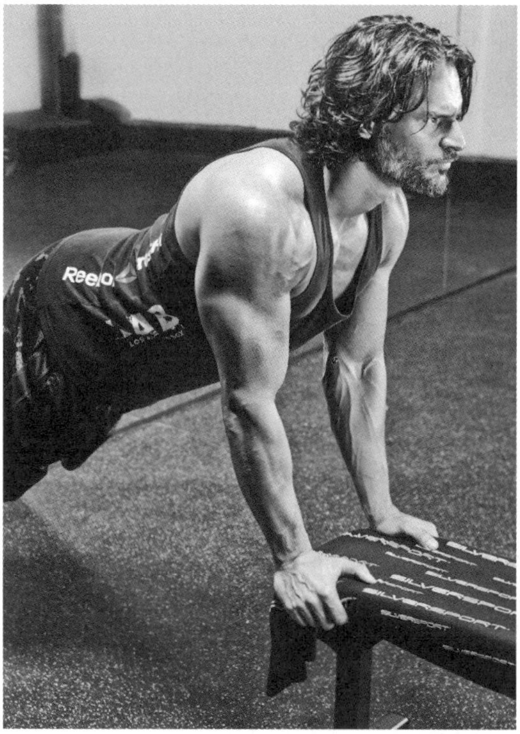

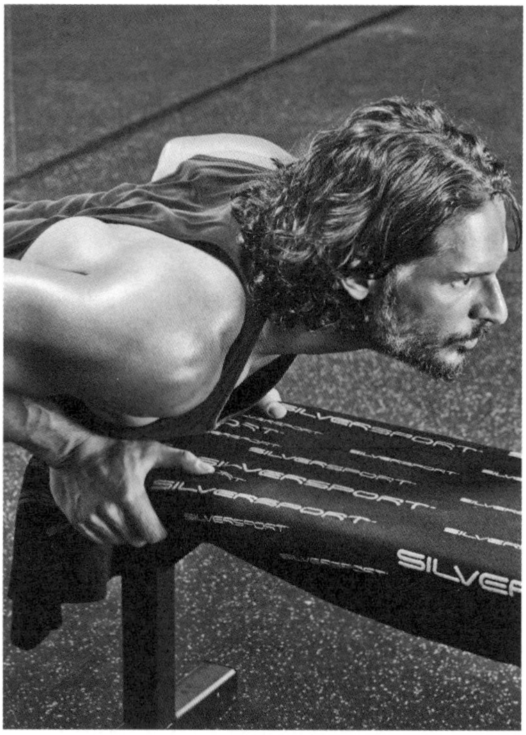

Plyo-Liegestütze auf einer Hantelscheibe

1. Die Liegestütz-Position einnehmen. Eine Hand auf eine Hantelscheibe legen, die andere auf den Boden. Dann den Körper senken und einen Liegestütz machen.

2. Den Körper explosiv hochstemmen, sodass beide Arme den Boden verlassen; dann mit der anderen Hand auf der Hantelscheibe landen.

3. Den Körper absenken und die Übung wiederholen. Dabei mit einem Plyo-Liegestütz zurück in die Ausgangsstellung wechseln.

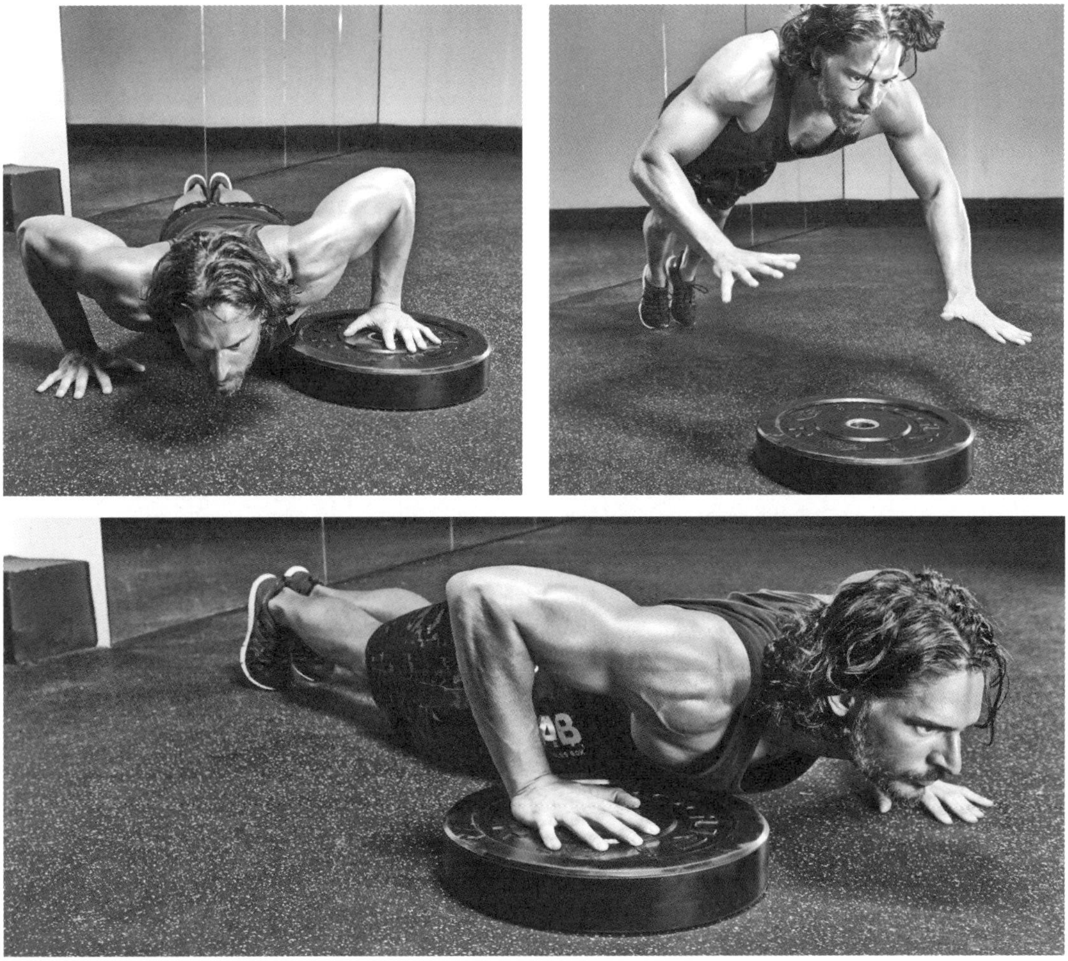

Latziehen mit weitem Obergriff

1. Sie sitzen an einem Latzug-Gerät und packen die Stange mit völlig gestreckten Armen und aufrechtem Rumpf etwas mehr als schulterweit.

2. Die Schulterblätter nach unten und hinten ziehen und die Stange an die Brust führen.

3. Pause machen, dann in die Ausgangsstellung zurückkehren.

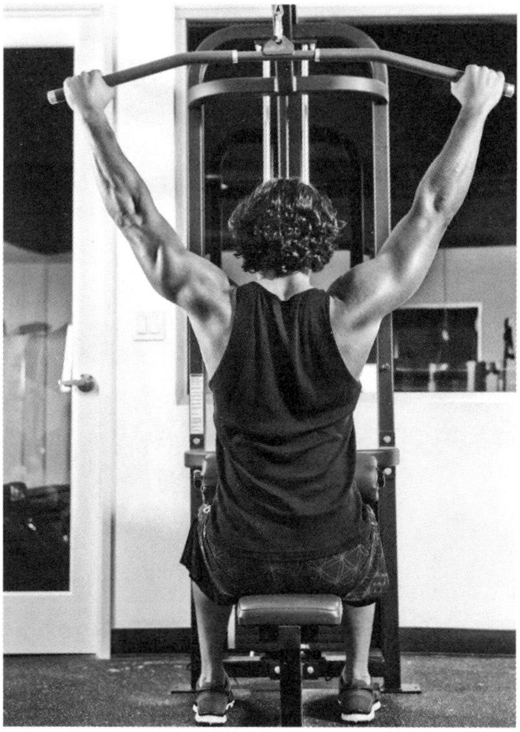

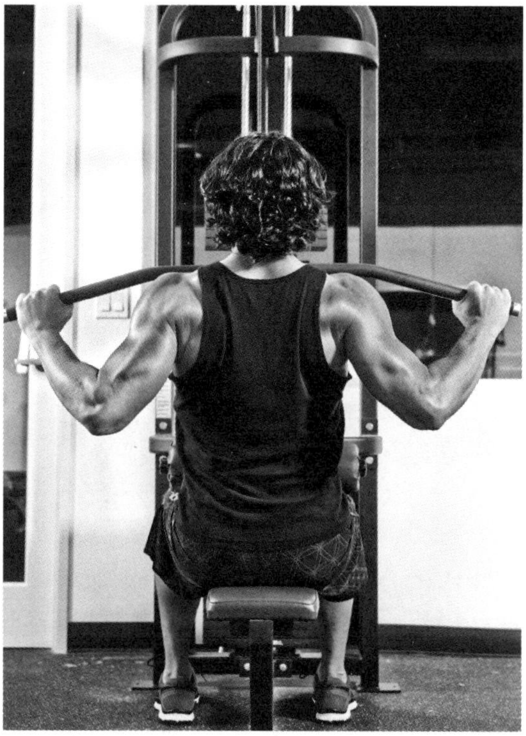

Latziehen mit weitem Hammergriff

1. Sie sitzen an einem Latzug-Gerät und packen die Stange mit völlig gestreckten Armen und aufrechtem Rumpf etwas mehr als schulterweit. Die Handflächen sind einander zugewandt.

2. Die Schulterblätter nach unten und hinten ziehen und die Stange an die Brust führen.

3. Pause machen, dann in die Ausgangsstellung zurückkehren.

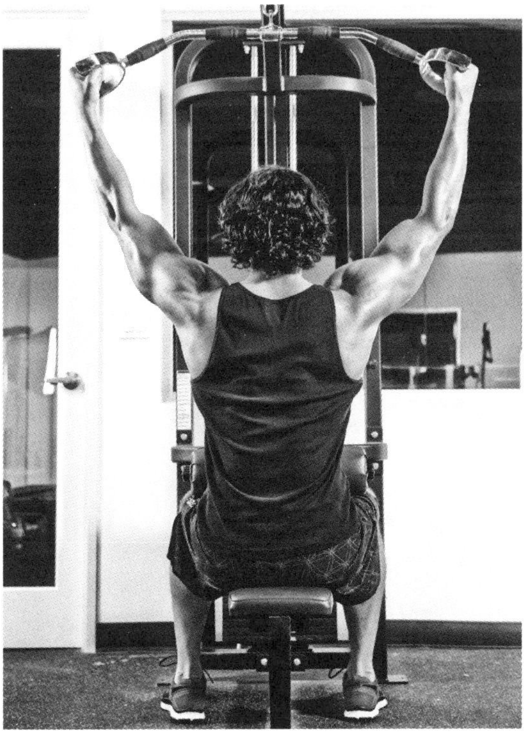

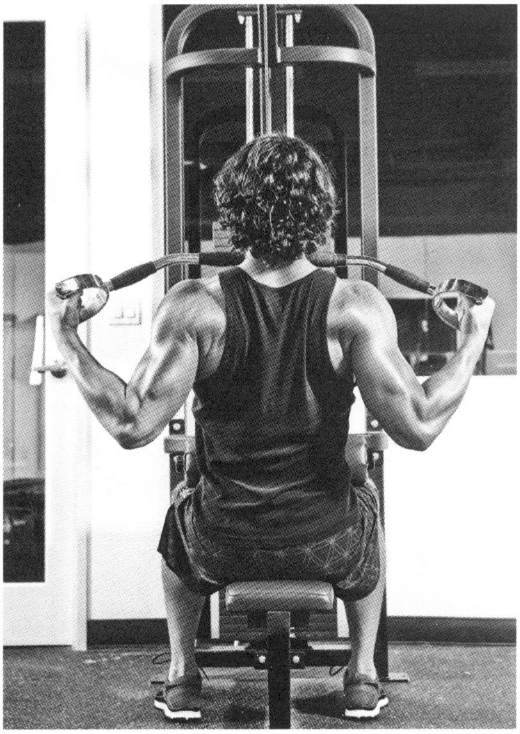

Latziehen mit engem Hammergriff

1. Sie sitzen an einem Latzug-Gerät und packen die Stange mit völlig gestreckten Armen und aufrechtem Rumpf.

2. Die Schulterblätter nach unten und hinten ziehen und die Stange an die Brust führen.

3. Pause machen, dann in die Ausgangsstellung zurückkehren.

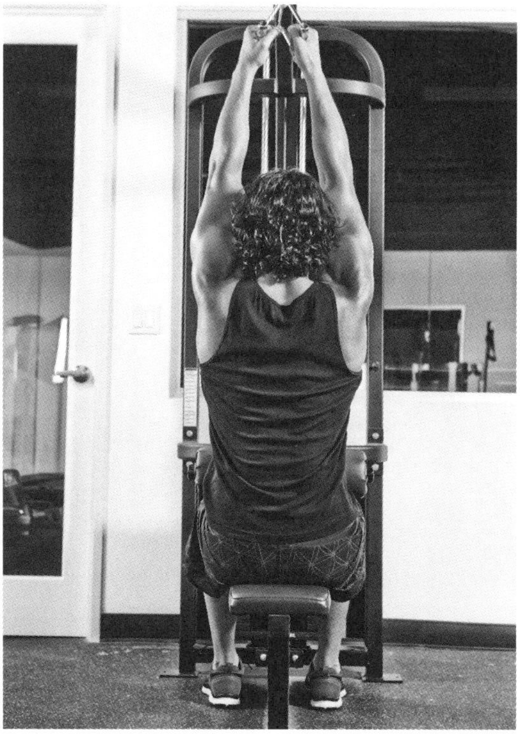

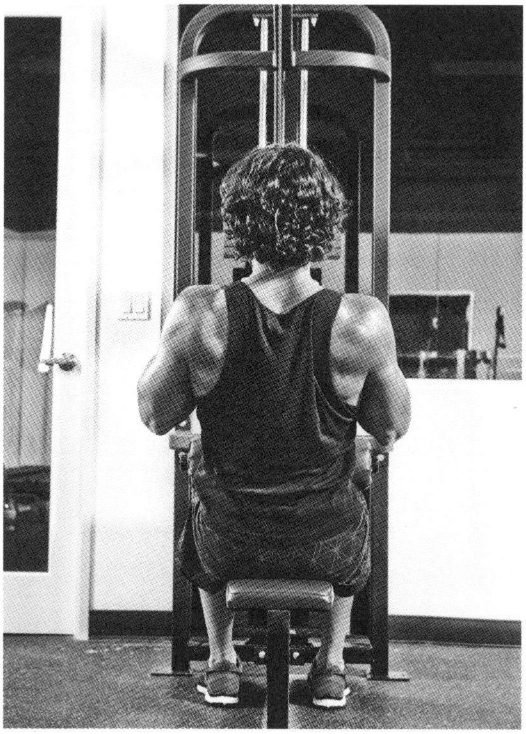

Latziehen mit engem Untergriff

1. Sie sitzen an einem Latzug-Gerät und packen die Stange mit vollständig gestreckten Armen und aufrechtem Rumpf mit Untergriff, etwa schulterweit.

2. Die Schulterblätter nach unten und hinten ziehen und die Stange an die Brust führen.

3. Pause machen, dann in die Ausgangsstellung zurückkehren.

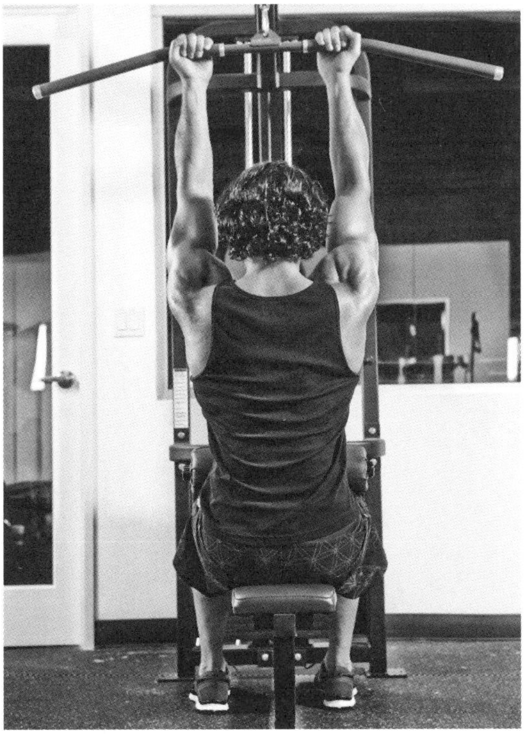

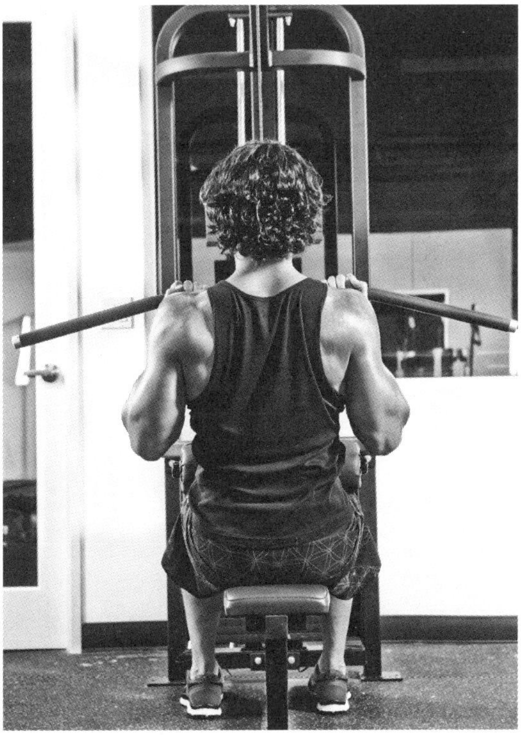

Einarmiges Kurzhantelrudern mit Hammergriff

1. Eine Kurzhantel so mit einer Hand packen, dass die Handfläche zum Rumpf zeigt. Mit der anderen Hand auf der Bank abstützen.

2. In der Taille vorbeugen (im Kreuz keinen Rundrücken machen) und den Rumpf senken, bis er fast parallel zum Boden ist. Den Arm mit der Hantel hängen lassen.

3. Den Oberarm anheben, den Ellbogen beugen und die Schulterblätter aneinanderpressen und dadurch die Hantel heben, ohne den Oberkörper zu bewegen.

4. Pause machen, dann die Hantel zurück in die Ausgangsposition senken.

5. Nach den vorgeschriebenen Reps die Hantel in die andere Hand nehmen und die Übung wiederholen.

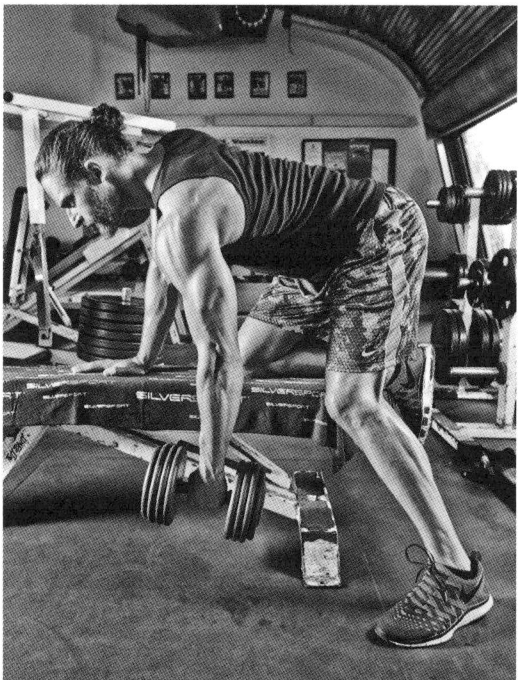

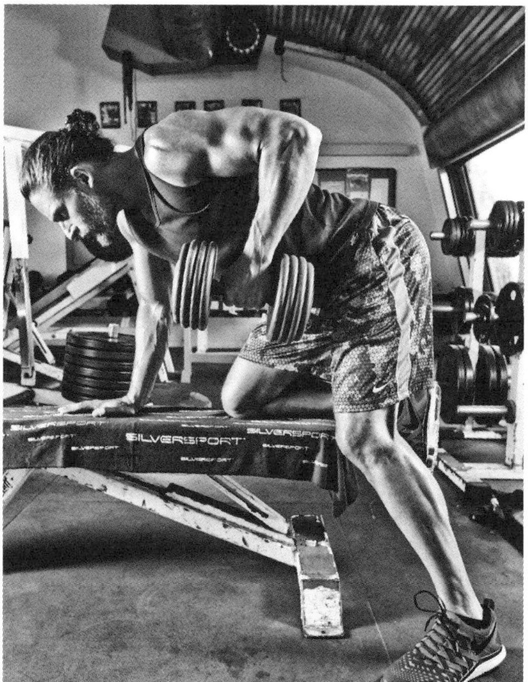

Einarmiges Kurzhantelrudern mit Untergriff

1. Eine Kurzhantel so mit einer Hand packen, dass die Handfläche nach vorn zeigt. Mit der anderen Hand auf der Bank abstützen.

2. In der Taille vorbeugen (im Kreuz keinen Rundrücken machen) und den Rumpf senken, bis er fast parallel zum Boden ist. Den Arm mit der Hantel hängen lassen.

3. Den Oberarm anheben, den Ellbogen beugen und die Schulterblätter aneinanderpressen und dadurch die Hantel heben, ohne den Oberkörper zu bewegen.

4. Pause machen, dann die Hantel zurück in die Ausgangsposition senken.

5. Nach den vorgeschriebenen Reps die Hantel in die andere Hand nehmen und die Übung wiederholen.

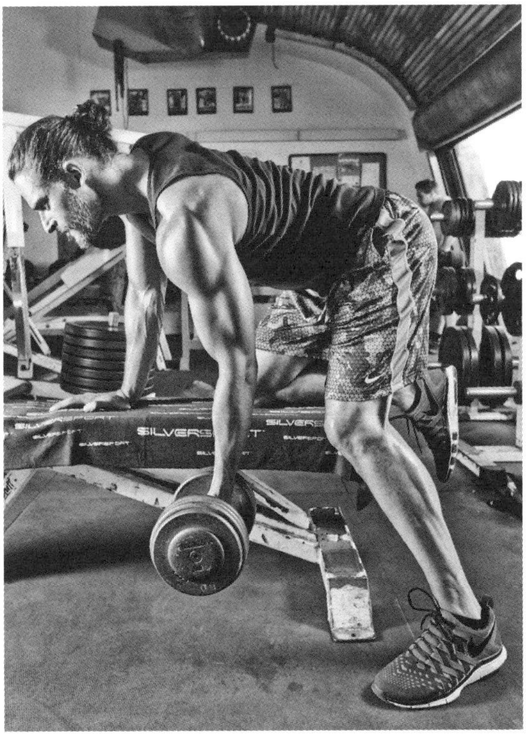

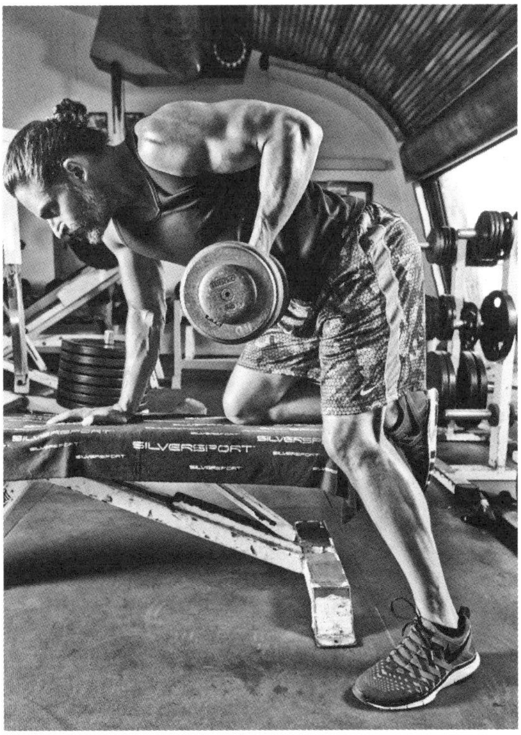

Beidarmiges Kurzhantelrudern mit Hammergriff, gebeugt

1. Im aufrechten Stand mit jeder Hand eine Kurzhantel packen. Die Füße sind schulterweit auseinander.

2. Ein wenig in die Knie gehen und in der Taille mit geradem Rücken vorbeugen. Den oberen Rücken nicht runden und den Kopf gerade halten. Arme vollständig strecken, sodass die Hanteln sich knapp über dem Boden befinden.

3. Den Rücken anspannen und beide Hanteln durch Heben der Ellbogen an die Brust ziehen. Eine Sekunde in dieser Position bleiben.

4. Die Hanteln senken, bis die Arme wieder gestreckt sind, und Übung wiederholen.

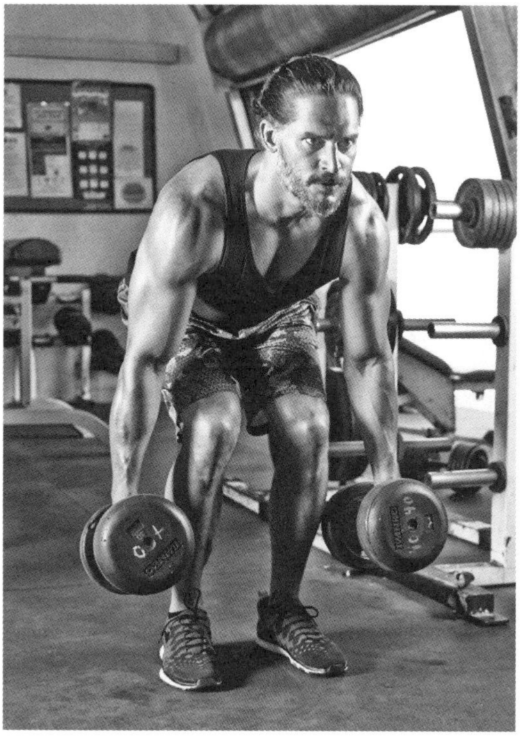

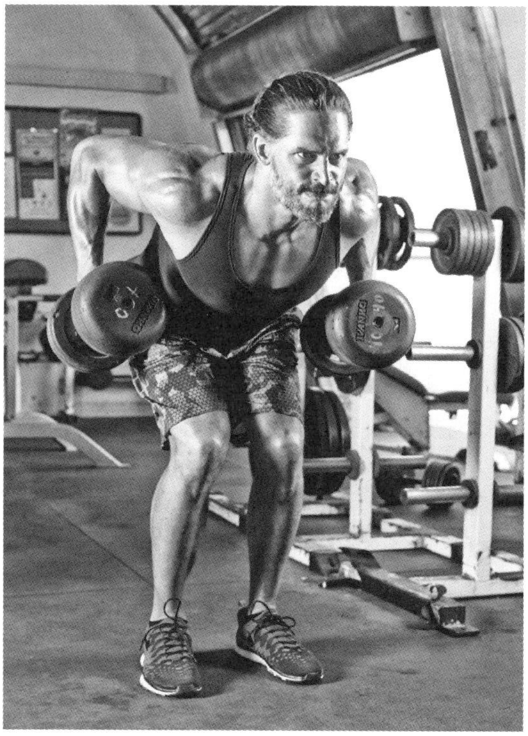

Tiefes Rudern mit weitem Obergriff

1. Eine gerade Stange am Kabelzug befestigen, aufrecht hinsetzen und die Füße abstützen.

2. Die Hände sind etwa eineinhalb Schulterbreiten auseinander.

3. Mit leicht gebeugten Knien aufrecht sitzen. Die Brust nach vorn schieben und die Schultern nach unten und hinten ziehen, dann die Stange an den unteren Brustkorb ziehen, ohne den Oberkörper zu bewegen. Die Füße bleiben abgestützt.

4. Pause machen, dann das Gewicht langsam in die Ausgangsposition sinken lassen.

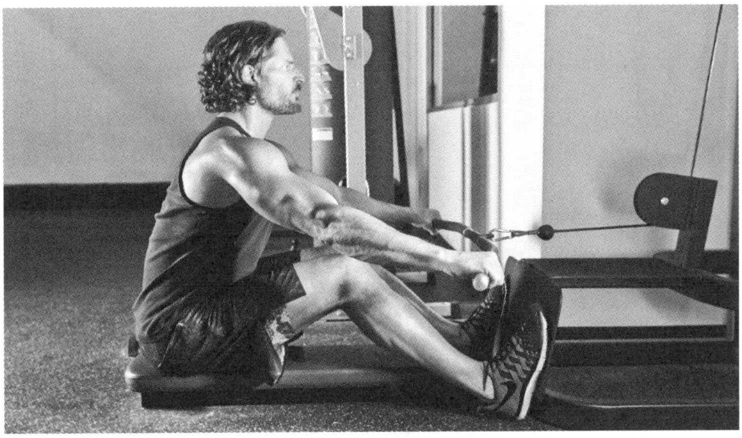

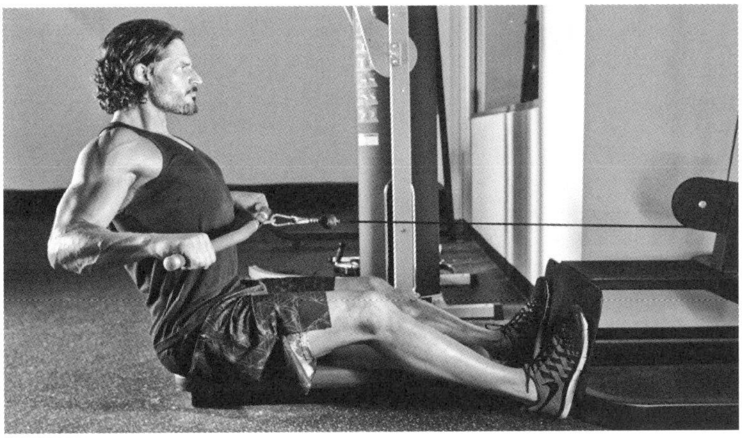

Tiefes Rudern mit weitem Hammergriff

1. Eine lange Stange mit Griffen am Kabelzug befestigen und die Füße abstützen. Die Hände sind etwa eineinhalb Schulterbreiten auseinander, die Handflächen sind einander zugewandt.

2. Mit leicht gebeugten Knien aufrecht sitzen. Die Brust nach vorn schieben und die Schultern nach unten und hinten ziehen, dann die Stange an den unteren Brustkorb ziehen, ohne den Oberkörper zu bewegen. Die Körpermitte bleibt gespannt.

3. Pause machen, dann das Gewicht langsam in die Ausgangsposition sinken lassen.

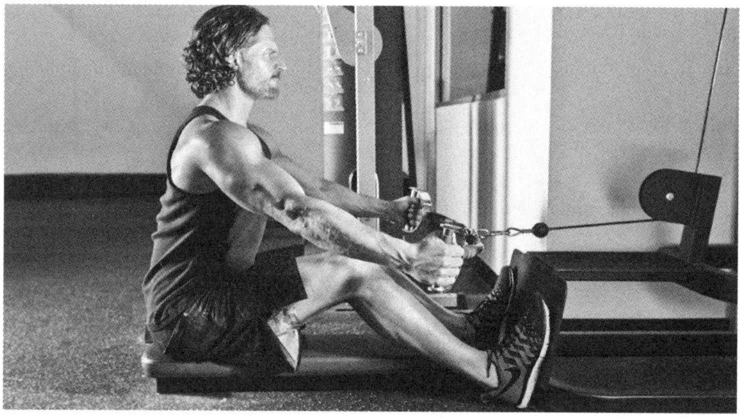

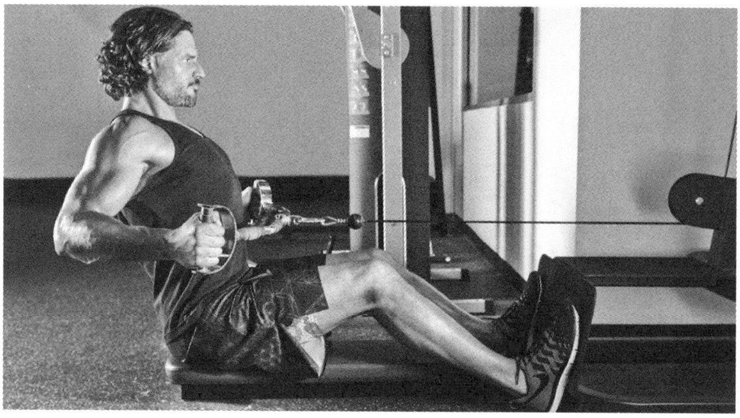

Tiefes Rudern mit engem Untergriff

1. Eine gerade Stange am Kabelzug befestigen, aufrecht hinsetzen und die Füße abstützen. Die Stange mit Untergriff halten, die Hände sind weniger als eine Schulterbreite auseinander.

2. Mit leicht gebeugten Knien aufrecht sitzen. Die Brust nach vorn schieben und die Schultern nach unten und hinten ziehen, dann die Stange an den unteren Brustkorb ziehen, ohne den Oberkörper zu bewegen. Die Körpermitte bleibt gespannt.

3. Pause machen, dann das Gewicht langsam in die Ausgangsposition sinken lassen.

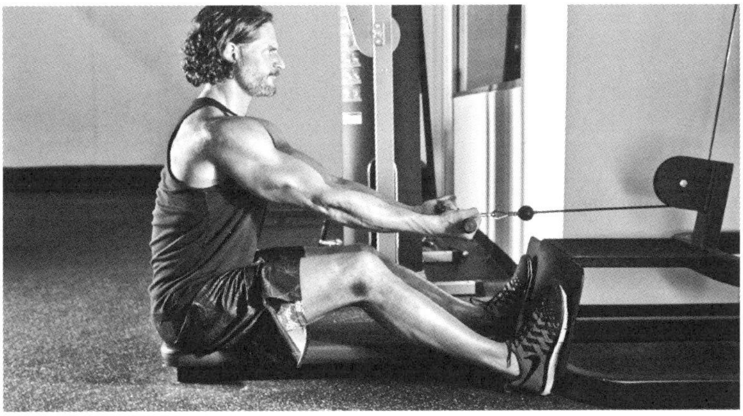

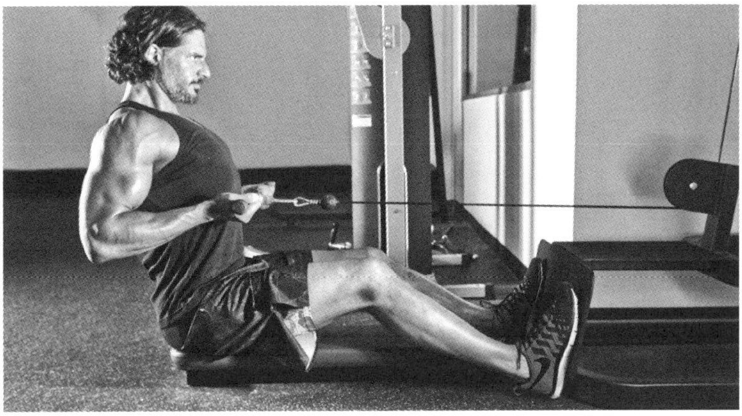

Tiefes Rudern mit engem Hammergriff

1. Eine V-Stange (oder Bügelgriffe) am Kabelzug befestigen und die Füße abstützen. Die Stange so packen, dass die Handflächen einander zugewandt sind.

2. Die Stange an den unteren Brustkorb ziehen, ohne den Oberkörper zu bewegen. Die Körpermitte bleibt gespannt.

3. Pause machen, dann das Gewicht langsam in die Ausgangsposition sinken lassen.

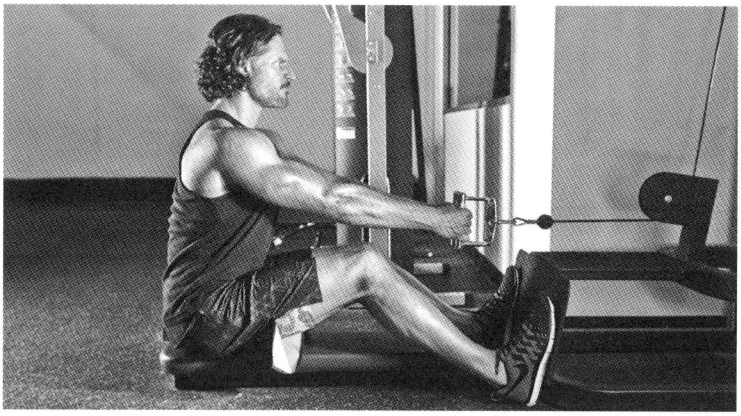

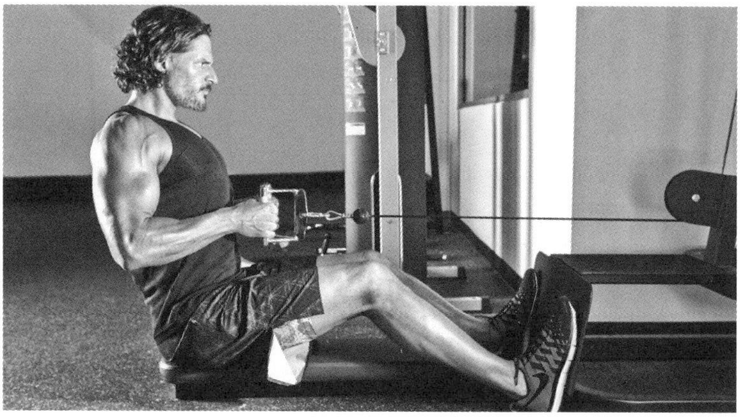

Klimmzüge mit weitem Obergriff

1. Eine Klimmzugstange mit weitem Obergriff packen.

2. Mit gestreckten Armen an der Stange hängend die Schulterblätter nach unten und hinten ziehen, sodass die Schultern so weit wie möglich von den Ohren entfernt sind.

3. Die Brust an die Stange ziehen und dabei die Schulterblätter anspannen.

4. Pause machen, dann den Körper wieder absenken und die Arme vollständig strecken.

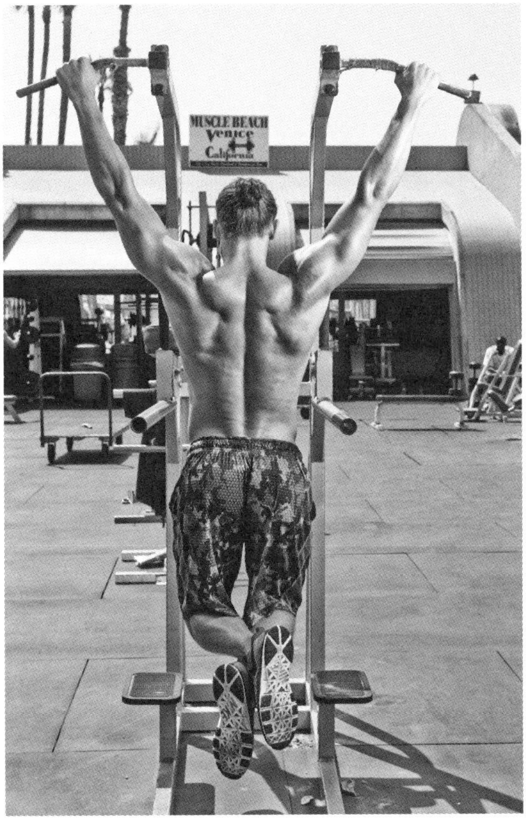

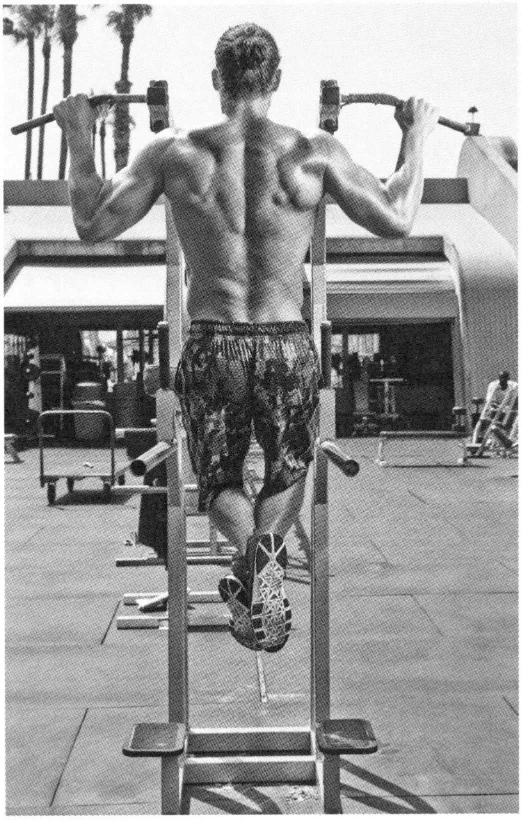

Klimmzüge mit engem Untergriff

1. Eine Klimmzugstange mit engem Untergriff packen.

2. Mit gestreckten Armen an der Stange hängend die Schulterblätter nach unten und hinten ziehen, sodass die Schultern so weit wie möglich von den Ohren entfernt sind.

3. Die Brust an die Stange ziehen und dabei die Schulterblätter anspannen.

4. Pause machen, dann den Körper in die Ausgangsposition absenken.

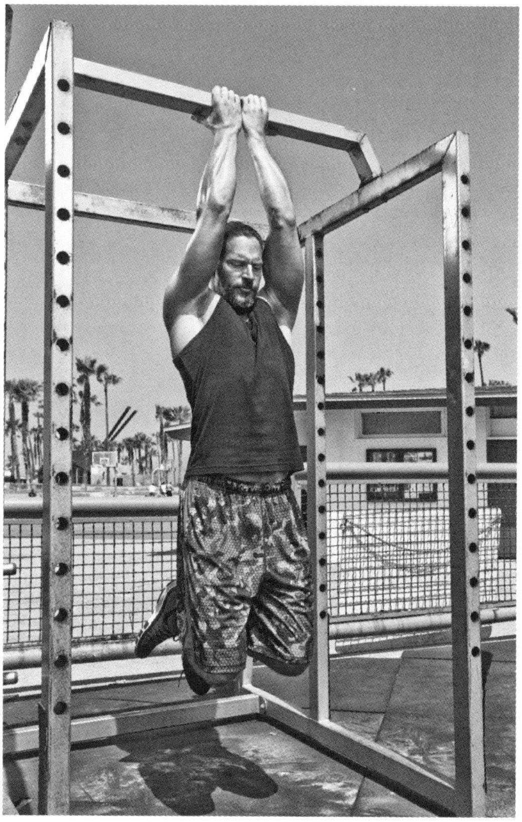

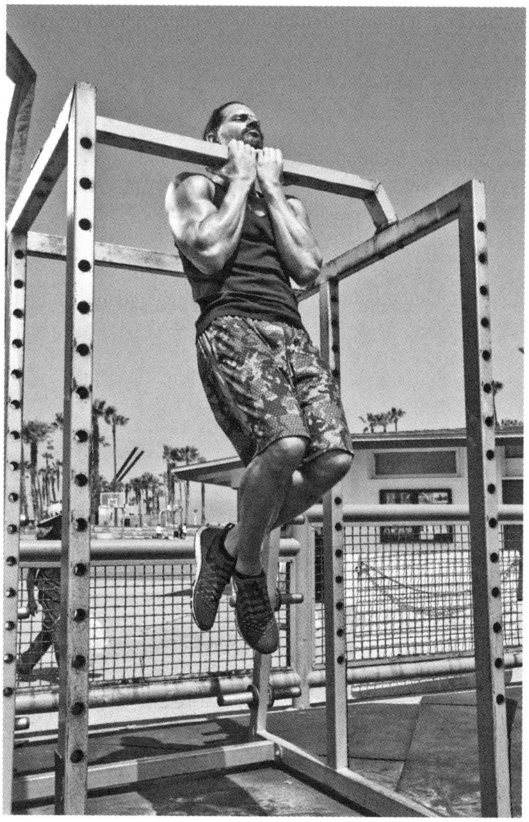

Rudern mit Langhantel vorgebeugt mit weitem Obergriff

1. Eine Langhantel mit Obergriff packen. Die Hände sind weiter als eine Schulterbreite auseinander.

2. Die Stange mit gestreckten Armen halten, dann in der Hüfte beugen und den Oberkörper senken, bis er fast parallel zum Boden ist. Die Knie sind leicht gebeugt, das Kreuz natürlich gewölbt.

3. Die Schulterblätter aneinanderpressen und die Stange hinauf bis zu den oberen Bauchmuskeln ziehen.

4. Pause machen, dann die Stange in die Ausgangsstellung absenken.

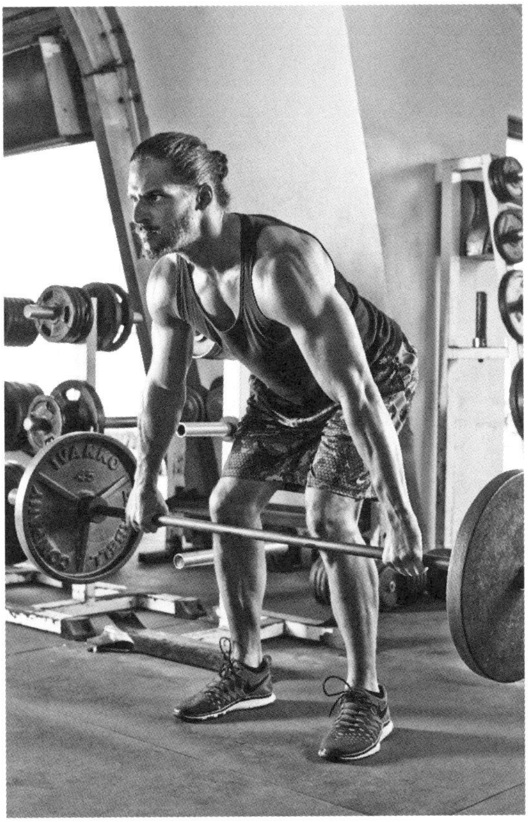

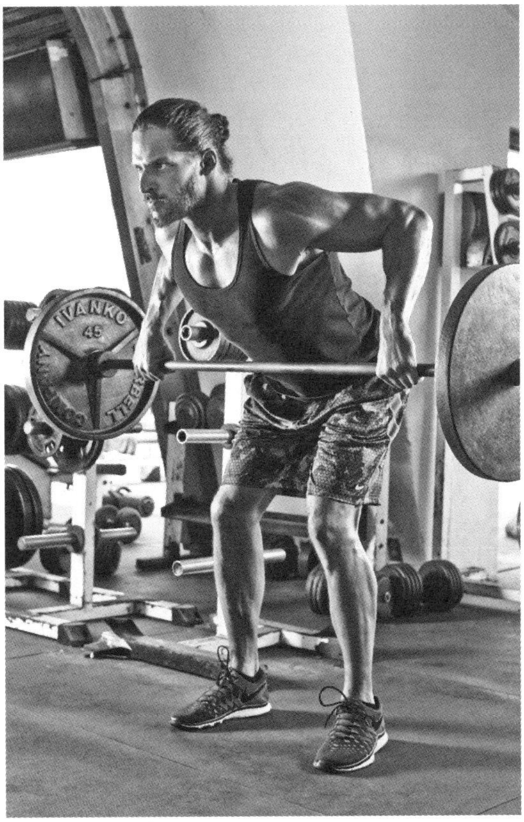

Tiefes Rudern mit Kabel vorgebeugt mit Untergriff

1. Eine gerade Stange am Kabelzug befestigen und einen stabilen Stand einnehmen.

2. Die Stange mit engem Untergriff packen, die Knie leicht beugen und den Oberkörper um 45 Grad anwinkeln. Die Schultern nach unten und hinten ziehen.

3. Die Stange an die oberen Bauchmuskeln ziehen, ohne den Rumpf zu bewegen.

4. Pause machen, dann in die Ausgangsstellung zurückkehren.

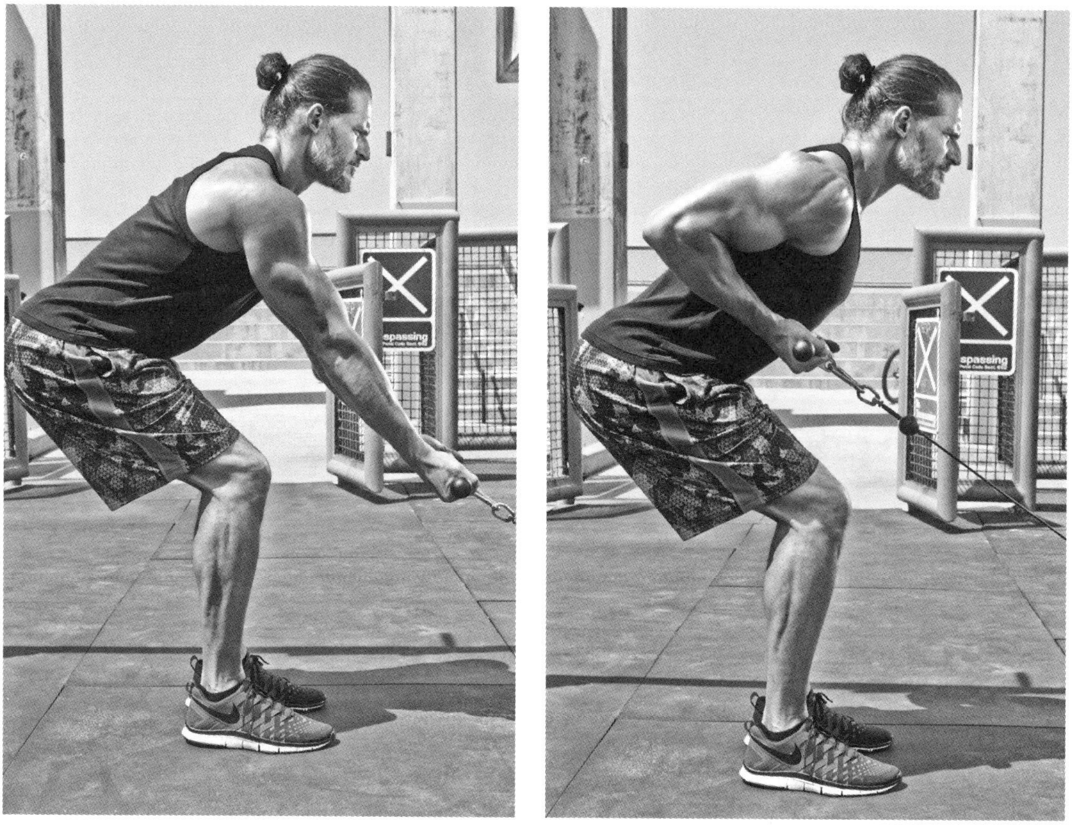

Überzüge mit Langhantel

1. Sie sitzen mit einer Langhantel auf dem Schoß auf einer Flachbank. Die Hantel mit beiden Händen festhalten, dann auf der Bank zurücklegen.

2. Die Hantel direkt über den Kopf heben, bis die Arme vollständig gestreckt sind und der Trizeps gespannt ist. Dies ist die Startstellung, in der auch ein Partner Ihnen die Hantel reichen kann.

3. Die Ellbogen beugen, dann die Hantel hinter dem Kopf senken, bis die Ellbogen neben dem Kopf liegen. Im Trizeps und in den Rückenmuskeln sollte eine deutliche Spannung zu spüren sein.

4. In dieser Position eine Sekunde Pause machen, dann durch Kontrahieren des Trizeps und der Rückenmuskeln in die Startstellung zurückkehren.

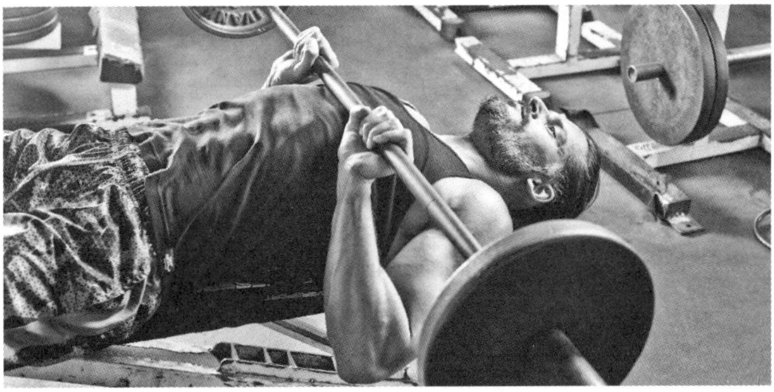

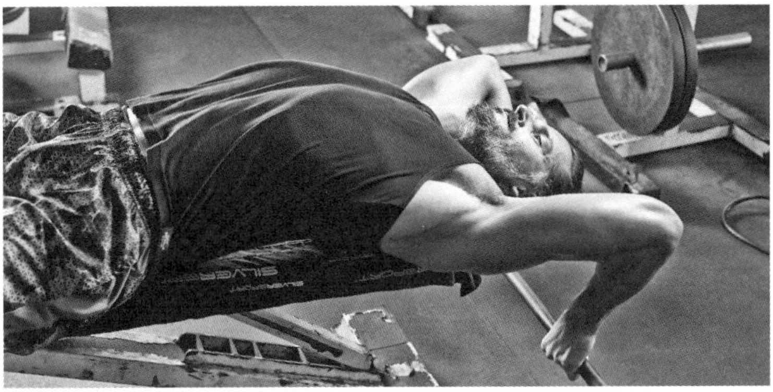

Rudern im Sitzen mit Kurzhanteln

1. An der Kante einer Bank sitzend ein Paar Kurzhanteln packen. In der Hüfte leicht vorbeugen, sodass der Rumpf mit dem Boden einen Winkel von 45 Grad bildet. Die Arme hängen an den Seiten, die Handflächen sind dem Körper zugewandt.

2. Beide Hanteln nach oben an den Brustkorb ziehen, ohne den Oberkörper zu bewegen.

3. Pause machen, dann die Hanteln zurück in die Ausgangsstellung senken.

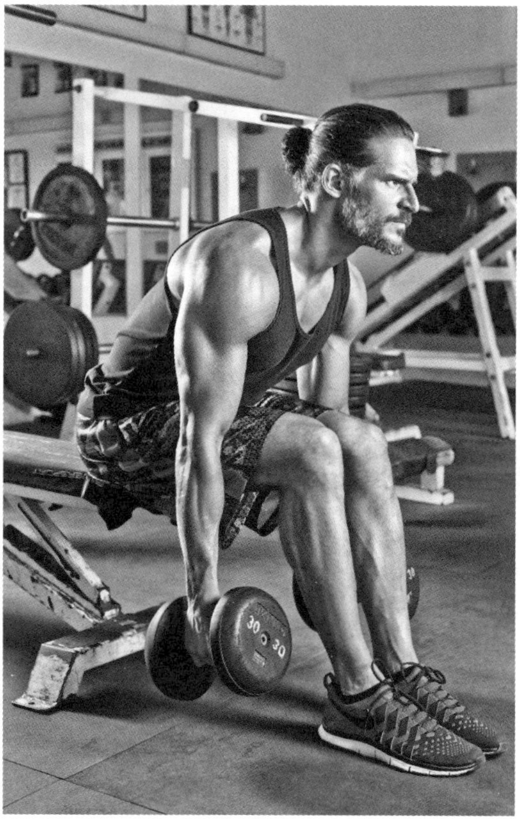

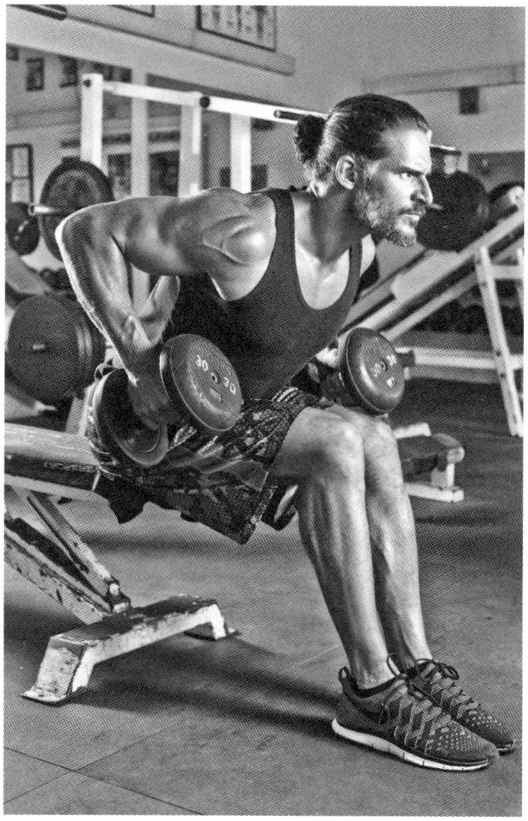

Rudern und Schwimmen im Sitzen mit Kurzhanteln

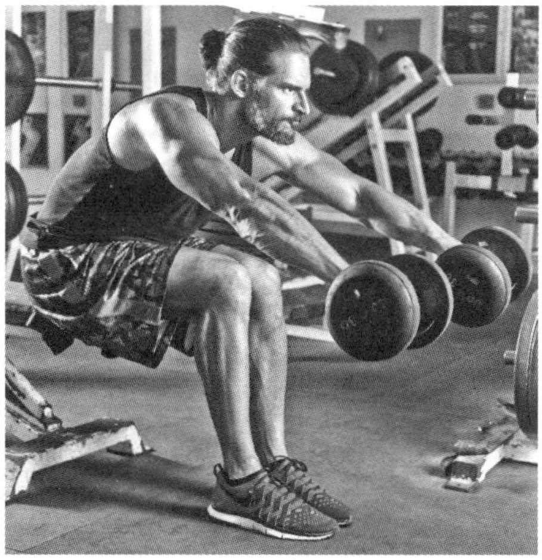

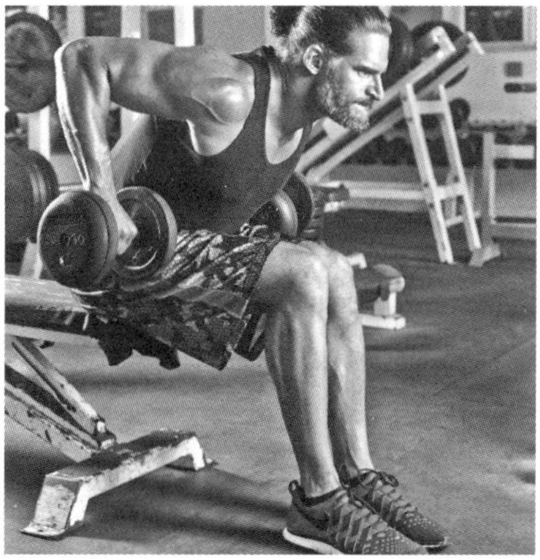

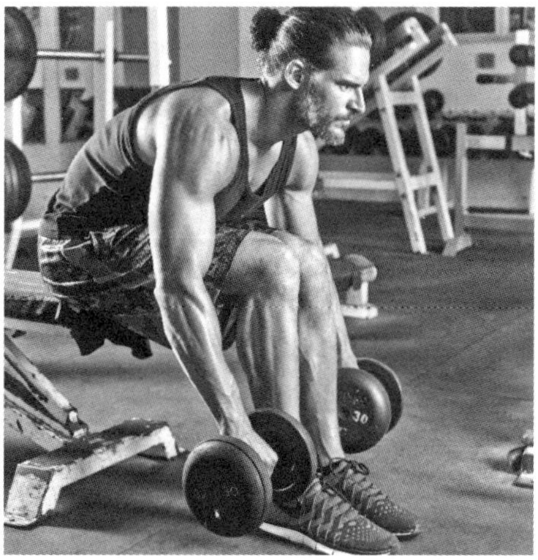

1. An der Kante einer Bank sitzend ein Paar Kurzhanteln packen. In der Hüfte leicht vorbeugen, sodass der Rumpf mit dem Boden einen Winkel von 45 Grad bildet.

2. Die Arme nach vorn strecken, bis sie fast parallel zum Boden sind. Die Handflächen zeigen zum Boden. Ohne den Rumpf zu bewegen, beide Hanteln nach oben an den Brustkorb ziehen, indem die Ellbogen hinter den Rücken geführt werden.

3. Pause machen, dann die Hanteln nach unten und außen in Richtung Knöchel absenken und anschließend in einer einzigen Bewegung zurück in die Ausgangsposition ziehen.

Latdrücken stehend vorn

1. Sie stehen vor einem Latzugturm und packen die Stange mit Obergriff. Die Hände sind etwa schulterbreit voneinander entfernt.

2. Die Stange aufrecht stehend und mit gestreckten Armen und Ellbogen an die Oberschenkel ziehen.

3. Pause machen, dann die Bewegung umkehren und zurück in die Ausgangsposition begeben.

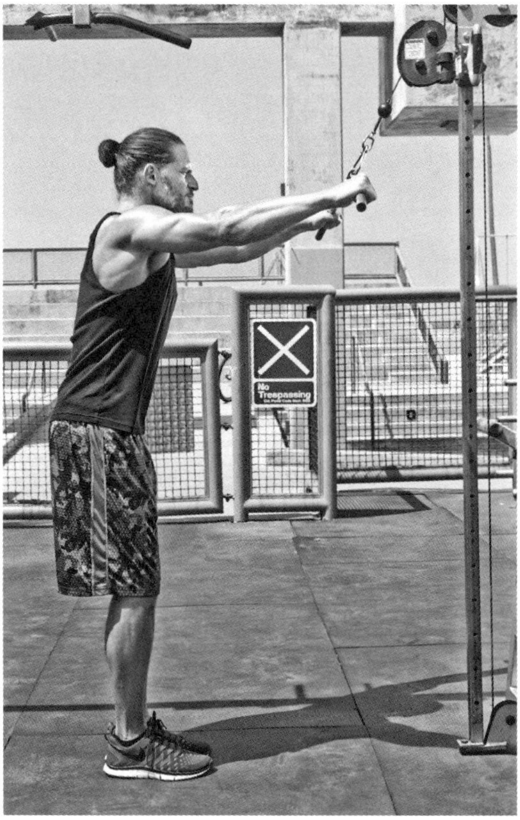

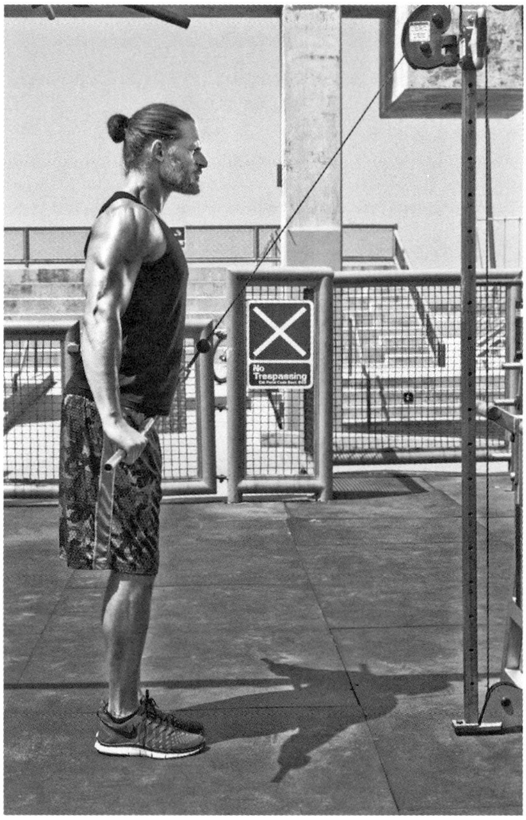

Kniebeugen mit Langhantel hinten

1. Eine Langhantel quer über den Rücken legen und mit Obergriff halten. Die Füße sind schulterbreit gespreizt.

2. Die Hüften nach hinten stoßen und so tief wie möglich in die Knie gehen. Das Kreuz bleibt gewölbt.

3. Pause machen, dann die Bewegung umkehren und zurück in die Ausgangsposition begeben.

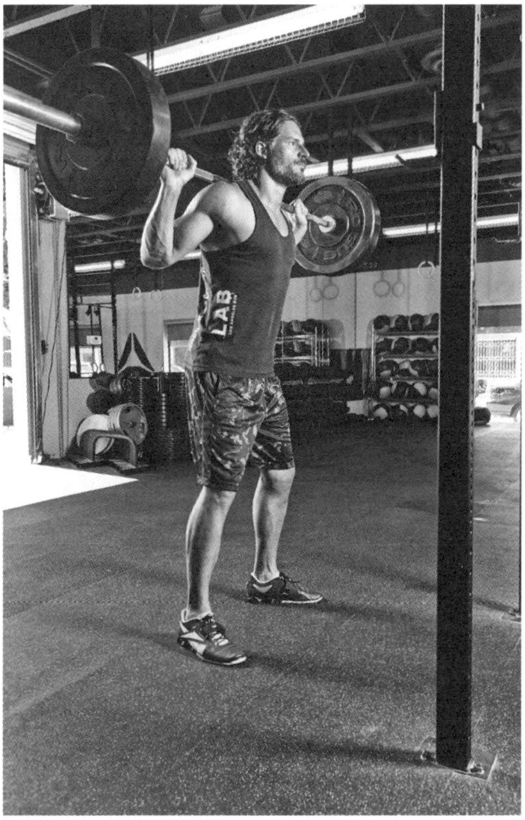

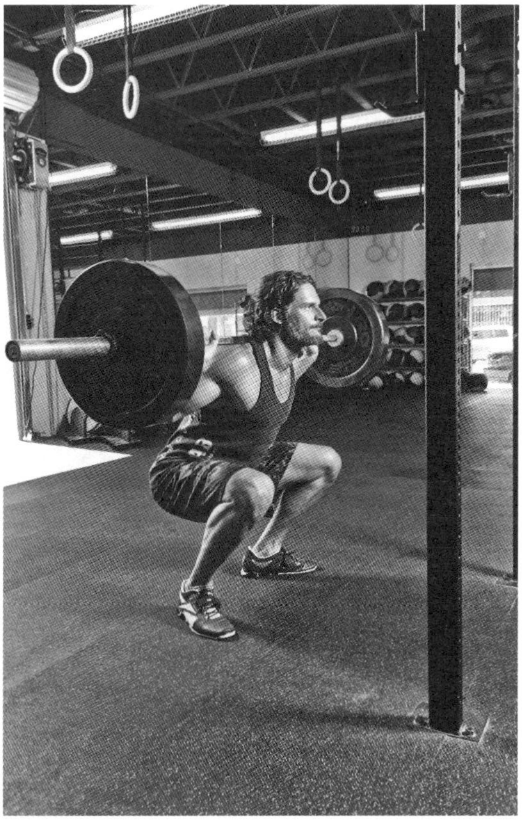

Kniebeugen mit Langhantel vorn

1. Eine Langhantel mit Obergriff halten, ein wenig breiter als die Schultern.
2. Die Oberarme heben, bis sie parallel zum Boden sind. Die Stange ruht nun vorn auf den Schultern.
3. In die Knie gehen, bis die Oberschenkel mindestens parallel zum Boden sind.
4. Pause machen, dann die Beine strecken und in die Ausgangsposition zurückkehren.

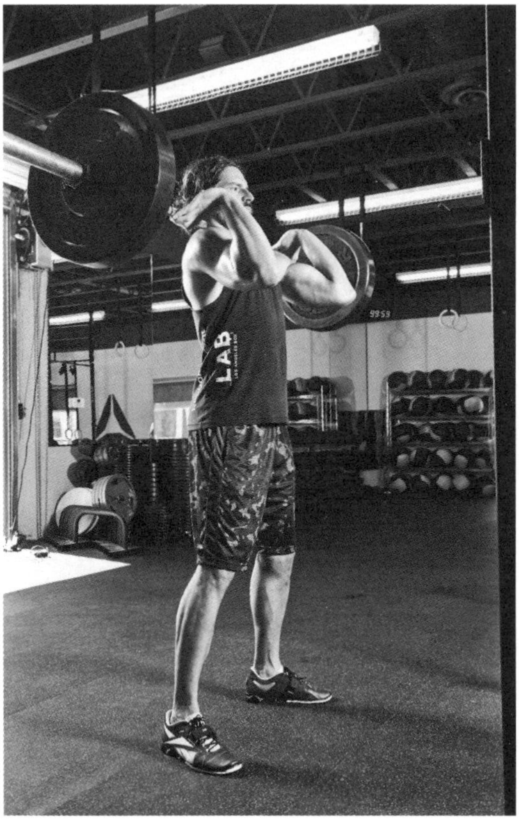

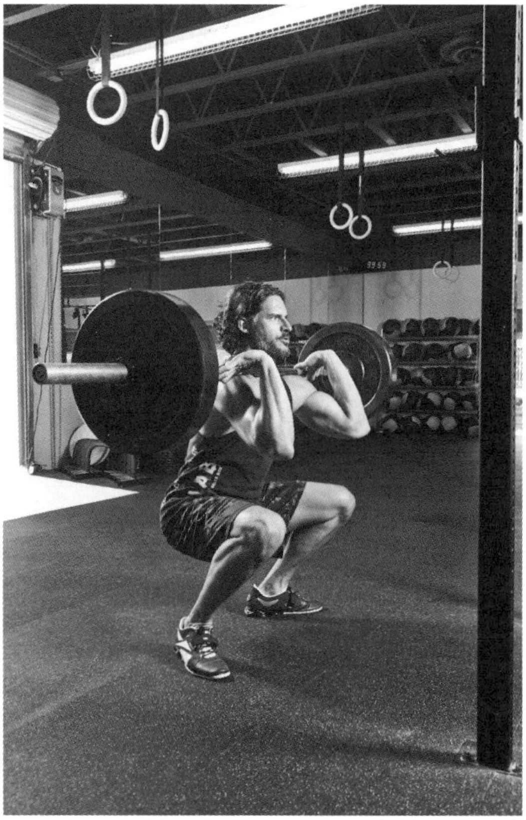

Kreuzheben

1. Eine Langhantel vor die Schienbeine rollen. Die Füße etwa schulterweit spreizen.

2. Hüfen und Knie beugen und die Mitte der Stange mit Obergriff packen. Die Hände sind etwa 30 cm auseinander.

3. Aufstehen, die Hüften nach vorn stoßen und die Gesäßmuskeln anspannen, ohne das Kreuz zu runden.

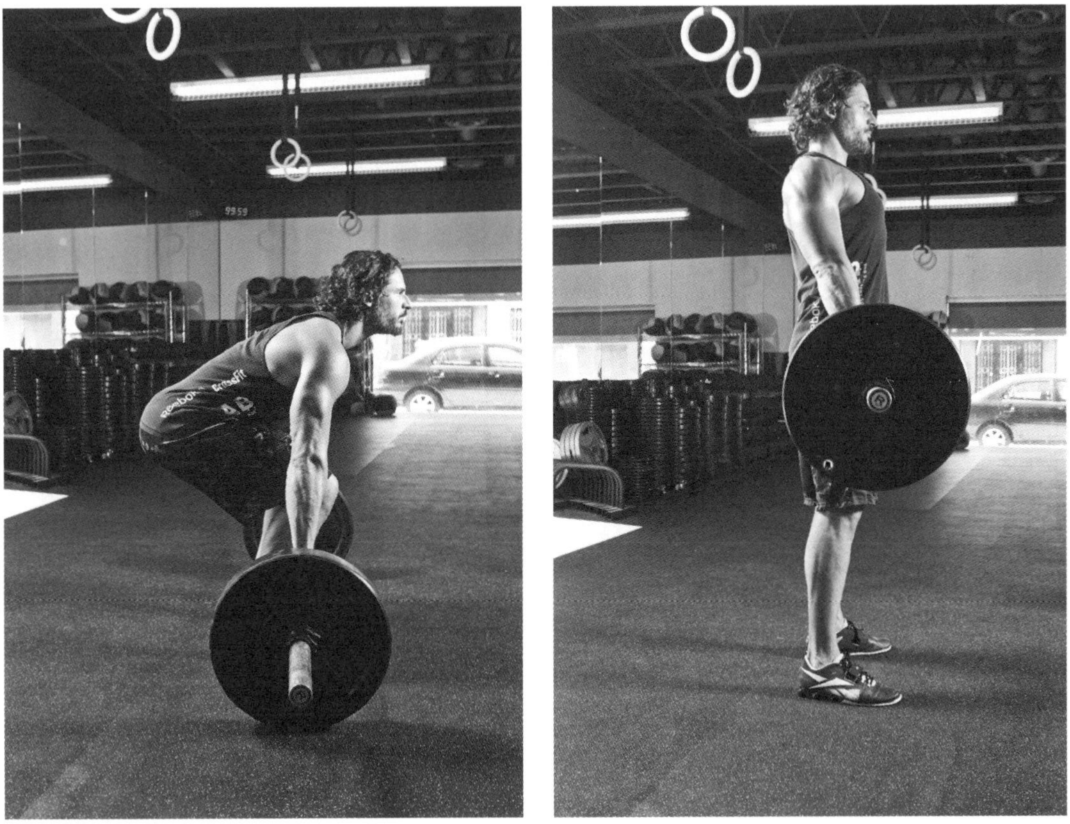

Beinpressen

1. Sie sitzen auf der Beinpressmaschine. Das Gesäß befindet sich ganz hinten auf dem Sitz, der Rücken liegt flach an der Lehne. Die Füße etwa schulterbreit gespreizt gegen die Fußplatten stemmen. Die Fersen bleiben flach.

2. Die Beine strecken und die beschwerten Fußplatten wegdrücken.

3. In die Ausgangsstellung zurückkehren.

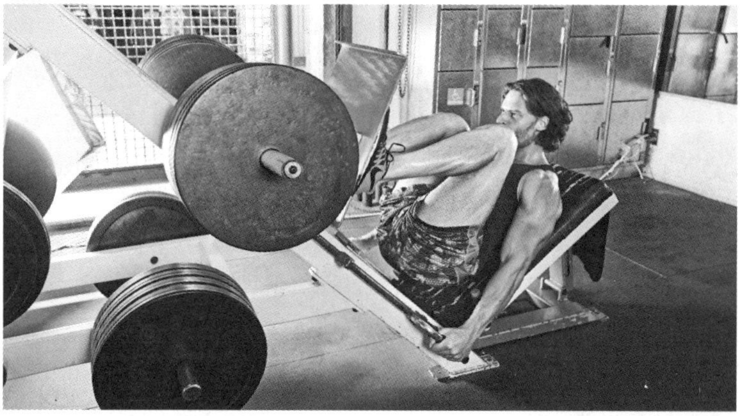

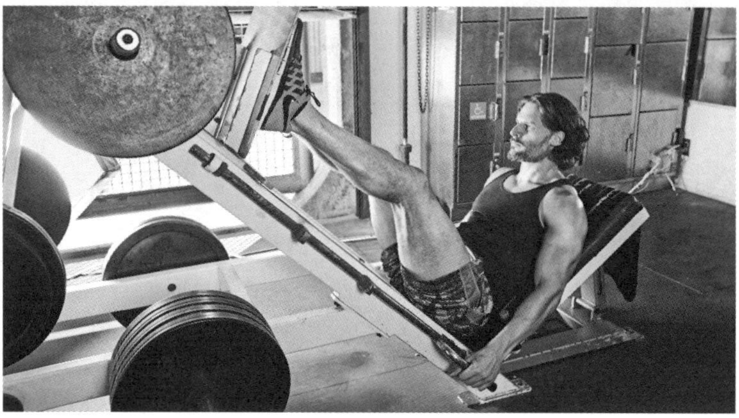

Beincurls liegend

1. Sie liegen auf der Maschine, die Waden befinden sich unmittelbar unter dem Knöchelpolster.

2. Die hinteren Oberschenkelmuskeln kontrahieren und die Knöchel so nah wie möglich ans Gesäß führen. Die Körpermitte bleibt gespannt.

3. Pause machen, dann das Gewicht langsam zurück in die Ausgangsstellung senken.

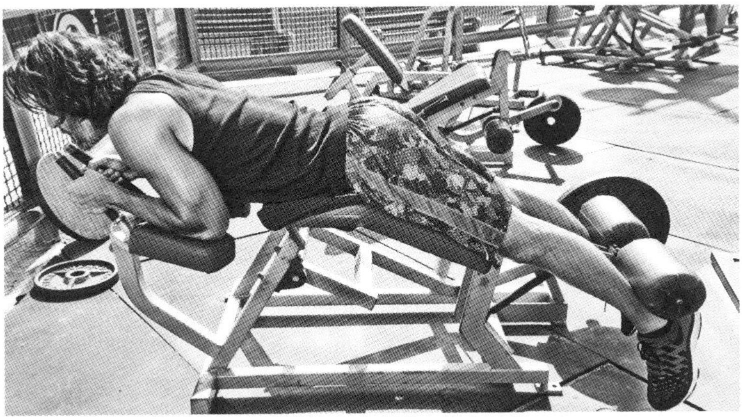

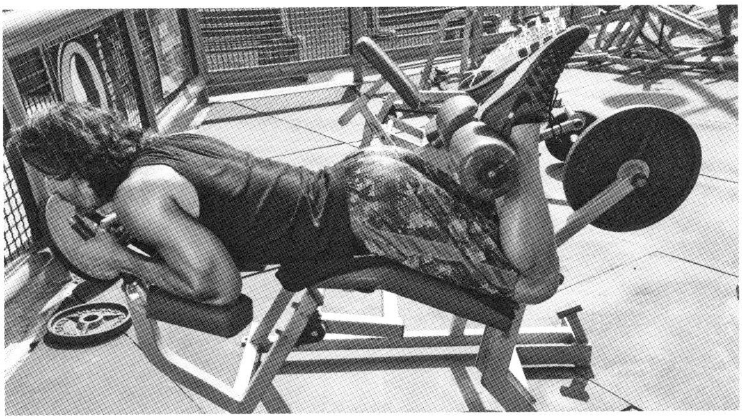

Beincurls einbeinig, liegend

1. Sie liegen auf der Maschine, die Waden befinden sich unmittelbar unter dem Knöchelpolster.

2. Die hinteren Oberschenkelmuskeln eines Beines kontrahieren und den Knöchel so nah wie möglich ans Gesäß führen. Die Körpermitte bleibt gespannt.

3. Pause machen, dann das Gewicht langsam zurück in die Ausgangsstellung senken.

4. Nach den vorgeschriebenen Reps die Übung mit dem anderen Bein wiederholen.

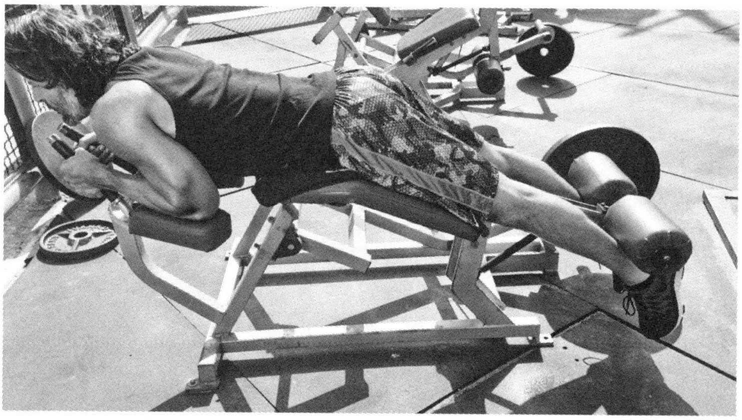

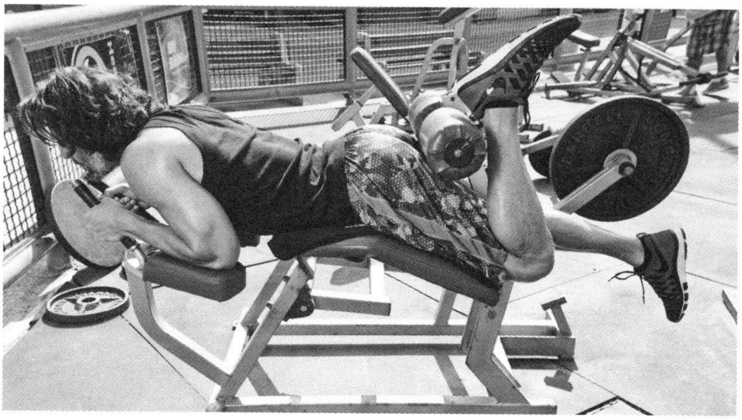

Beinstrecker

1. Sie sitzen auf dem Kniestreckgerät, die Knie bilden einen Winkel von 90 Grad.

2. Beide Beine strecken und dabei die Beinpolster heben. Am Ende der Bewegung die Knie strecken.

3. Das Beinpolster langsam senken, bis die Knie wieder einen Winkel von 90 Grad bilden.

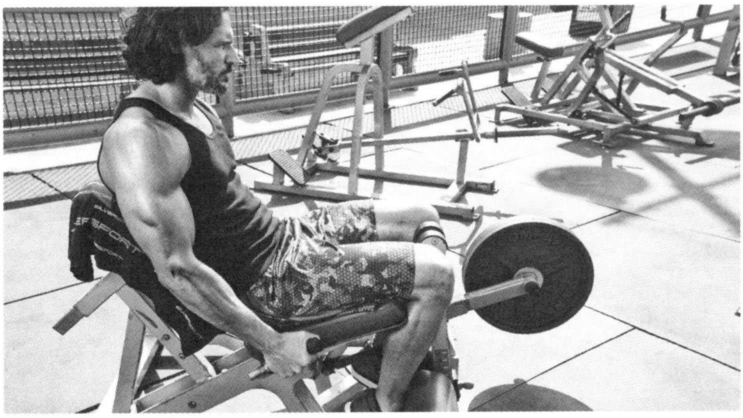

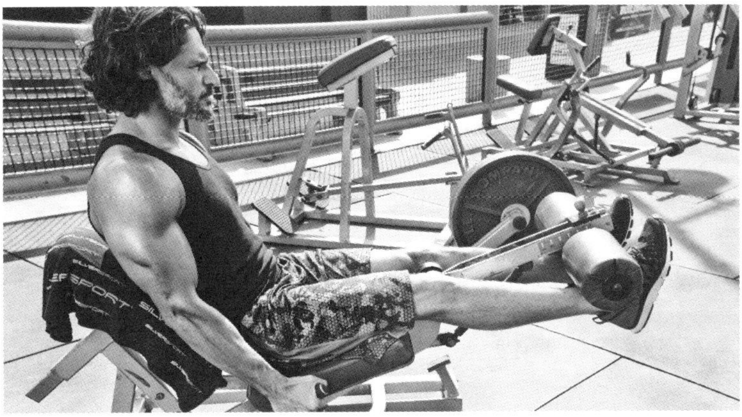

Kniebeugen mit Kurz- oder Kugelhantel

1. Eine Kugel- oder eine Kurzhantel senkrecht an der Brust halten und dabei mit beiden Händen eine der Kurzhantelscheiben umfassen.

2. Die Hüften zurückschieben und in die Hocke gehen, bis die Oberschenkel mindestens parallel zum Boden sind.

3. Pause machen, dann die Beine strecken und in die Ausgangsstellung zurückkehren.

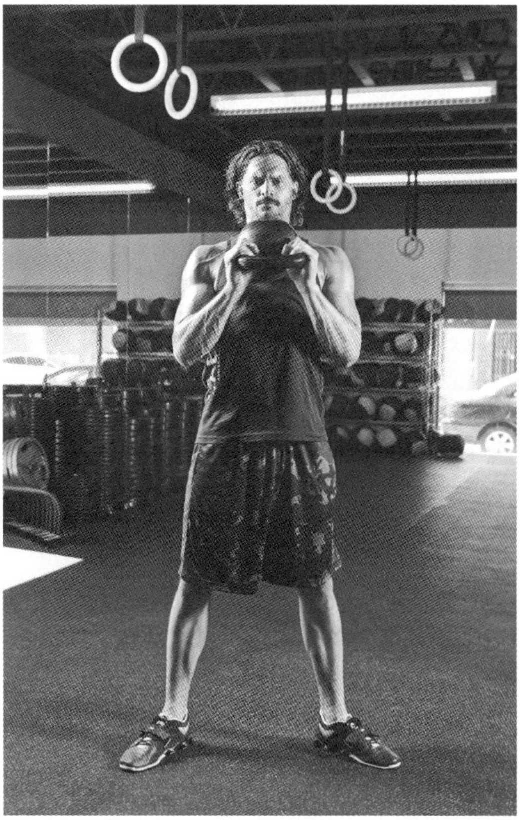

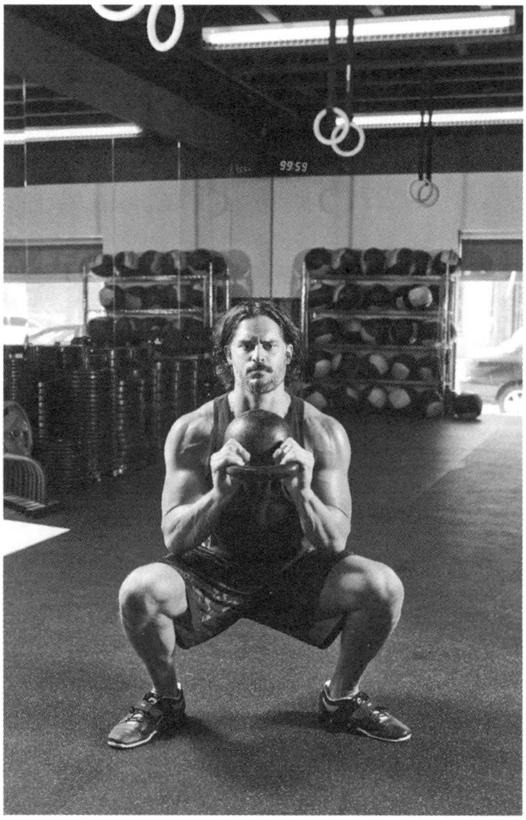

Umgekehrter Ausfallschritt

1. Die Brust vorschieben und einen großen Schritt nach hinten machen, dabei das hintere Knie zum Boden senken. Das vordere Schienbein bleibt so senkrecht wie möglich.

2. Die Beine strecken und in die Ausgangsstellung zurückkehren. Nach den vorgeschriebenen Reps die Beinstellung wechseln.

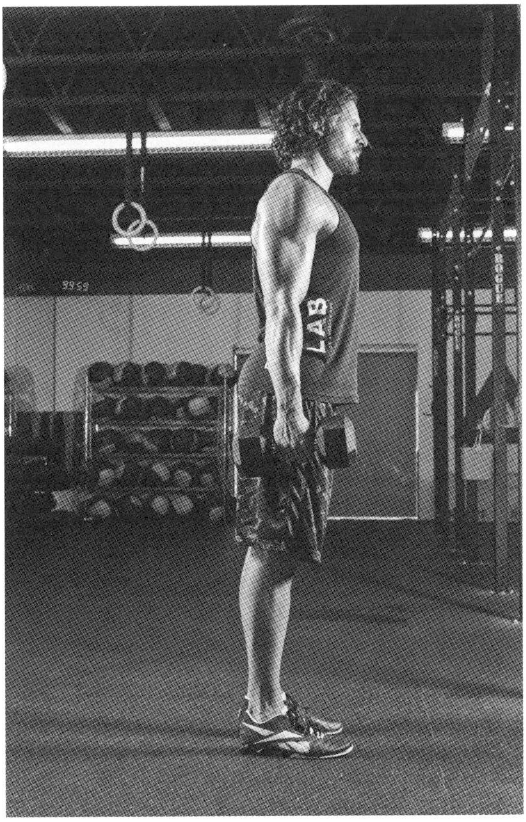

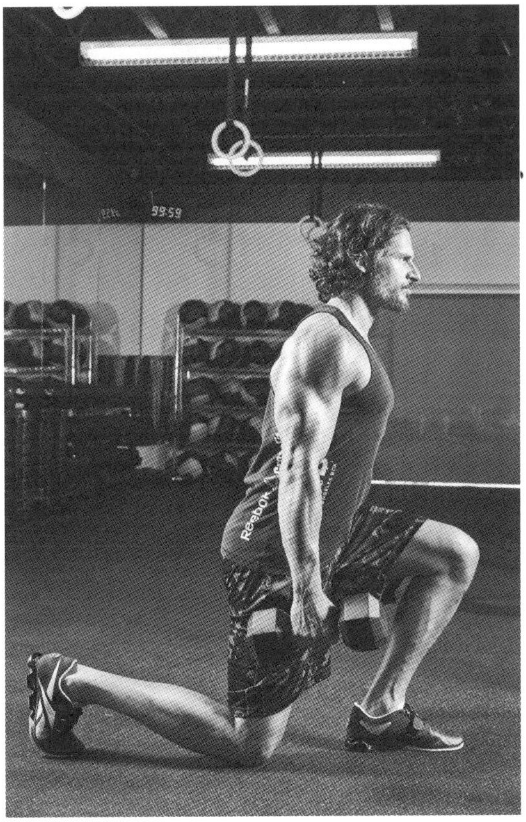

Bulgarische Kniebeugen

1. Zwei Kurzhanteln an den Körperseiten halten. Die Handflächen sind einander zugewandt. Der linke Fuß steht vor dem rechten, dann den hinteren Fuß auf eine Bank legen. Dies ist die Ausgangsstellung.

2. Den Körper so weit wie möglich senken, bis das hintere Knie fast den Boden berührt. Der Oberkörper bleibt so gerade wie möglich, das Kreuz natürlich gewölbt.

3. Pause machen, dann die Beine strecken und so schnell wie möglich in die Ausgangsstellung zurückkehren.

4. Nach den vorgeschriebenen Reps mit dem linken Bein vorn folgen ebenso viele Reps mit dem rechten Bein vorn und dem linken auf der Bank.

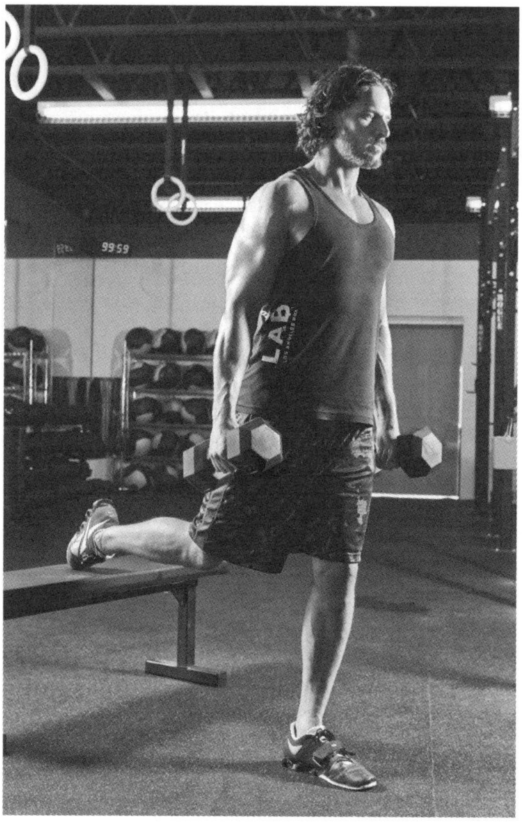

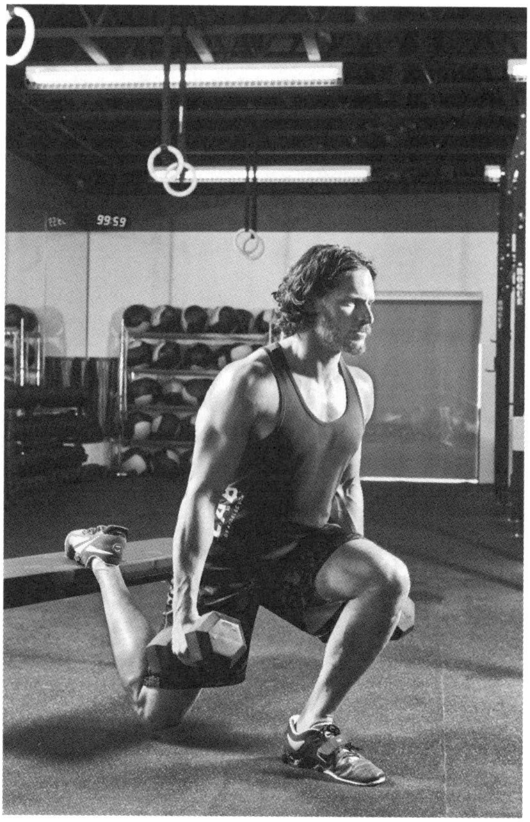

Kurzhantel-Bankaufsteiger

1. Sie stehen vor einer Bank und halten zwei Kurzhanteln an den Körperseiten. Dann den linken Fuß auf die Bank setzen.

2. Die linke Ferse auf die Bank drücken und den Körper nach oben stemmen, bis das linke Bein gestreckt ist.

3. Den Körper wieder senken, bis der rechte Fuß den Boden berührt. Wiederholen.

4. Nach den vorgeschriebenen Reps mit dem linken Bein auf der Bank folgen ebenso viele Reps mit dem rechten Bein.

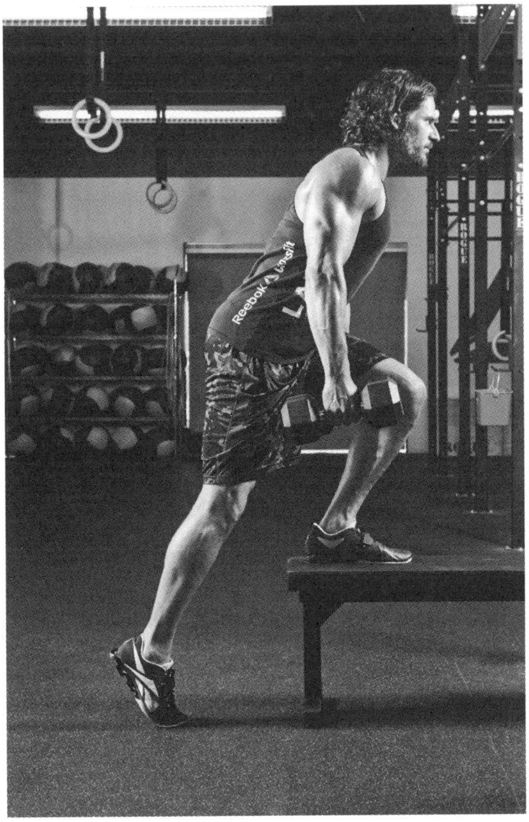

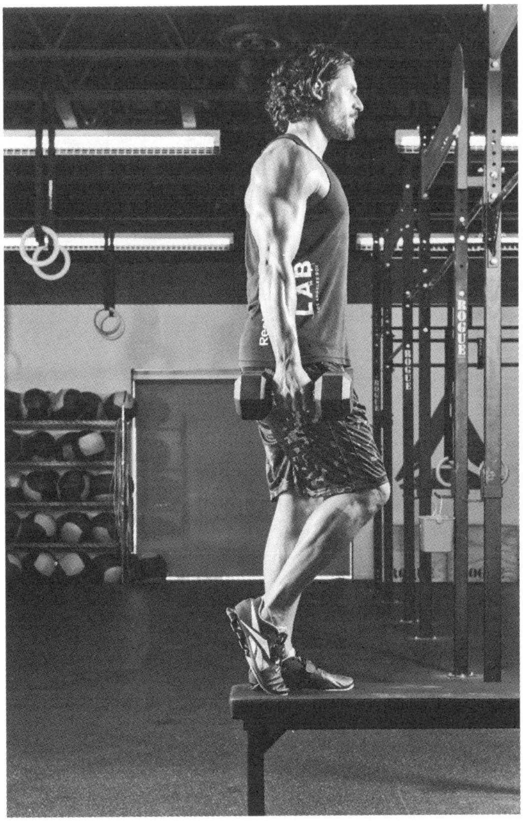

Plyo-Aufsteiger mit Sprung

1. Der linke Fuß ruht sicher auf einer Bank. Die Bank sollte so hoch sein, dass das Knie um 90 Grad gebeugt ist.

2. Die linke Ferse auf die Bank drücken und den Körper so kräftig nach oben stemmen, dass Sie einen Luftsprung machen. Dabei die Arme nach vorn schwingen.

3. Sanft landen und in die Ausgangsstellung zurückkehren.

4. Nach den vorgeschriebenen Reps mit dem linken Bein auf der Bank folgen ebenso viele Reps mit dem rechten Bein auf der Bank.

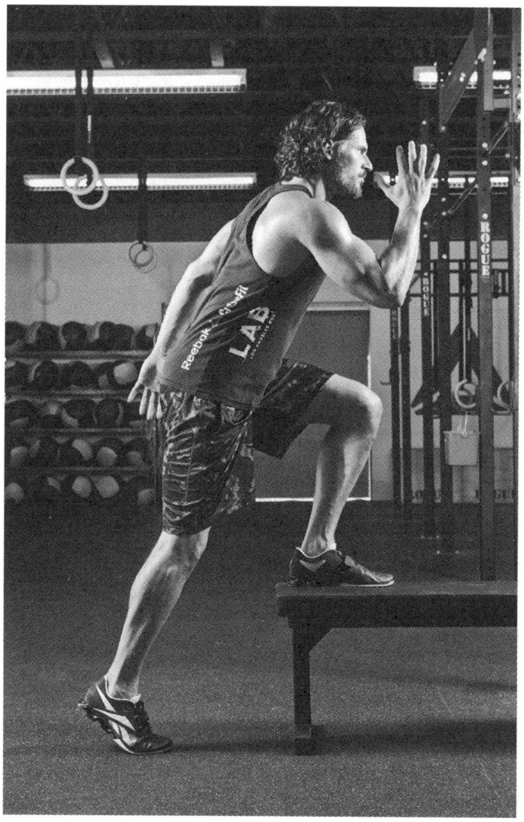

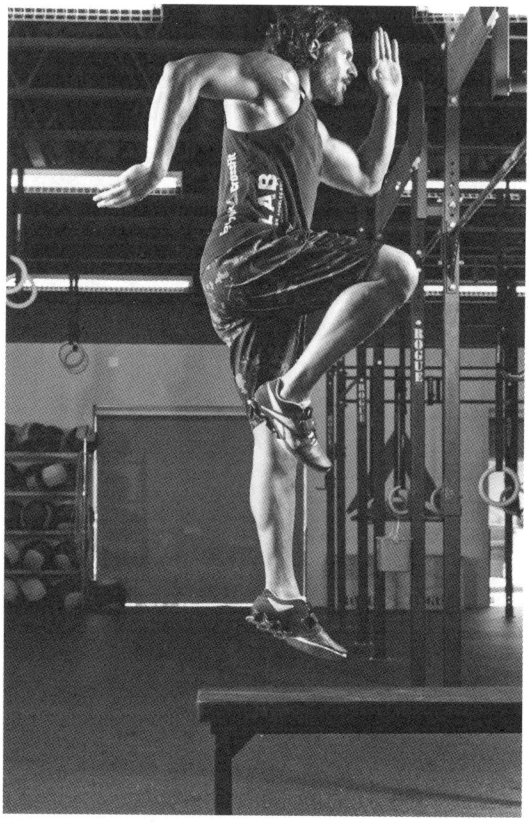

Eigengewicht-Aufsteiger

1. Der linke Fuß ruht sicher auf einer Bank. Die Bank sollte so hoch sein, dass das Knie um 90 Grad gebeugt ist.

2. Die linke Ferse auf die Bank drücken und den Körper nach oben stemmen, bis das linke Bein gestreckt ist und Sie mit einem Bein auf der Bank stehen. Der rechte Fuß bleibt angehoben. Den Körper wieder senken, bis der rechte Fuß den Boden berührt.

3. Nach den vorgeschriebenen Reps mit dem linken Bein auf der Bank folgen ebenso viele Reps mit dem rechten Bein auf der Bank (siehe Fotos).

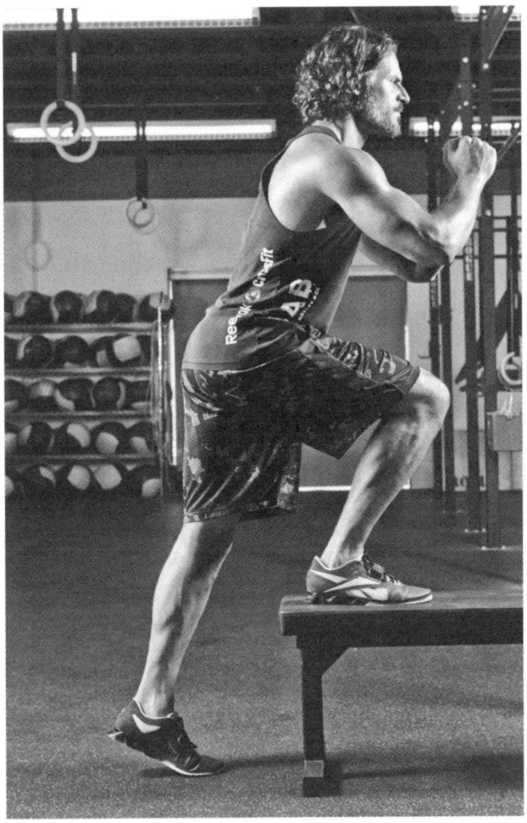

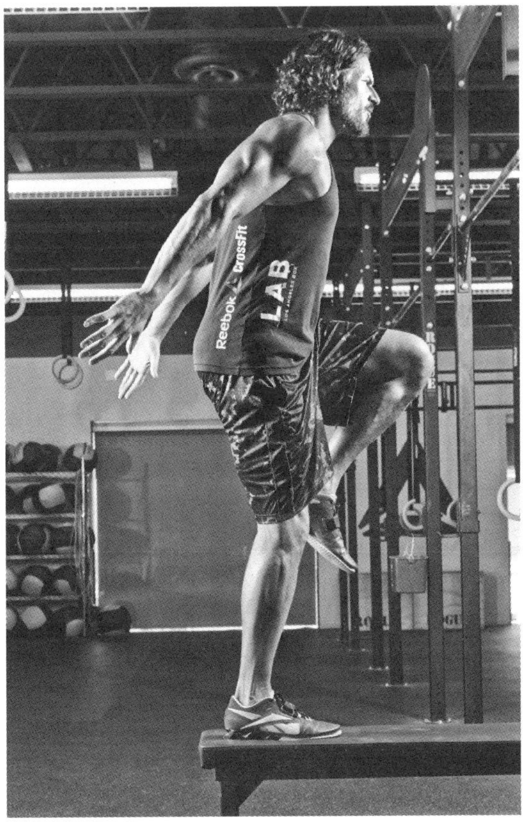

Ausfallschritt im Gehen mit Kurzhanteln

1. Ein Paar Kurzhanteln an den Körperseiten halten. Die Handflächen sind einander zugewandt. Mit hüftbreit gespreizten Füßen aufrecht stehen, die Schultern zurückziehen und die Bauchmuskeln anspannen.

2. Mit einem Bein einen Schritt nach vorn machen und den Körper langsam senken, bis das vordere Knie mindestens um 90 Grad gebeugt ist. Das hintere Knie sollte den Boden fast berühren. Der Oberkörper bleibt so aufrecht wie möglich, das Kreuz natürlich gewölbt.

3. Pause machen, dann aufrichten und den hinteren Fuß nach vorn führen (wie beim Gehen). Einen weiteren Ausfallschritt machen, diesmal mit dem anderen Bein.

4. Bei jedem Schritt nach vorn das Bein wechseln.

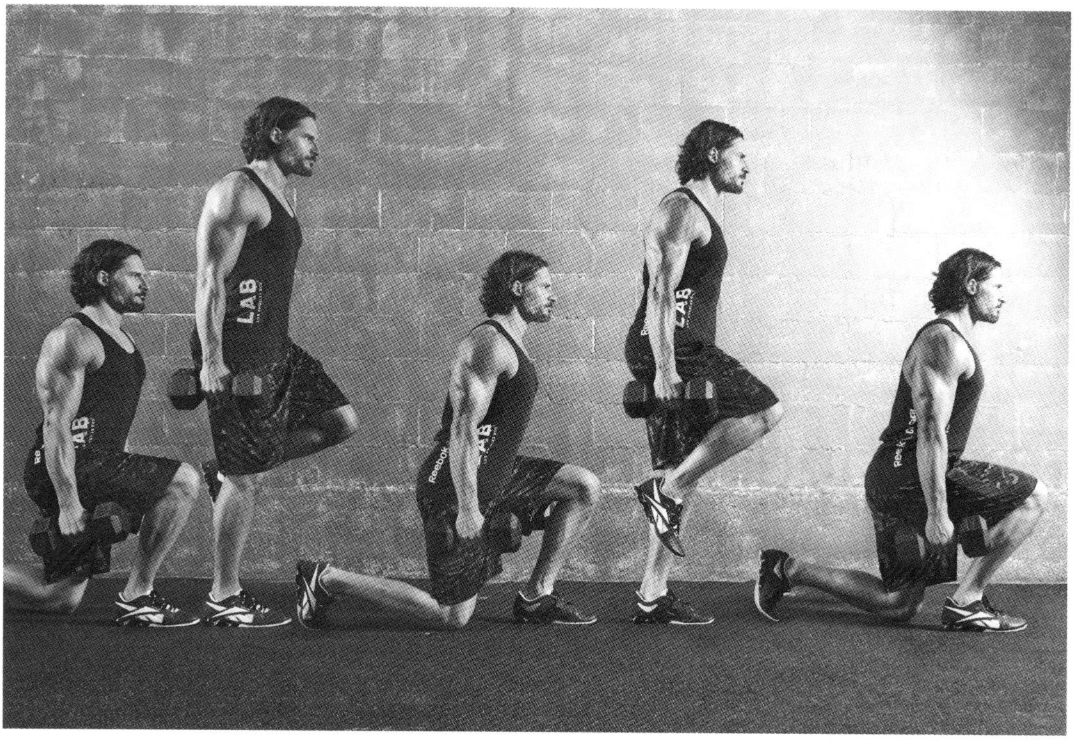

Plyo-Kniebeugen mit Sprung

1. In die Knie gehen, bereit zum Sprung, und die Arme nach vorn strecken.

2. Kraftvoll so hoch wie möglich springen und dabei die Arme nach hinten schwingen.

3. Nach der Landung sofort in die Hocke gehen und erneut springen.

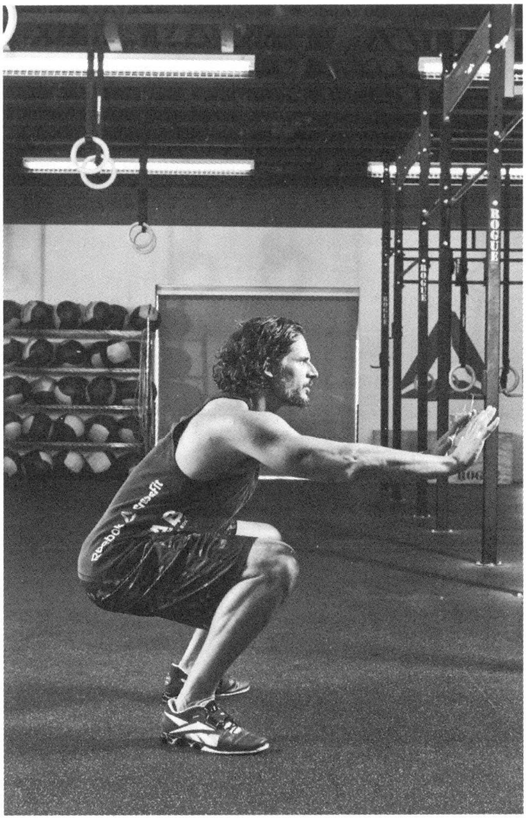

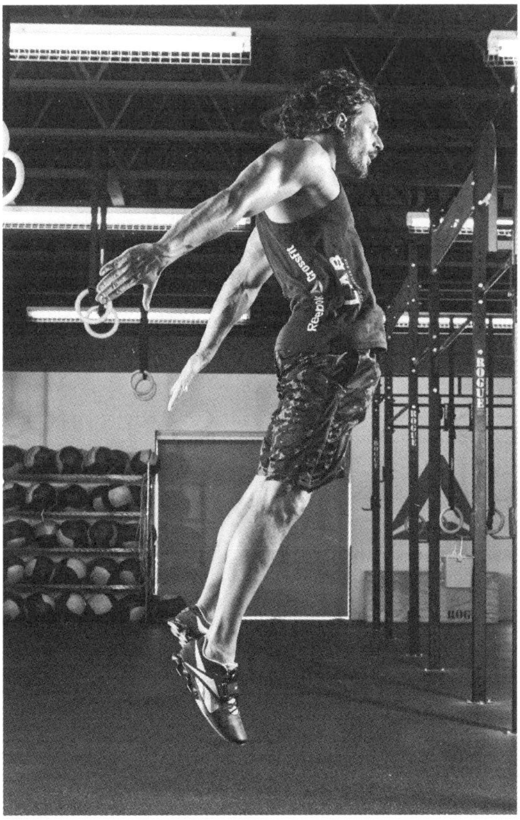

Froschhüpfer

1. Die Füße sind schulterbreit gespreizt, die Arme nach vorn gestreckt. Die Hüften nach hinten schieben und in die Knie gehen. Dann kraftvoll hochspringen und einen möglichst weiten Satz nach vorn machen. Dabei die Arme nach hinten schwingen.

2. Sanft in der Hocke landen, die Ausgangsstellung einnehmen und die Übung wiederholen.

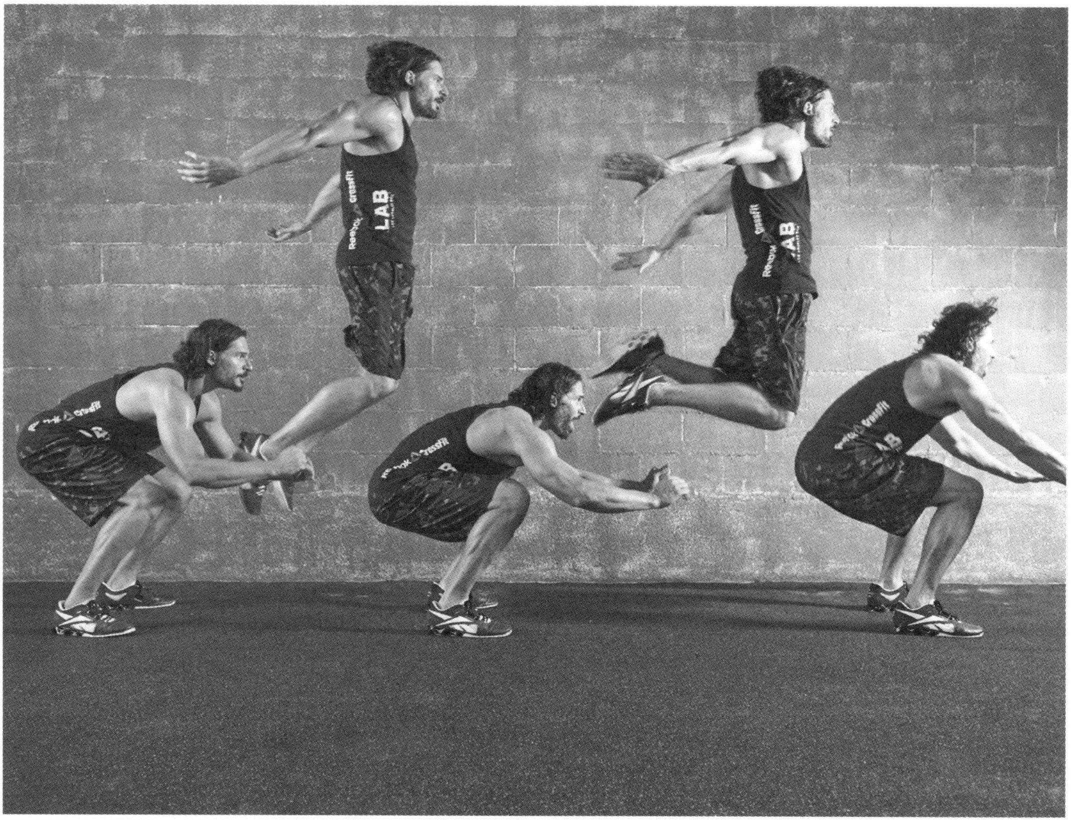

Eigengewicht-Kniebeugen

1. Mit schulterbreit gespreizten Füßen möglichst aufrecht stehen.

2. Die Hüften nach hinten schieben und so tief wie möglich in die Knie gehen.

3. Pause machen, dann die Beine langsam strecken und wieder die Ausgangsstellung einnehmen.

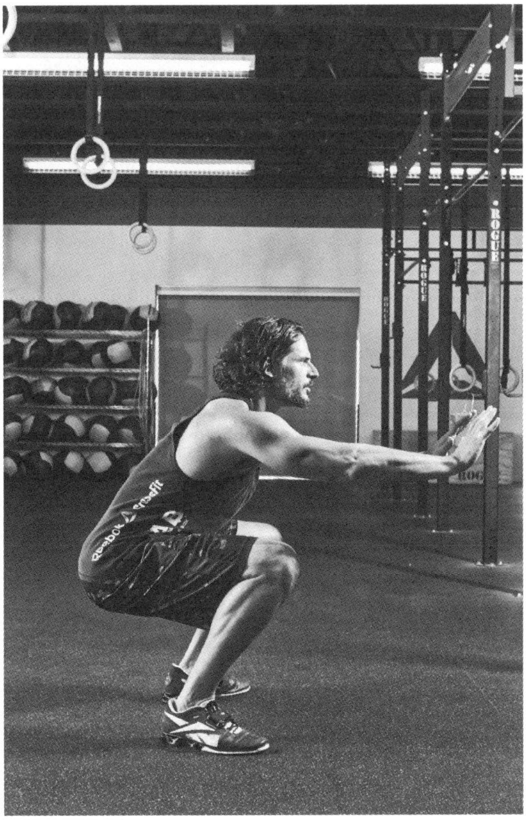

Einbeiniger Ausfallschritt

1. Ein Paar Kurzhanteln an den Körperseiten halten. Die Handflächen sind einander zugewandt.

2. Mit dem linken Bein einen Schritt nach vorn machen und den Körper langsam senken, bis das vordere Knie mindestens um 90 Grad gebeugt ist.

3. Pause machen, dann die Beine so schnell wie möglich strecken und wieder die Ausgangsstellung einnehmen.

4. Nach den vorgeschriebenen Reps mit dem linken Bein folgen ebenso viele Reps mit dem rechten.

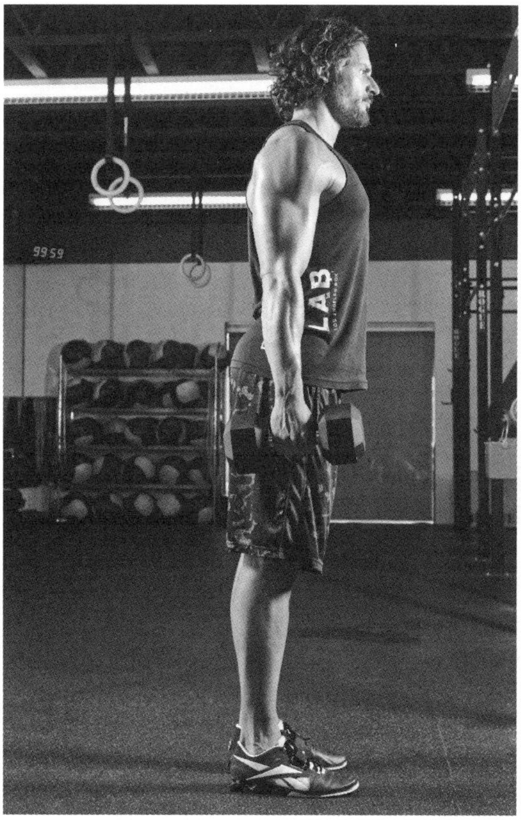

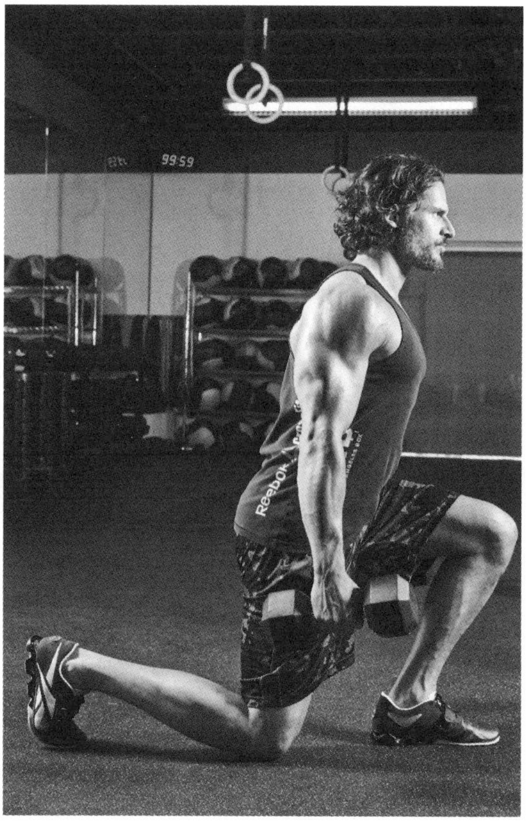

Kasten- oder Banksprung

1. Sie stehen hinter einem hohen Kasten. Die Füße sind hüft- bis schulterweit gespreizt.

2. Die Arme nach hinten schwingen und leicht in die Knie gehen.

3. Die Arme kraftvoll nach vorn schwingen und auf den Kasten springen. Mit hüftweit gespreizten Füßen sanft landen.

4. Auf dem Kasten aufrecht stehen. Den Kasten vorsichtig verlassen.

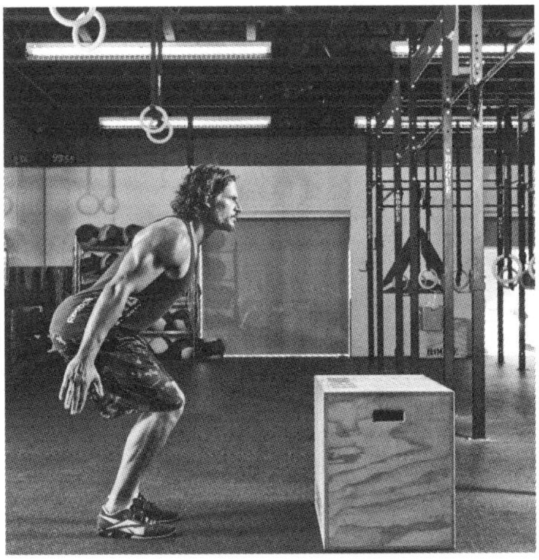

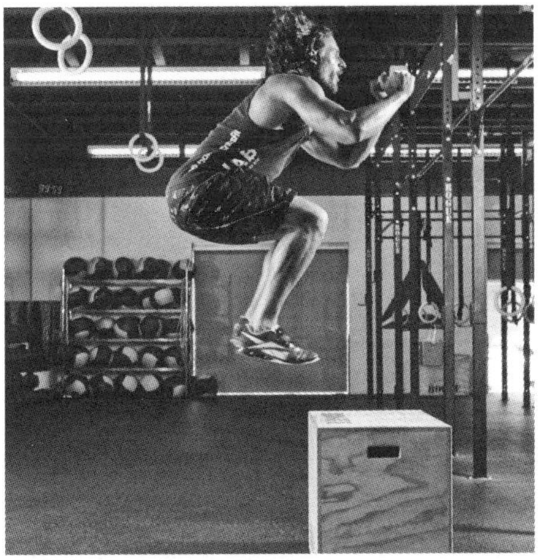

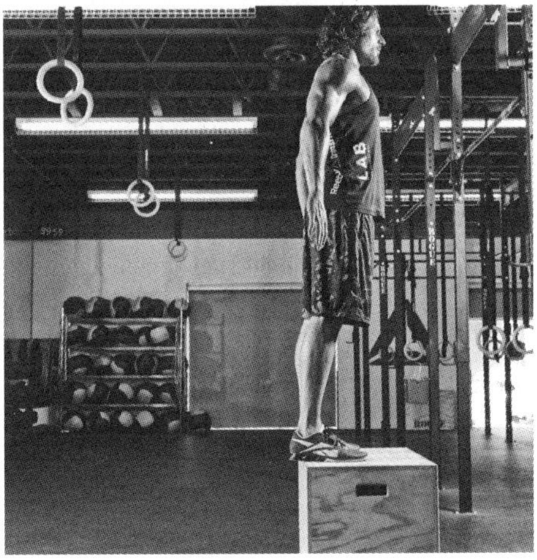

Einbeinige Bankbrücke

1. Sie sitzen auf dem Boden. Der linke Fuß steht auf dem Boden, das rechte Bein ist gebeugt und angehoben, der obere Rücken liegt auf der Bank.

2. Die Arme seitwärts ausstrecken und die Hüften nach oben schieben. Das rechte Bein bleibt angehoben.

3. Pause machen, dann den Körper langsam senken und wieder die Ausgangsposition einnehmen.

4. Nach den vorgeschriebenen Reps mit dem linken Bein folgen ebenso viele Reps mit dem rechten.

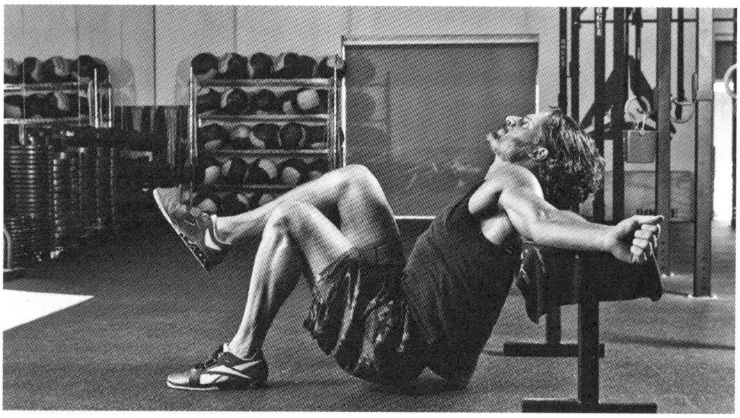

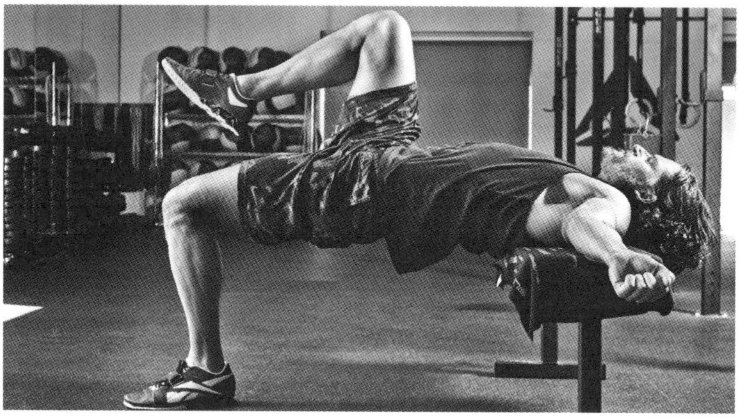

Sprünge über die Bank

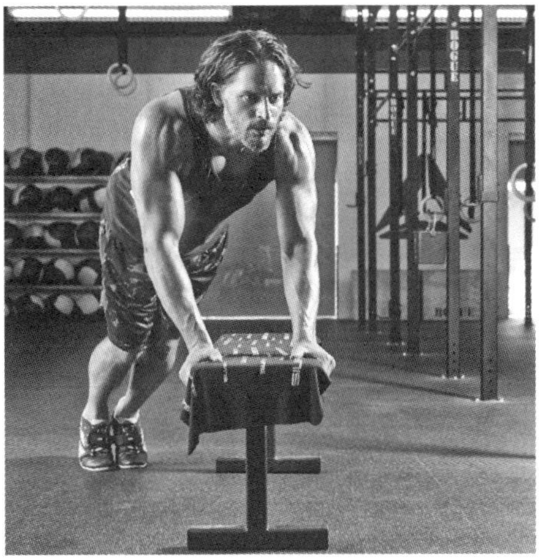

1. Mit den Händen auf der Bank in der oberen Position eines Liegestützes beginnen. Der Körper bildet von den Schultern bis zu den Knöcheln eine Gerade. Die Füße befinden sich auf einer Seite der Bank. Dies ist die Ausgangsstellung.

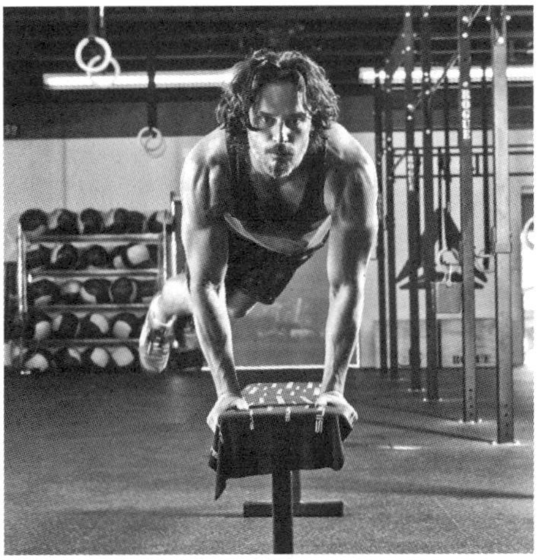

2. Die Knie senken und kraftvoll auf die andere Seite der Bank springen. Die Hände bleiben ständig auf der Bank. Sofort die Knie senken und zurück auf die andere Seite springen.

3. So oft wiederholen wie vorgeschrieben.

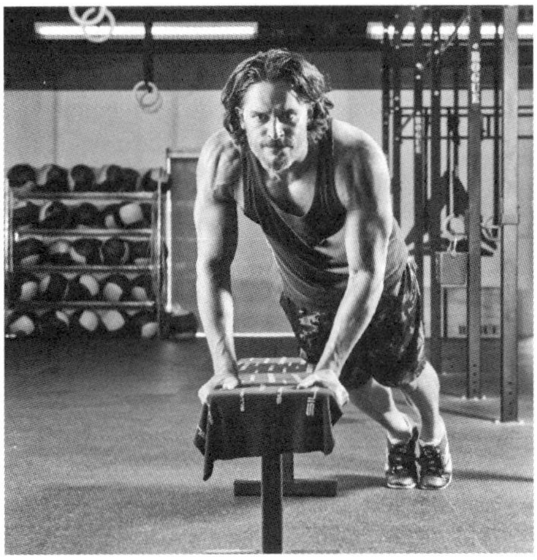

Liegestütze mit Strecksprung

1. Mit schulterbreit gespreizten Beinen aufrecht stehen. Die Arme liegen an den Seiten.

2. Die Hüften nach hinten schieben, die Knie beugen und so tief wie möglich in die Hocke gehen.

3. Mit den Handflächen auf dem Boden abstützen und die Beine plötzlich nach hinten strecken – dies ist die Liegestütz-Position.

4. Schnell zurück in die Hocke gehen und mit einem Strecksprung in die Ausgangsstellung zurückkehren.

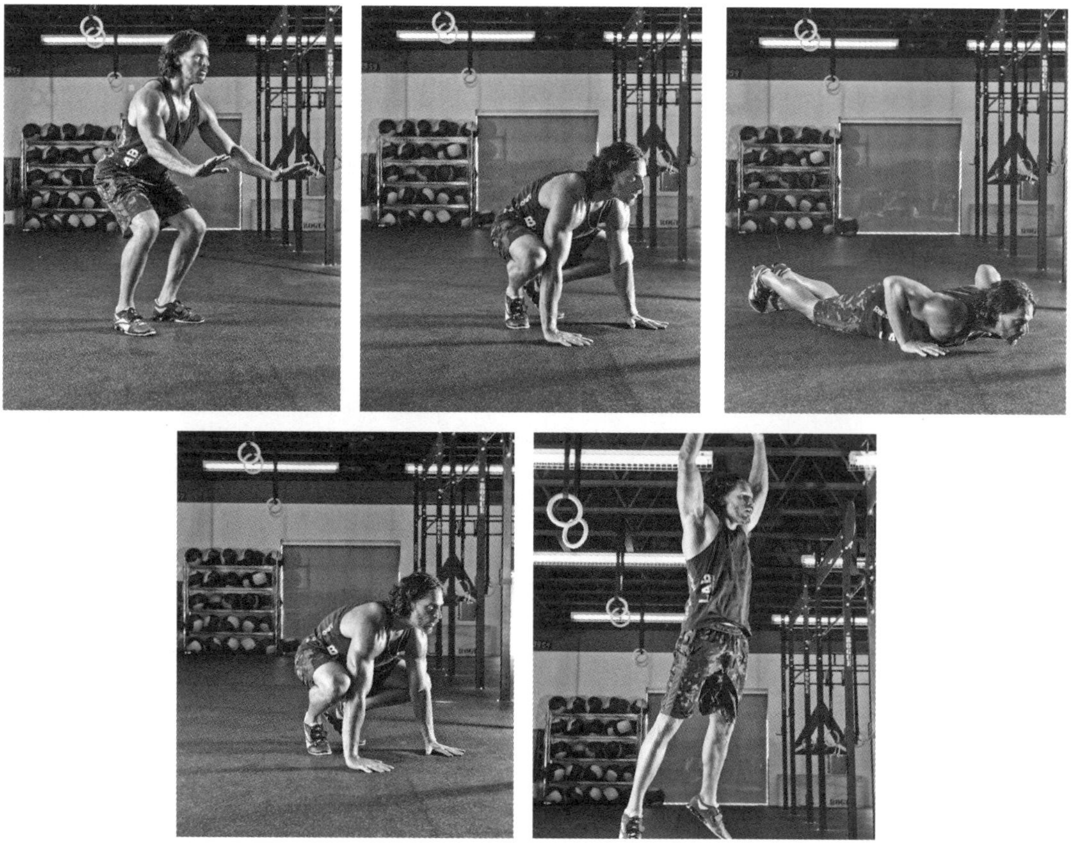

Trizepsdrücken mit V-Stange

1. Vor der Kraftstation den V-Griff am hohen Kabelzug mit Obergriff packen.

2. Die Ellbogen an die Seiten führen, bis die Unterarme parallel zum Boden sind. Dies ist die Ausgangsstellung, von da an sollten die Ellbogen sich nicht mehr bewegen.

3. Die Unterarme durch Kontrahieren des Trizeps nach unten strecken.

4. Eine Sekunde in dieser Position (mit vollständig gestreckten Armen) bleiben, dann in die Ausgangsstellung zurückkehren.

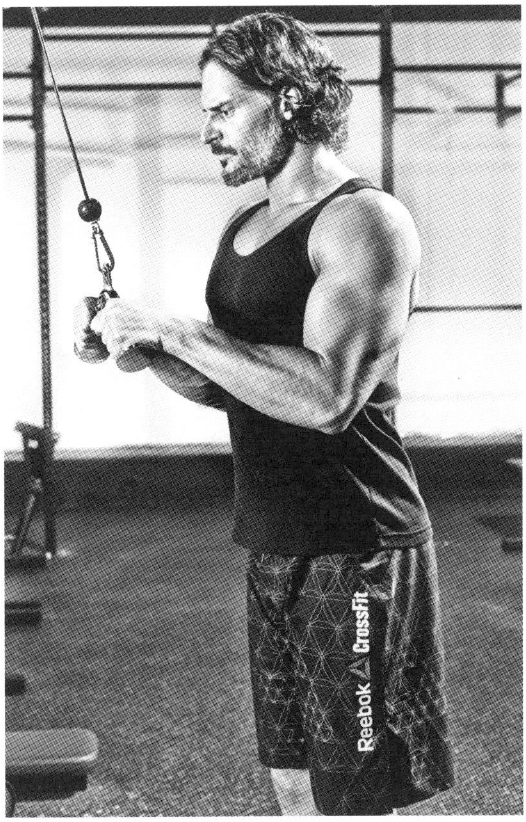

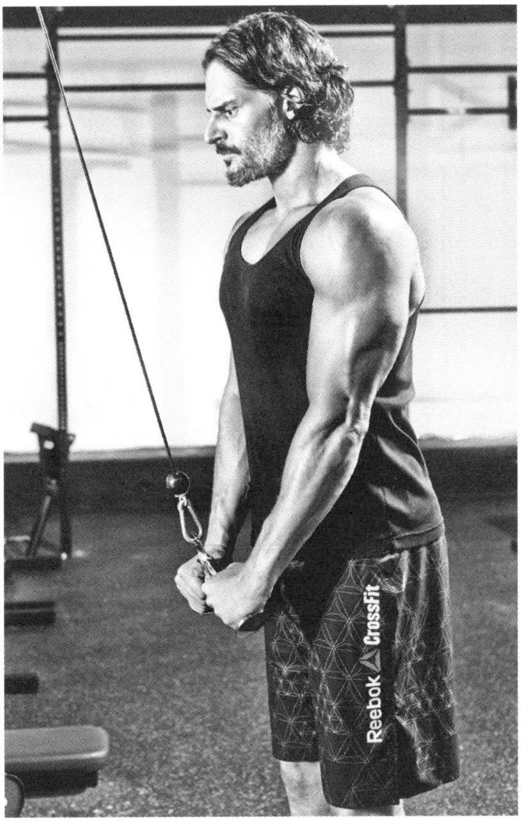

Trizepsdrücken mit gerader Stange

1. Vor der Kraftstation die gerade Stange am hohen Kabelzug mit schulterweitem Obergriff packen.

2. Die Ellbogen an die Seiten führen, bis die Unterarme parallel zum Boden sind. Dies ist die Ausgangsstellung, von da an sollten die Ellbogen sich nicht mehr bewegen.

3. Die Unterarme durch Kontrahieren des Trizeps nach unten strecken, dabei die Stange leicht so drehen, dass die Fingerknöchel in der unteren Position dem Boden zugewandt sind.

4. Eine Sekunde in dieser Position bleiben, dann in die Ausgangsstellung zurückkehren.

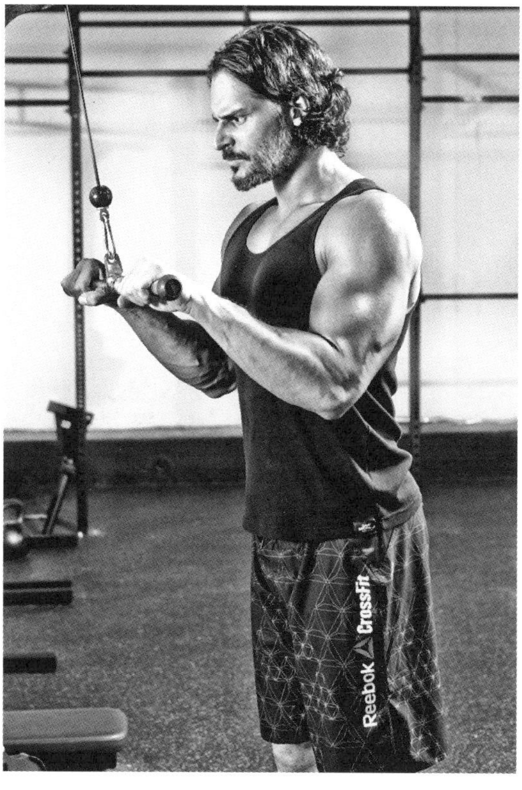

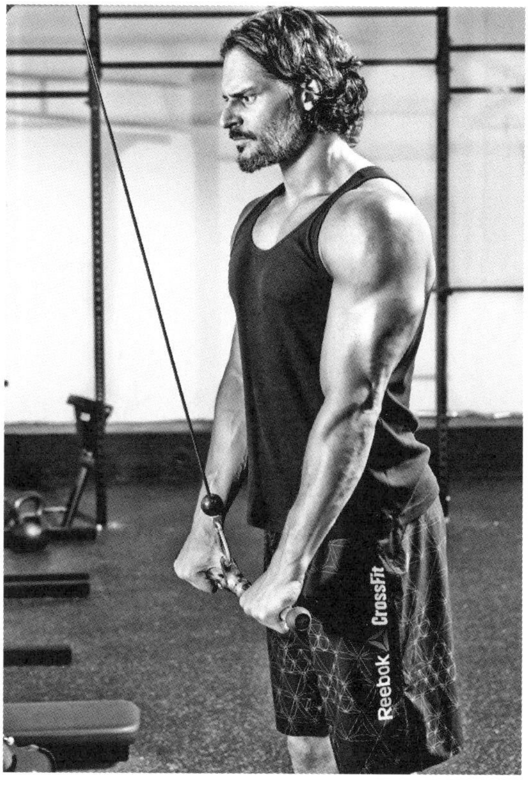

Trizepsdrücken mit Seil vor dem Körper

1. Vor der Kraftstation den Griff am hohen Kabelzug so packen, dass die Daumen nach oben zeigen.

2. Die Ellbogen an die Seiten führen, bis die Unterarme parallel zum Boden sind. Dies ist die Ausgangsstellung, von da an sollten die Ellbogen sich nicht mehr bewegen.

3. Die Unterarme durch Kontrahieren des Trizeps nach unten strecken, dabei das Seil so drehen, dass die Fingerknöchel in der unteren Position dem Boden zugewandt sind.

4. Eine Sekunde in dieser Position bleiben, dann in die Ausgangsstellung zurückkehren.

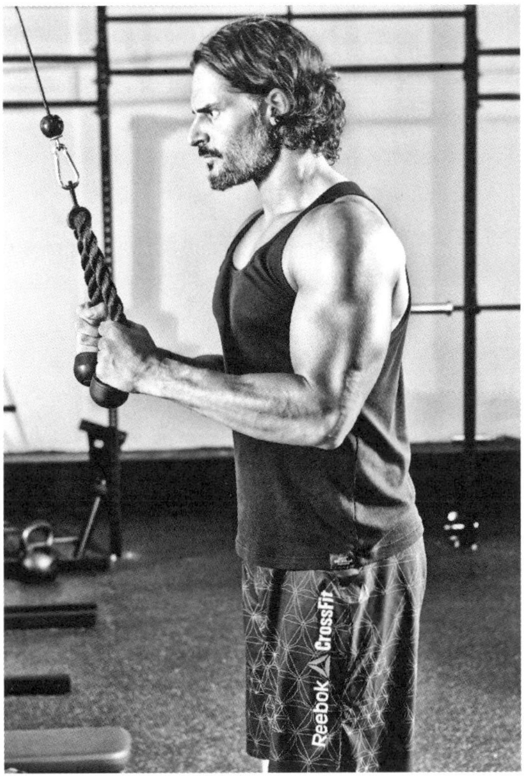

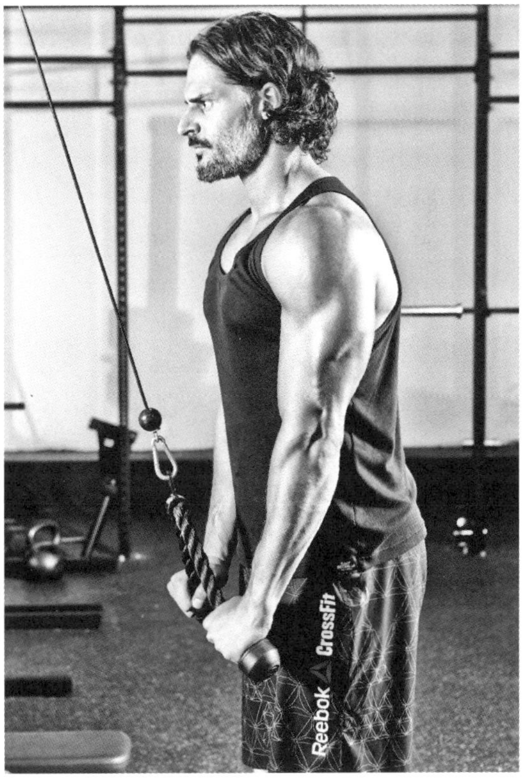

Trizepsdrücken mit Seil über dem Kopf

1. Sie stehen vor einem hohen Kabelzug und wenden dem Gerät den Rücken zu.

2. Das Seil packen, die Arme vollständig über den Kopf und nach vorn strecken. Dies ist die Ausgangsstellung.

3. Das Seil durch Beugen der Ellbogen senken. Der Trizeps sollte sich gut dehnen. Aufhören, wenn die Unterarme den Bizeps berühren.

4. In der unteren Position eine Sekunde Pause machen, dann das Seil durch Kontrahieren des Trizeps wieder in die Ausgangsstellung strecken. Dabei die Enden des Seils so drehen, dass die Fingerknöchel nach dem vollständigen Strecken dem Boden zugewandt sind.

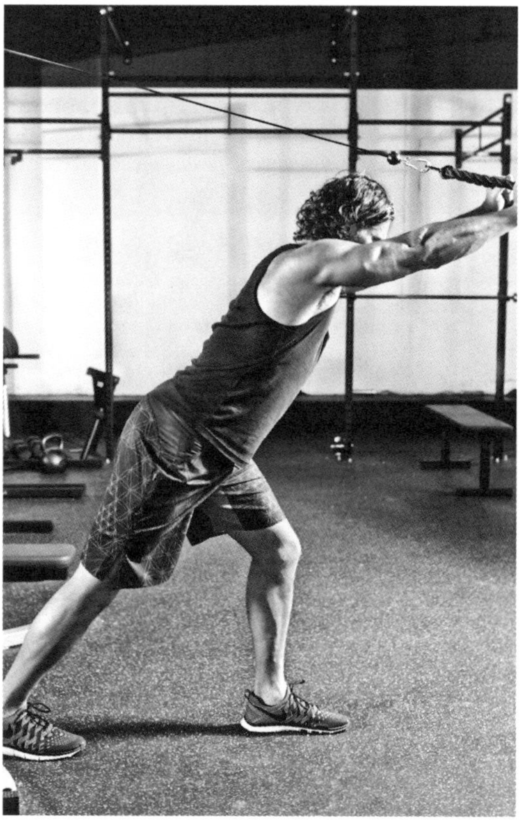

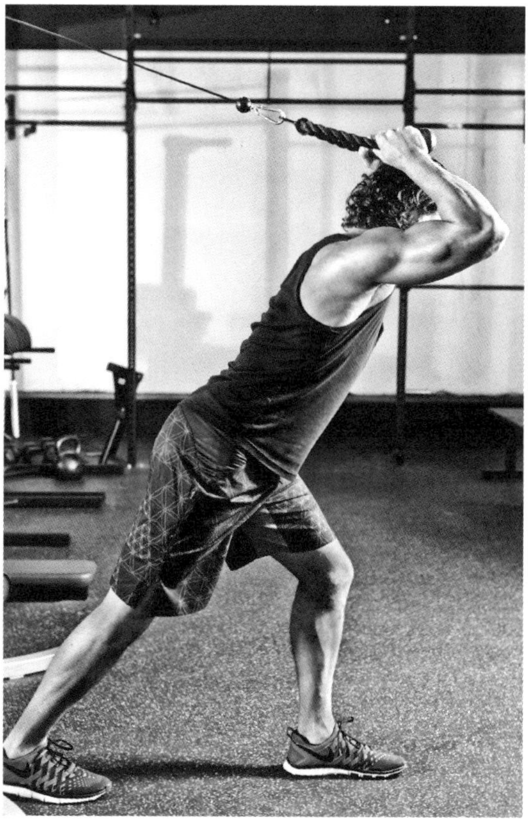

Trizepsdrücken mit der Langhantel

1. Packen Sie eine SZ-Hantel mit Obergriff (Hände etwas weniger als schulterbreit auseinander) und setzen Sie sich auf die Kante einer Bank. Die Füße bleiben flach auf dem Boden.

2. Die Hantel über den Kopf stemmen und hinter dem Kopf absenken, ohne die Oberarme zu bewegen.

3. Pause machen, dann die Hantel in die Ausgangsposition zurückdrücken.

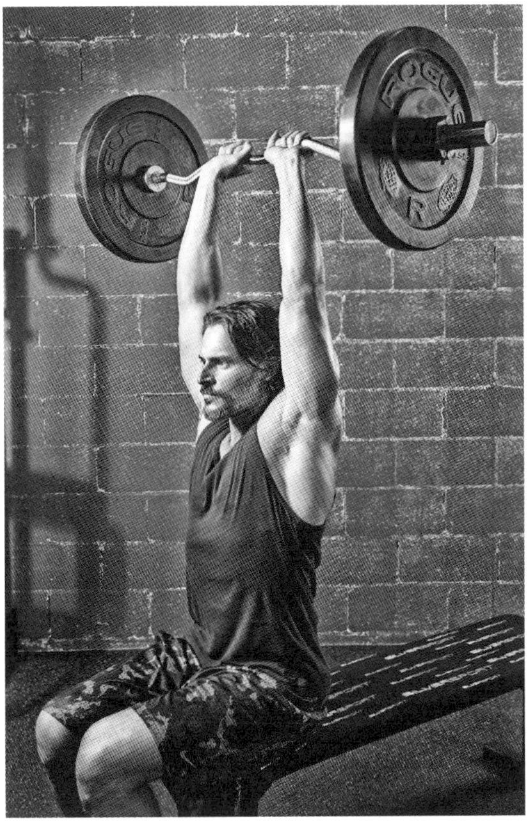

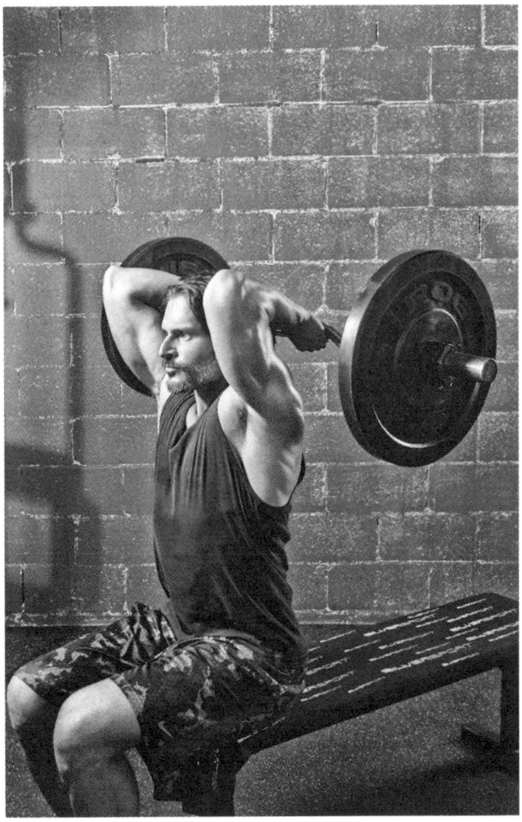

Stirndrücken mit SZ-Stange

1. Eine SZ-Hantel mit Obergriff packen. Die Hände sind etwas weniger als schulterbreit auseinander.

2. Legen Sie sich rücklings auf eine Flachbank, die Füße bleiben flach auf dem Boden. Die Hantel mit gestreckten Armen so über der Stirn halten, dass die Arme ein wenig nach hinten angewinkelt und vollständig gestreckt sind.

3. Die Ellbogen beugen und die Hantel hinter dem Kopf senken, bis die Stange sich parallel zum Fußboden befindet, dann ein wenig über die Parallele hinaus.

4. Pause machen, dann die Arme strecken und die Hantel in die Ausgangsposition zurückstemmen.

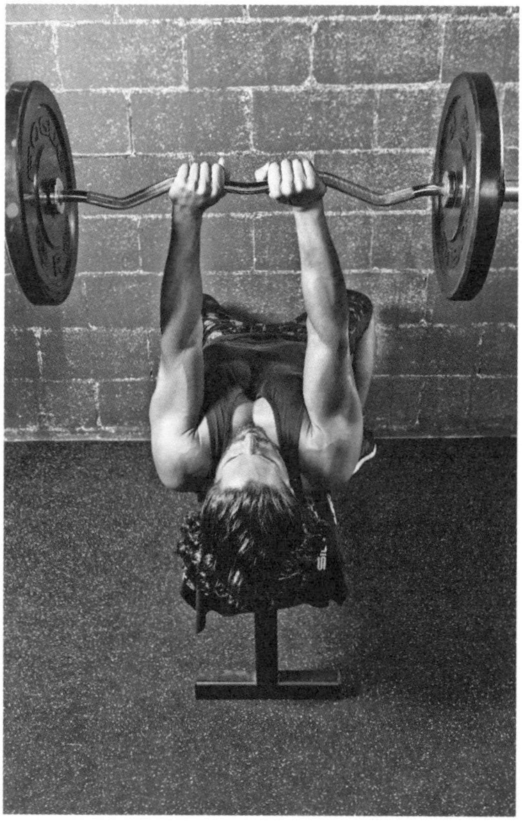

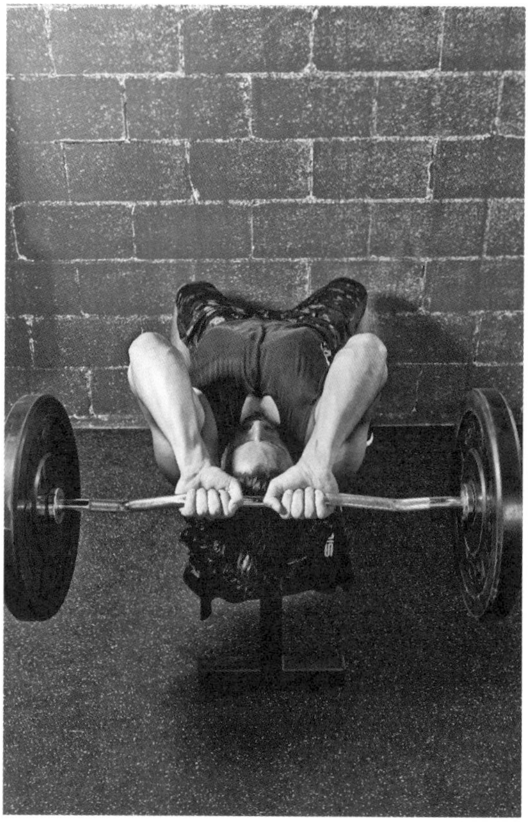

Eigengewicht-Stirndrücken

1. Eine Stange in Hüfthöhe auf einen Hantelständer legen und darauf eine Liegestütz-Stellung einnehmen. Die Hände sind etwas weniger als schulterbreit auseinander.

2. Der Rumpf bleibt gestreckt, die Ellbogen bleiben eng an den Seiten. Den Körper durch Beugen der Ellbogen senken, bis der Kopf auf der Stange liegt. Dann die Arme strecken und in die Ausgangsstellung zurückkehren.

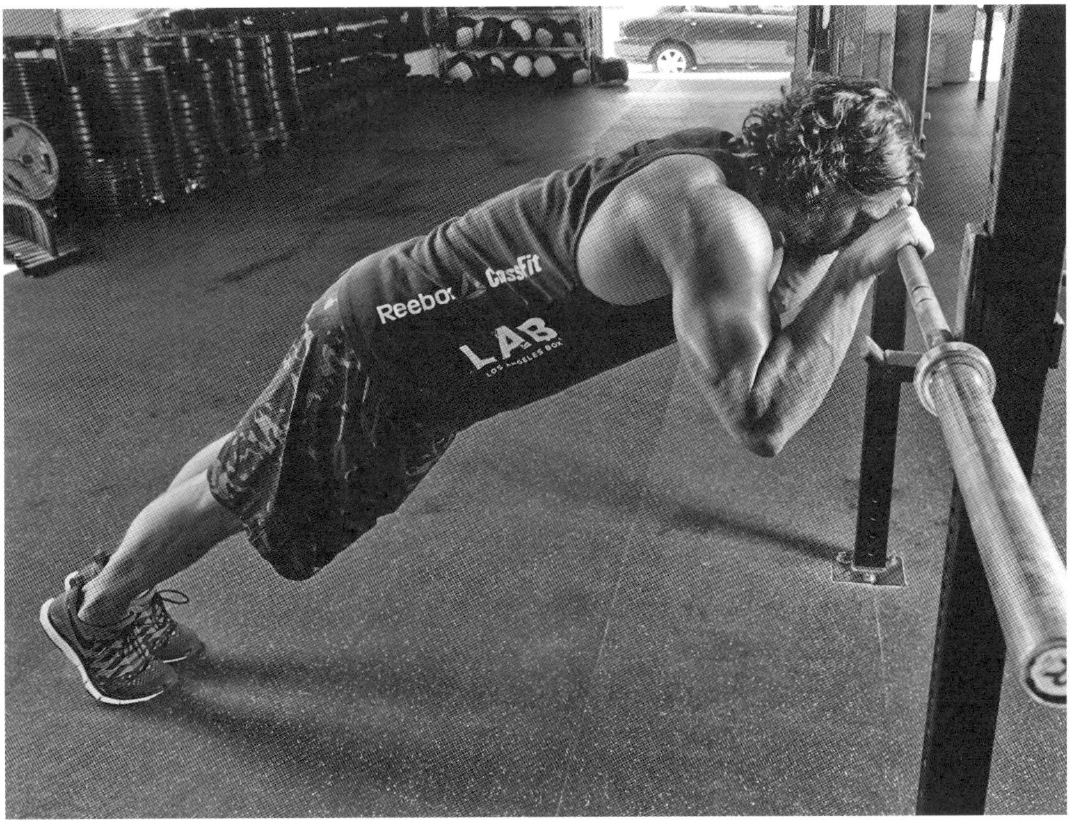

Trizepsdrücken mit SZ-Stange (oder Langhantel) mit engem Griff

1. Eine SZ-Stange oder Langhantel mit engem Obergriff packen und mit gestreckten Armen über dem Brustbein halten.

2. Die Stange vertikal absenken und dabei die Ellbogen an die Seiten führen.

3. Pause machen, die Stange in die Ausgangsposition stemmen und wiederholen.

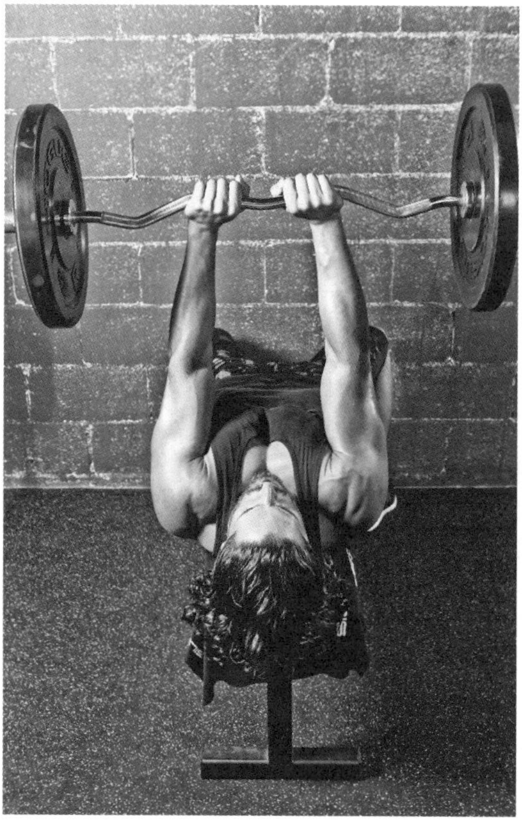

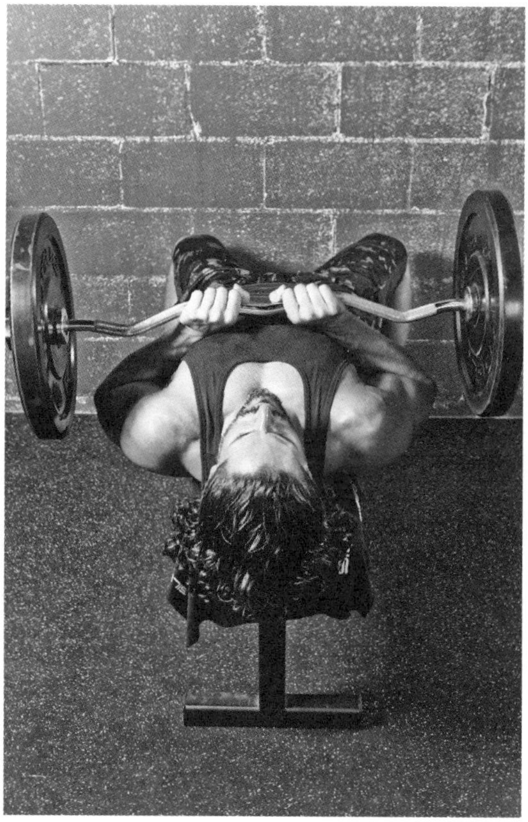

Einarmiges Trizepsdrücken liegend mit Kurzhantel

1. Sie liegen rücklings auf einer Flachbank. Eine Kurzhantel mit gestrecktem Arm etwas angewinkelt über dem Kopf halten. Die Handfläche zeigt nach innen.

2. Ohne den Oberarm zu bewegen, den Ellbogen beugen und die Hantel senken, bis der Unterarm parallel zum Boden ist. Die Füße bleiben flach auf dem Boden.

3. Pause machen, dann den Arm strecken und die Hantel zurück in die Ausgangsposition stemmen. Nach allen vorgeschriebenen Reps die Übung mit dem anderen Arm wiederholen.

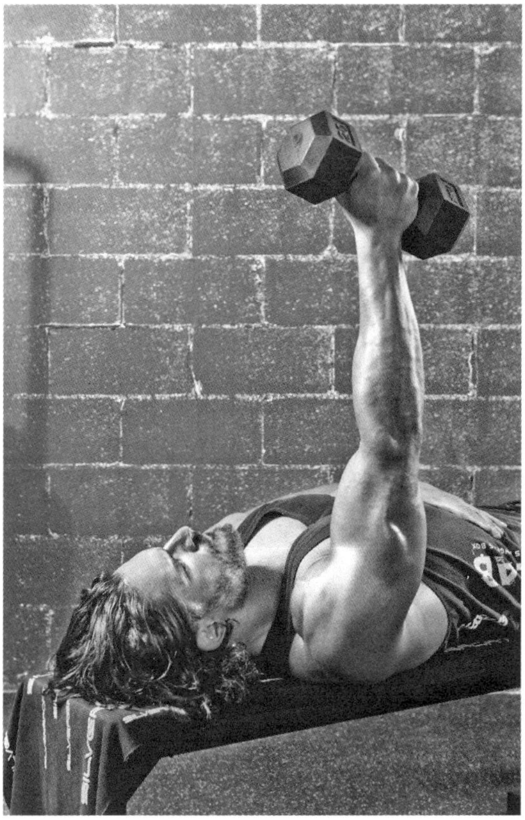

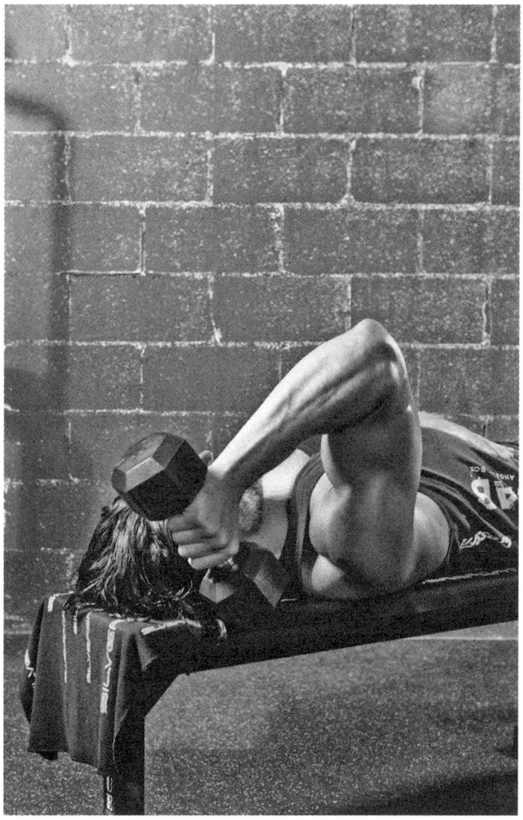

Einarmiges Trizepsdrücken liegend mit Kurzhantel quer zur Brust

1. Sie liegen rücklings auf einer Flachbank. Eine Kurzhantel mit gestrecktem Arm etwas angewinkelt über dem Kopf halten. Den Arm so drehen, dass die Handfläche den Füßen zugewandt ist.

2. Ohne den Oberarm zu bewegen, den Ellbogen beugen und die Hantel senken, bis der Unterarm unter die Parallele zum Boden sinkt und die Hantel fast die andere Schulter berührt. Die Füße bleiben flach auf dem Boden.

3. Pause machen, dann den Arm strecken und die Hantel zurück in die Ausgangsposition stemmen. Nach allen vorgeschriebenen Reps die Übung mit dem anderen Arm wiederholen.

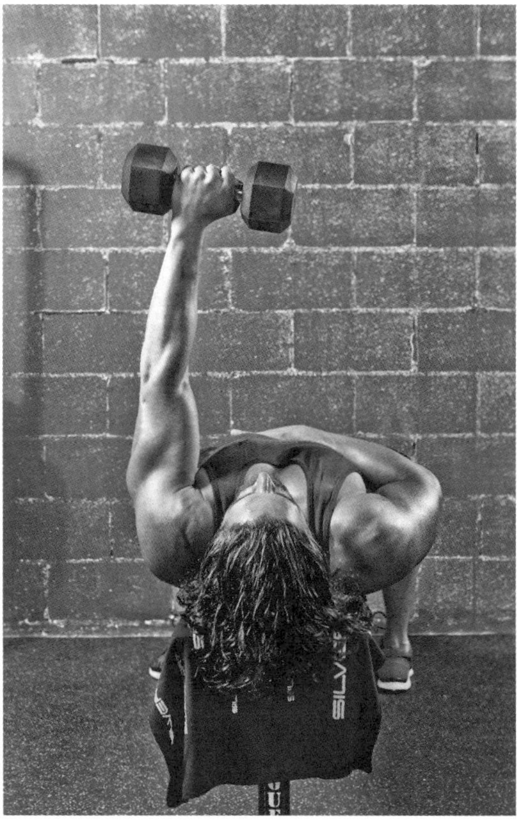

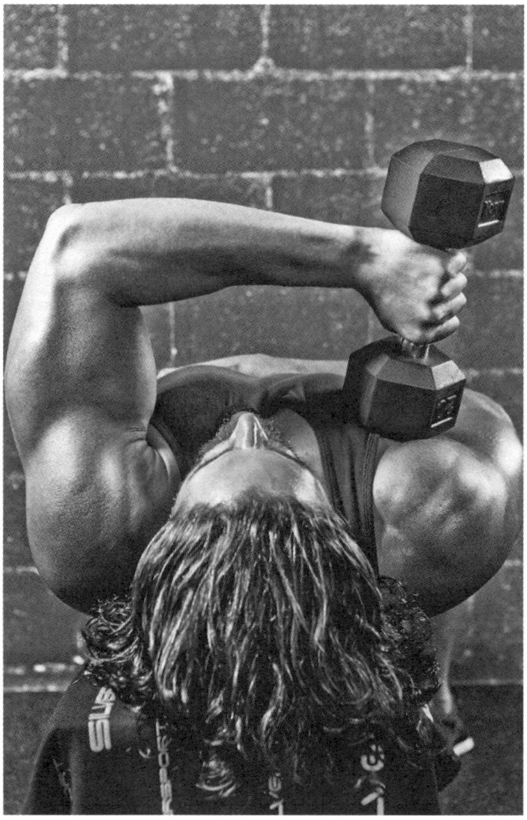

Beidarmiges Trizepsdrücken mit Kurzhantel hinter dem Kopf

1. Sie sitzen mit schulterbreit gespreizten Beinen auf einer Bank. Die Kurzhantel mit ausgestreckten Armen über dem Kopf halten. Die Handflächen zeigen nach oben.

2. Die Hantel hinter dem Kopf senken, ohne die Oberarme zu bewegen.

3. Pause machen, dann die Arme strecken und die Hantel zurück in die Ausgangsposition stemmen.

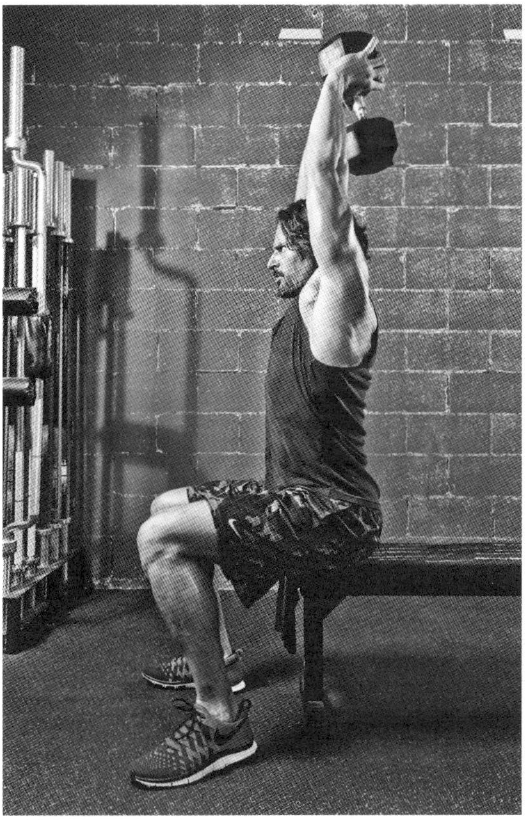

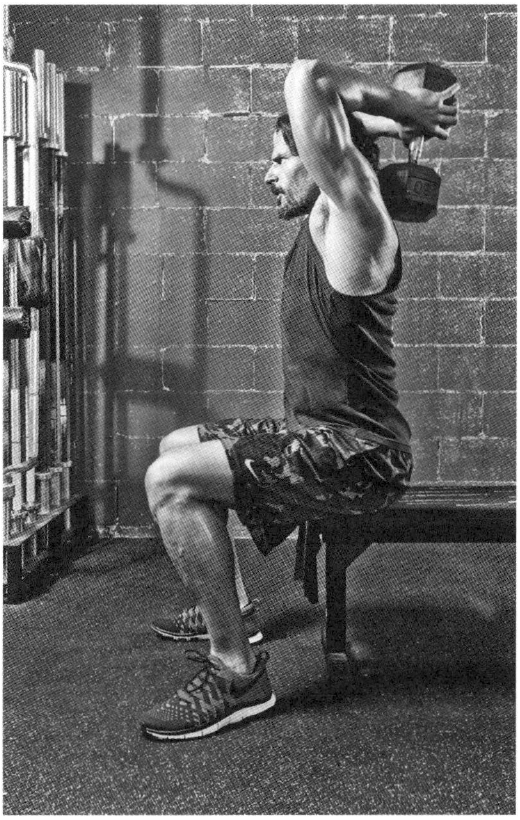

Bankstütze

1. Sie sitzen auf der Kante einer Bank oder eines Stuhls und stützen sich mit den Händen an der Kante ab. Die Füße und den Körper nach vorn schieben, bis die Beine gestreckt sind und die Arme sich hinter dem Rumpf befinden und das Körpergewicht halten. Die Arme sind gestreckt, die Ellbogen nicht ganz durchgedrückt.

2. Den Körper senken, bis die Oberarme parallel zum Boden sind.

3. Pause machen, dann die Arme strecken und den Körper in die Ausgangsstellung hochheben.

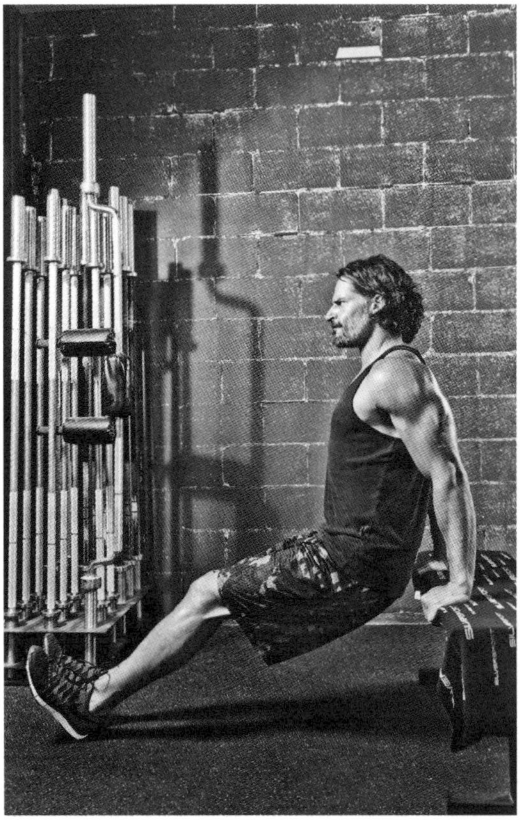

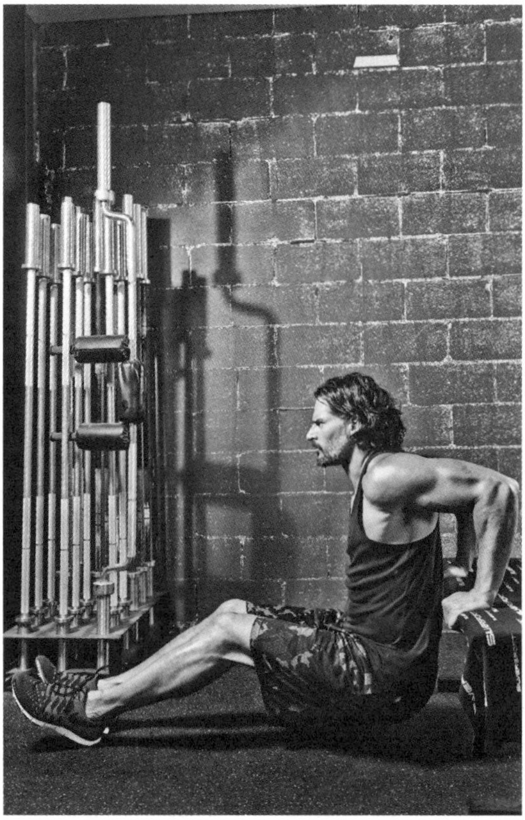

J-Presse im Liegen

1. Eine Langhantel mit schulterbreitem Obergriff packen und die Stange mit gestreckten Armen über dem Brustbein halten.

2. Die Hantel angewinkelt senken, bis die Ellbogen eng am Rumpf liegen und die Stange sich knapp über dem unteren Brustkorb befindet.

3. Pause machen, dann die Hantel zurück in die Ausgangsposition stemmen und wiederholen.

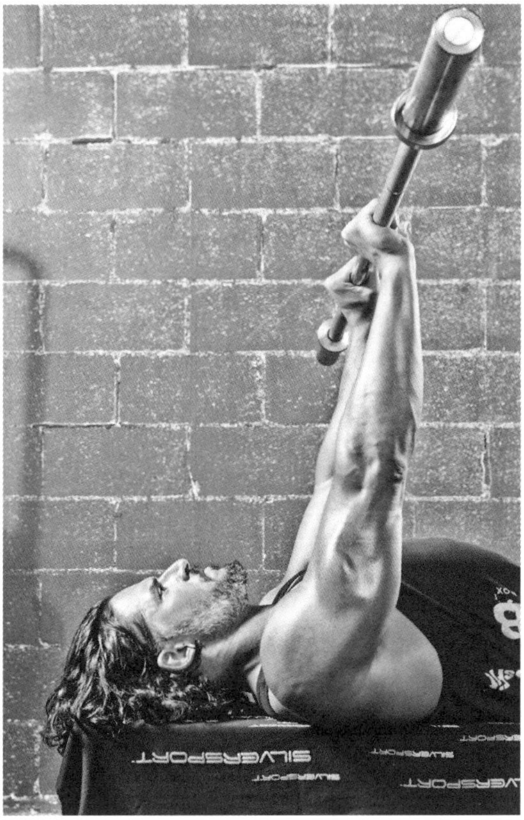

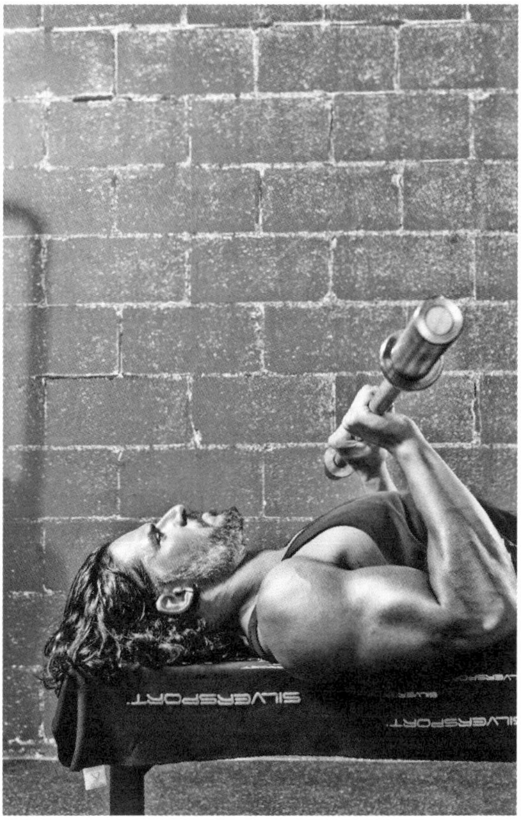

Diamant-Liegestütze

1. Die Liegestütz-Stellung einnehmen. Die Hände berühren einander.

2. Die Brust zu den Händen senken, Pause machen und wieder hochstemmen.

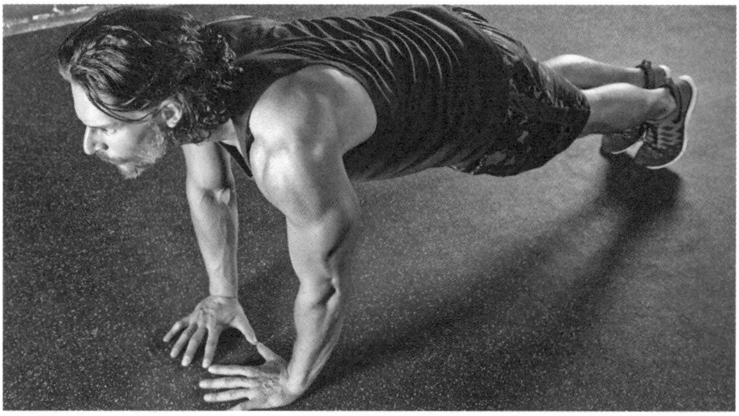

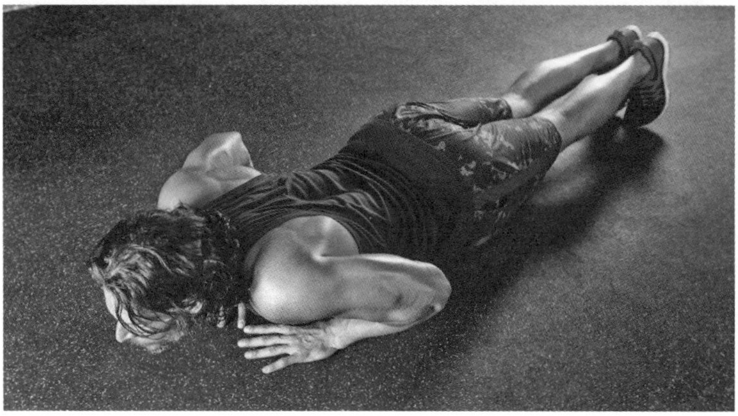

Einarmiges Trizepsdrücken am Kabel

1. Der Station zugewandt aufrecht stehen und den D-Griff oder die Kugel am Ende des Kabels (wenn sie bequem in der Hand liegt) packen.

2. Zunächst befindet sich die Hand so weit oben wie möglich, ohne dass der Ellbogen den Kontakt mit dem Körper verliert. Das Handgelenk befindet sich in neutraler Stellung.

3. Den Unterarm senken, bis der Arm gestreckt und parallel zum Körper ist. Eine Sekunde in dieser Position bleiben.

4. Langsam mit dem Unterarm in die Ausgangsstellung zurückkehren, dabei dem Gewicht Widerstand leisten.

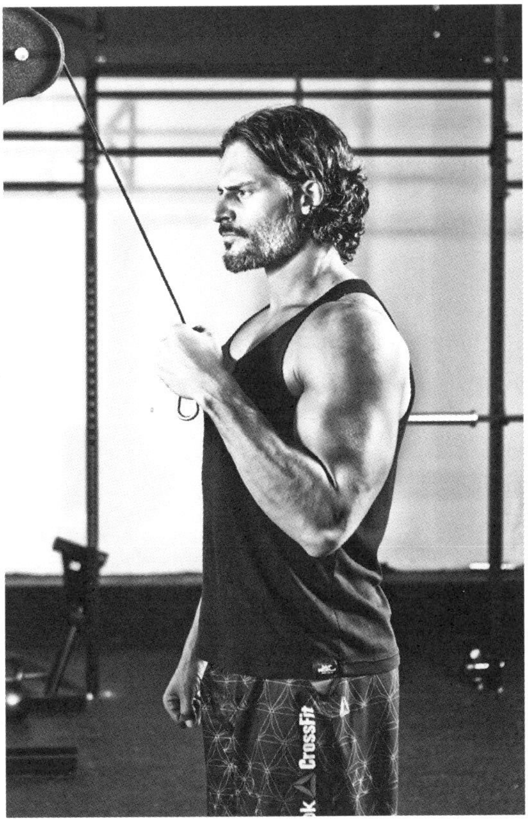

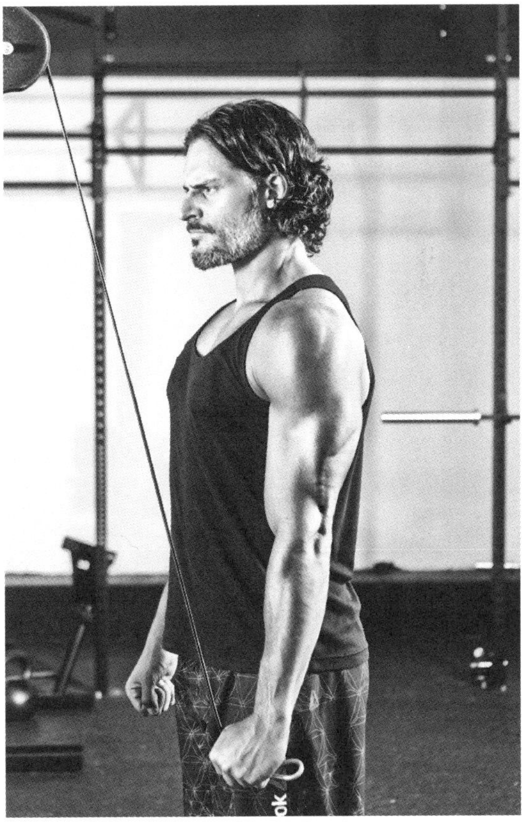

Langhantel Frontdrücken stehend

1. Mit hüftbreit gespreizten Beinen aufrecht stehen und eine Langhantel vor der Brust halten. Die Hände sind schulterbreit auseinander, die Ellbogen zeigen nach unten, die Handgelenke sollten gerade sein.

2. Bauchmuskeln und Gesäß anspannen. Die Hantel über den Kopf drücken, bis die Arme und der ganze Körper gestreckt sind. Nicht nach hinten beugen.

3. Die Hantel vorsichtig in die Ausgangsposition absenken.

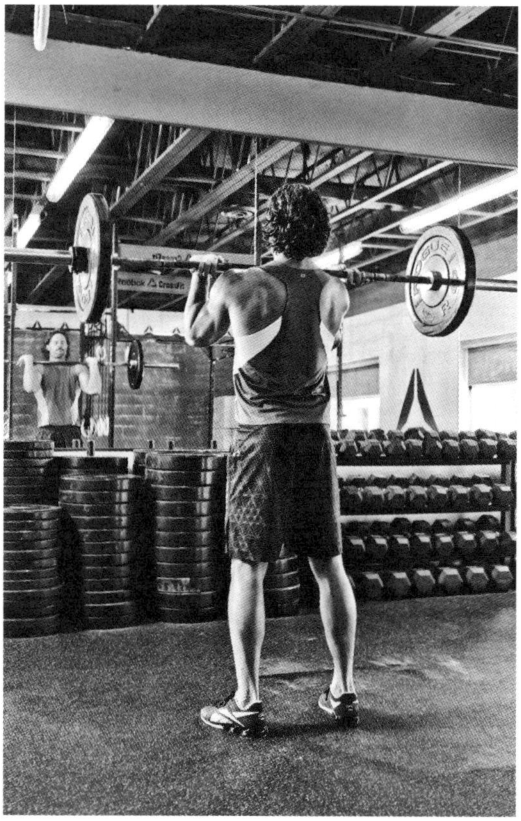

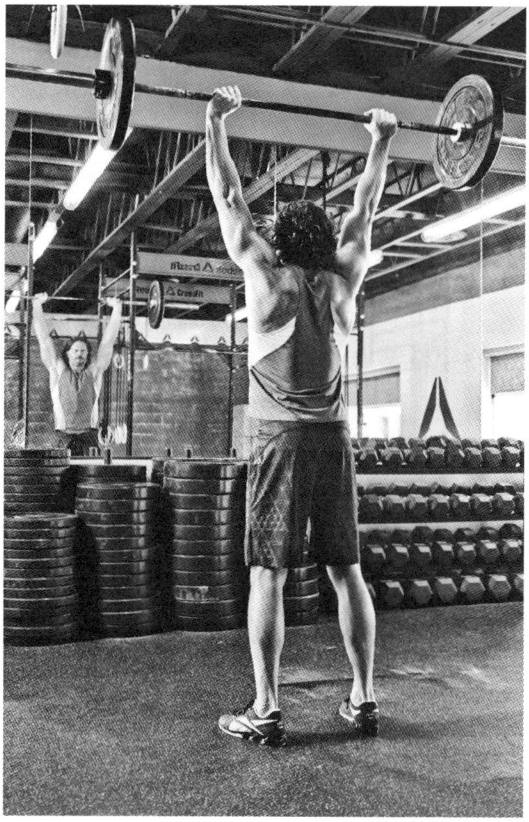

Langhantel Frontdrücken sitzend

1. Eine Langhantel mit doppeltem Obergriff so packen, dass die Hände etwas mehr als schulterbreit auseinander sind.

2. Auf einer Bank (am besten mit gerader Rückenstütze) sitzend die Hantel mit gebeugten Armen und mit den Ellbogen an den Seiten in Schulterhöhe halten.

3. Die Hantel so fest wie möglich packen und über den Kopf drücken, bis die Ellbogen vollständig gestreckt sind.

4. Pause machen, dann die Hantel langsam in die Ausgangsposition absenken.

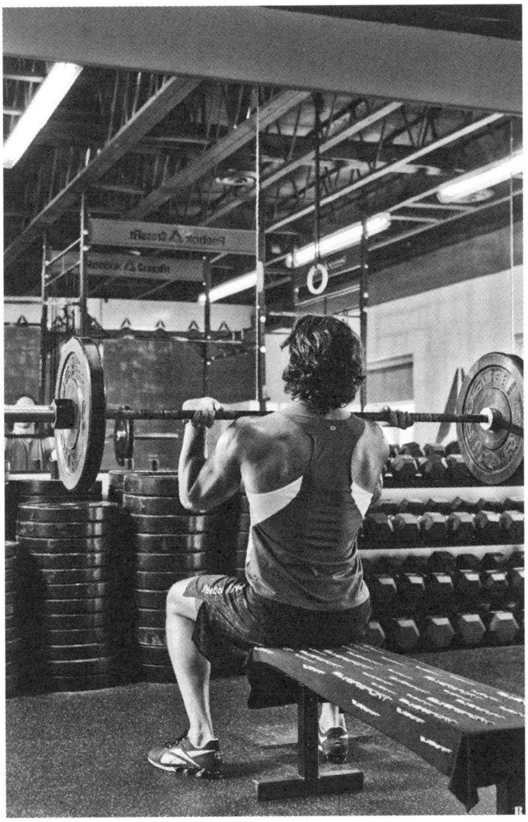

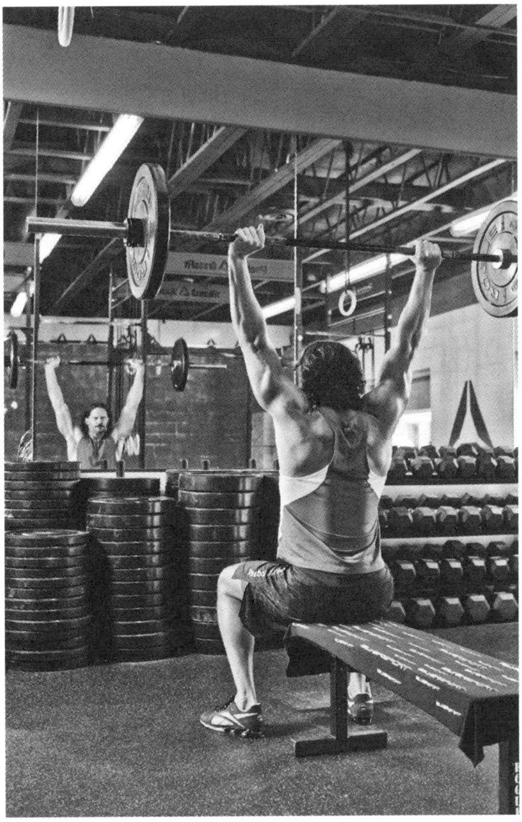

Schulterpresse an der Maschine mit Hammergriff

1. An einer Schultermaschine sitzend mit gebeugten Armen die Griffe packen. Die Füße sind schulterbreit auseinander.

2. Die Griffe nach oben drücken, bis die Arme gestreckt sind, dann wieder in die Ausgangsposition senken.

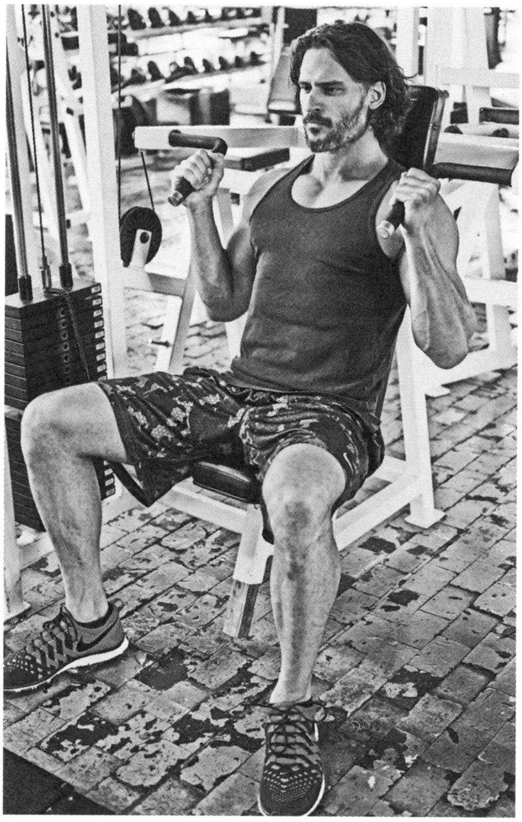

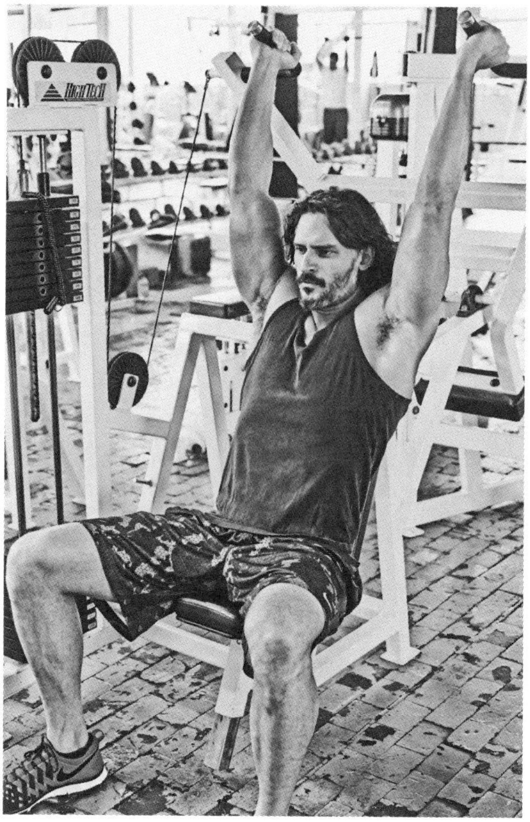

Schulterpresse mit Kurzhanteln sitzend

1. Sie sitzen auf einer Bank (am besten mit gerader Rückenstütze).

2. Ein Paar Kurzhanteln in Schulterhöhe halten. Beide Arme sind gebeugt, die Handflächen zeigen nach vorn.

3. Die Hanteln so fest wie möglich packen und über den Kopf drücken, bis die Ellbogen vollständig gestreckt sind.

4. Pause machen, dann die Hanteln langsam in die Ausgangsposition absenken.

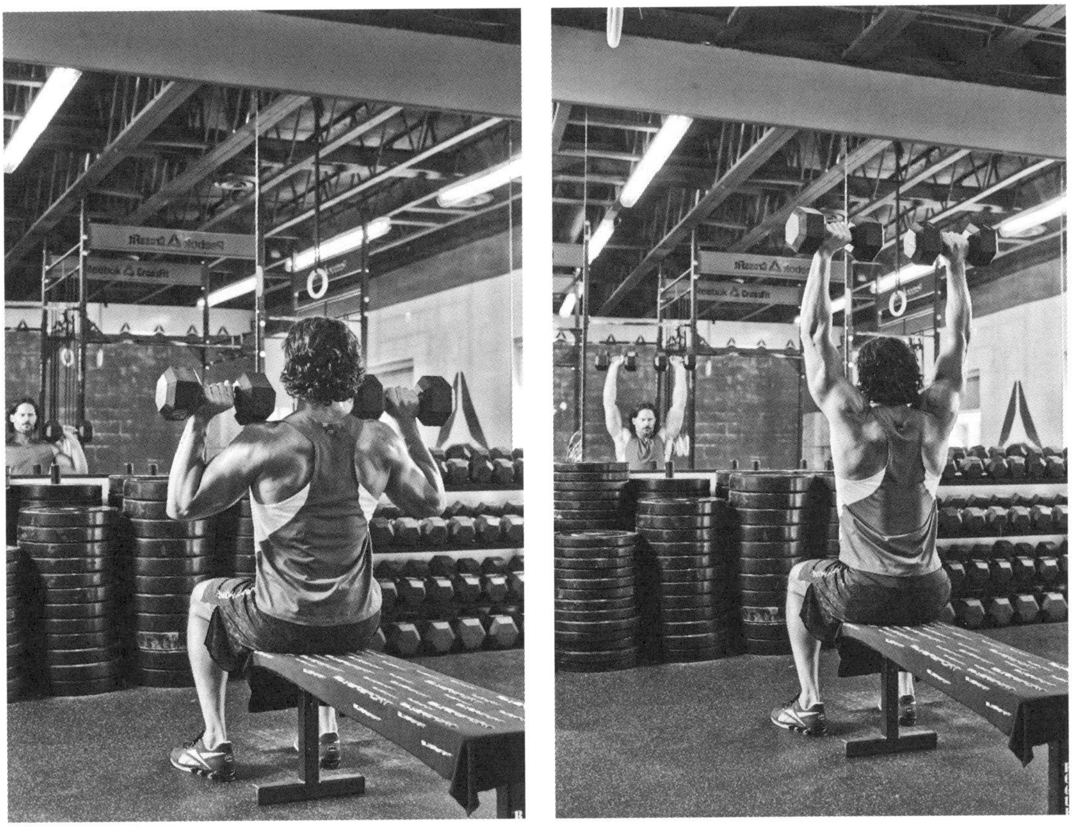

Hantelscheibe Frontheben

1. Eine Hantelscheibe an beiden Seiten so festhalten, dass die Daumen nach oben zeigen. Aufrecht stehen und die Arme vor dem Körper gerade nach unten hängen lassen.

2. Die Scheibe mit leicht gebeugten Ellbogen hochheben, bis die Arme etwas über der Parallele zum Boden gestreckt sind.

3. Pause machen, dann die Scheibe langsam in die Ausgangsposition absenken.

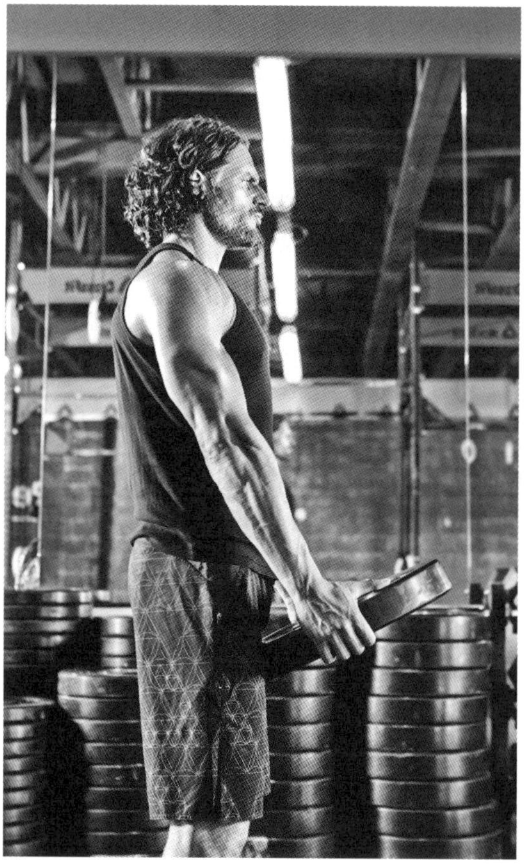

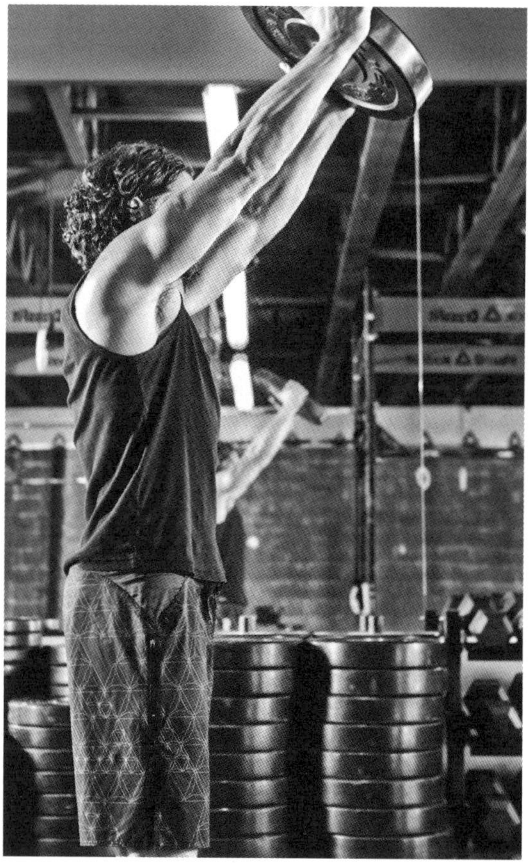

Kurzhantel Seitheben

1. Ein Paar Kurzhanteln mit hängenden Armen vor dem Körper halten.

2. Mit schulterbreit gespreizten Beinen so aufrecht wie möglich stehen. Die Hanteln so halten, dass die Handflächen einander zugewandt und die Ellbogen leicht gebeugt sind.

3. Ohne die Beuge der Ellbogen zu ändern, die Arme gerade seitwärts strecken, bis sie sich in Schulterhöhe befinden und mit dem Körper ein T bilden.

4. Eine Sekunde Pause machen, dann die Hanteln langsam in die Ausgangsposition absenken.

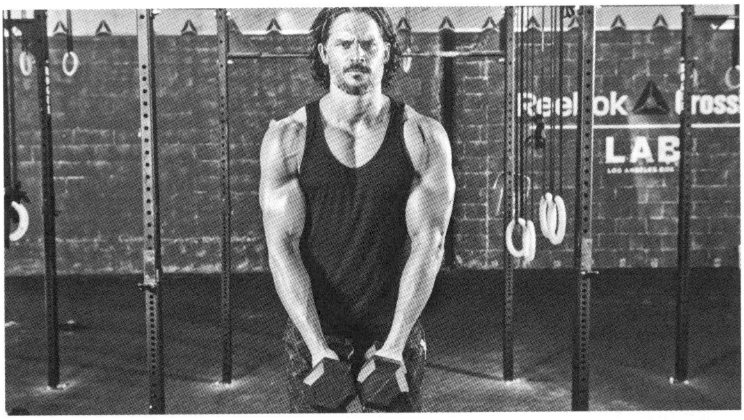

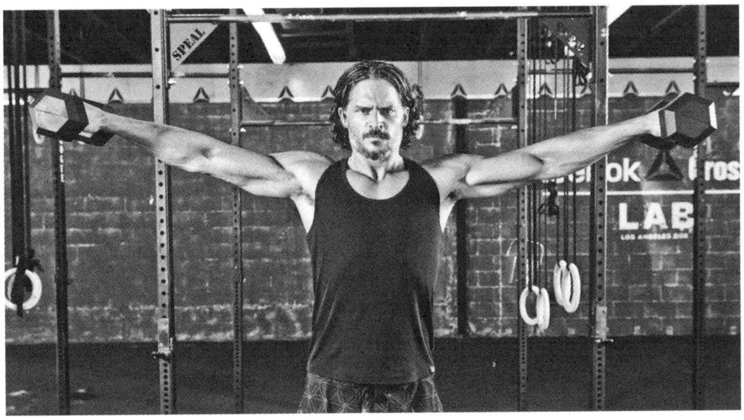

Kabelzug Seitheben einarmig

1. Sie stehen in der Mitte eines doppelten Kabelzugs mit einem Gewichtsblock an beiden Seiten. Die Griffe am tiefsten Kabelzug befestigen.

2. Den rechten Griff mit der linken Hand packen. Aufrecht stehen, die Füße sind schulterbreit auseinander.

3. Der Ellbogen bleibt leicht gebeugt. Den linken Arm gerade seitwärts heben, bis er parallel zum Boden ist.

4. Pause machen, dann das Gewicht langsam in die Ausgangsposition absenken.

5. Nach den vorgeschriebenen Reps die Übung mit dem anderen Arm wiederholen.

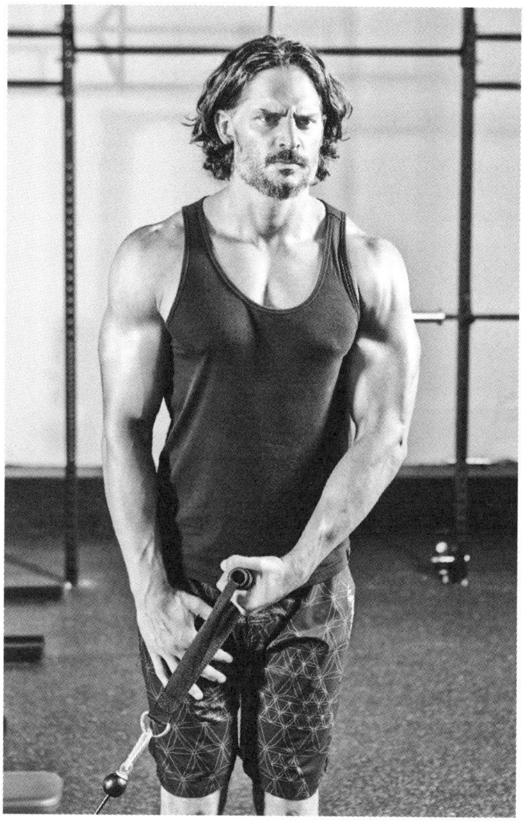

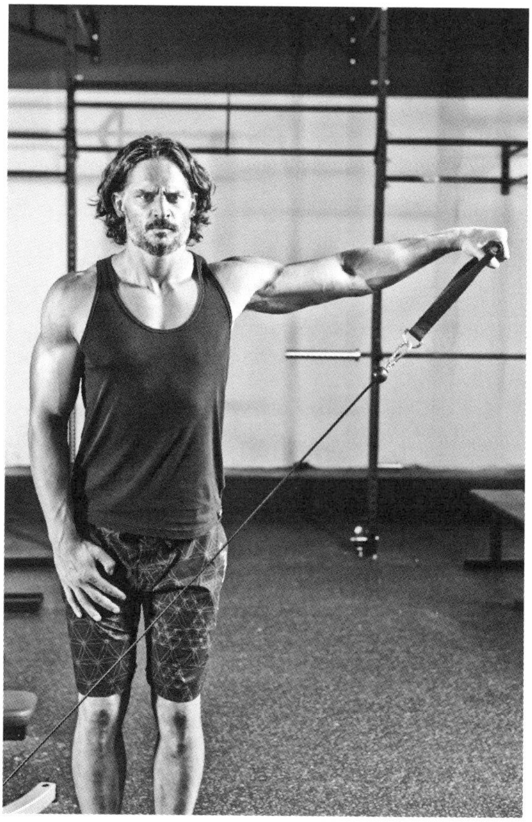

Kabelzug einarmig vorgebeugt, hinterer Deltamuskel

1. Sie stehen in der Mitte eines doppelten Kabelzugs mit einem Gewichtsblock an beiden Seiten. Die Griffe am tiefsten Kabelzug befestigen.

2. Den rechten Griff mit der linken Hand packen. Mit geradem Rücken das Gesäß nach hinten schieben und den Rumpf vorbeugen, bis die Brust fast parallel zum Boden ist.

3. Der Ellbogen bleibt leicht gebeugt. Den Arm gerade seitwärts heben, bis er parallel zum Boden ist.

4. Pause machen, dann das Gewicht langsam in die Ausgangsposition absenken.

5. Nach den vorgeschriebenen Reps die Übung mit dem anderen Arm wiederholen.

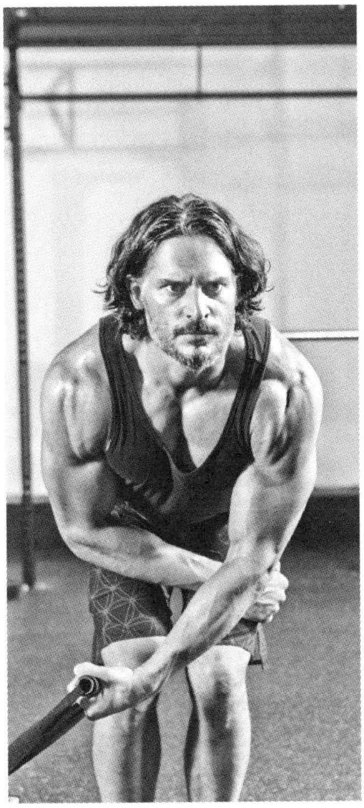

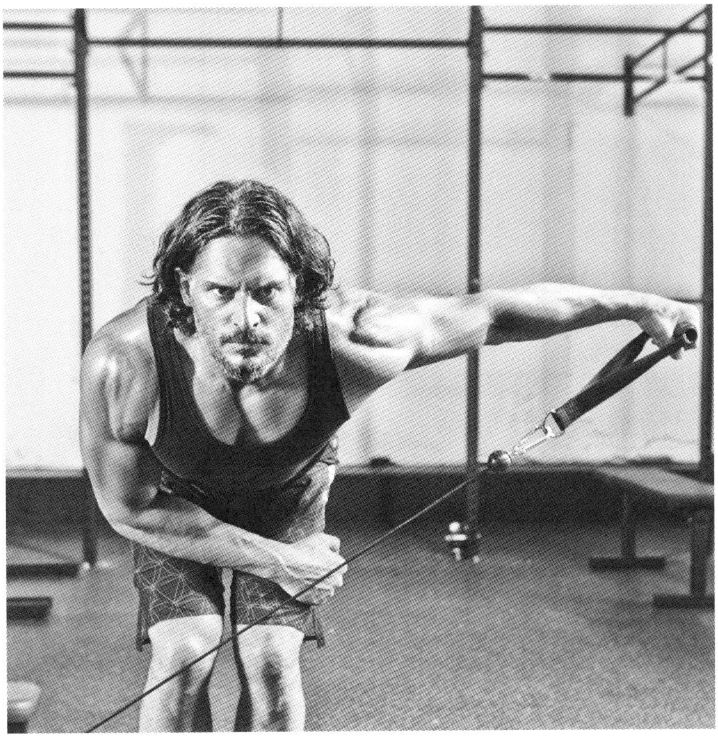

Kurzhantel Seitheben eingedreht

1. Ein Paar Kurzhanteln mit hängenden Armen an den Körperseiten halten. Die Handflächen zeigen nach vorn. Die Hanteln heben, bis die Ellbogen einen Winkel von 90 Grad bilden. So aufrecht wie möglich stehen. Die Füße sind schulterbreit auseinander.

2. Ohne die Beuge der Ellbogen zu ändern, die Arme seitwärts strecken. Dabei die Handflächen so drehen, dass sie zum Boden zeigen. Die Bewegung stoppen, wenn die Ellbogen sich auf Schulterhöhe befinden und mit dem Körper ein T bilden.

3. Eine Sekunde Pause machen, dann die Gewichte langsam in die Ausgangsposition absenken.

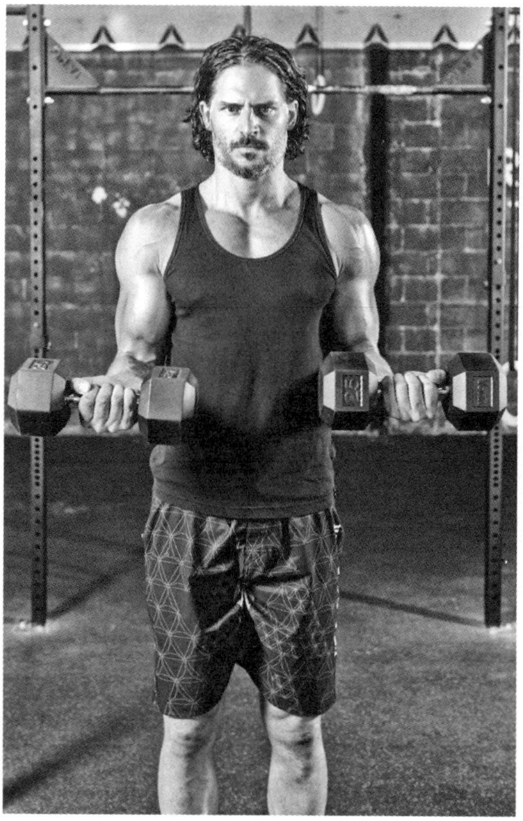

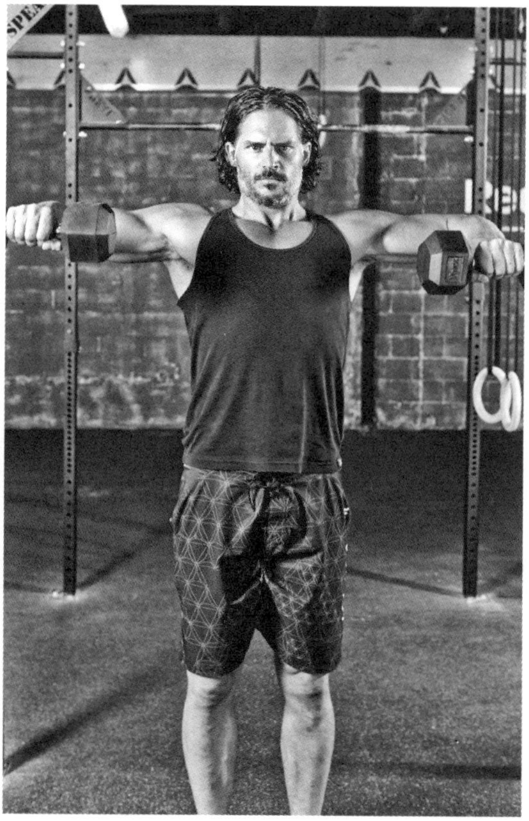

Kurzhantel Frontheben

1. Mit hüftweit gespreizten Beinen aufrecht stehen, vor den Oberschenkeln in jeder Hand eine Kurzhantel halten. Die Handflächen zeigen zum Körper.

2. Die Arme vor dem Körper hochheben. Pause machen, wenn die Hanteln sich in Schulterhöhe befinden.

3. Die Hanteln in die Ausgangsposition absenken.

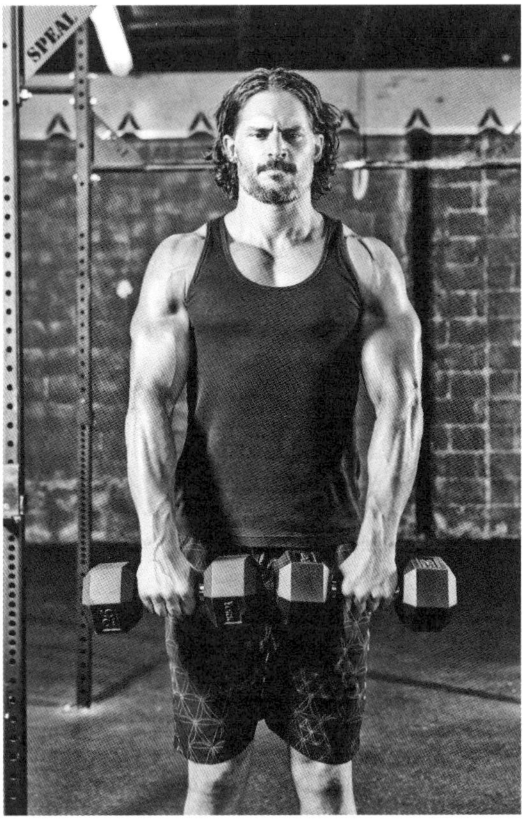

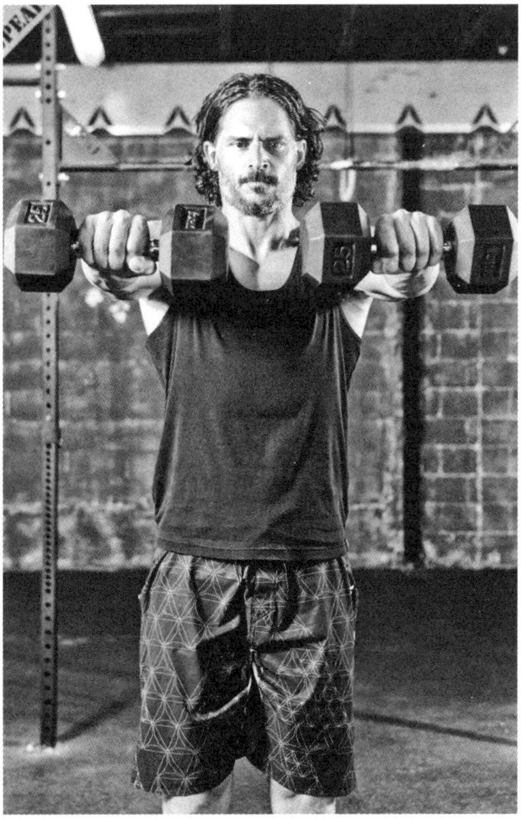

Frontheben am Kabel mit Seil

1. Aufrecht vor einem Kabelzug stehen und den Griff eines tiefen Kabels zwischen den Beinen festhalten.

2. Der Brustkorb bleibt oben, die Schultern bleiben hinten. Die Arme mit gestreckten Ellbogen vor dem Körper anheben. Pause machen, wenn die Arme sich in Schulterhöhe befinden.

3. Das Gewicht in die Ausgangsposition zurückbringen.

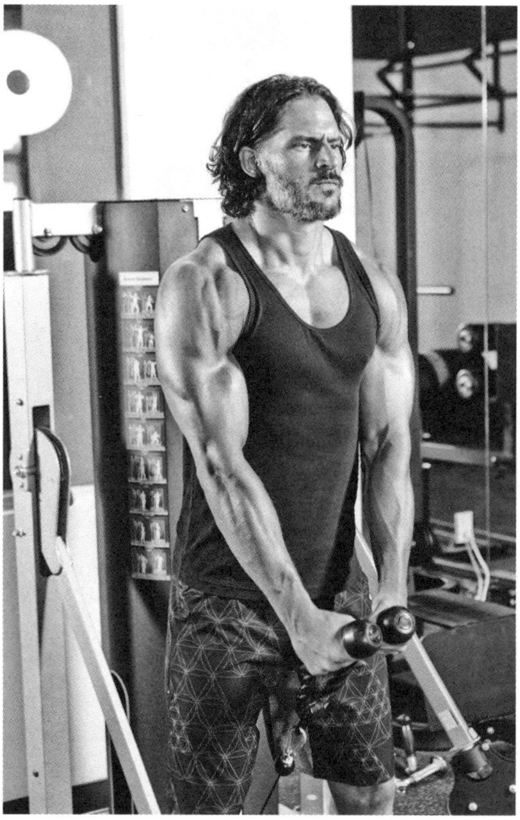

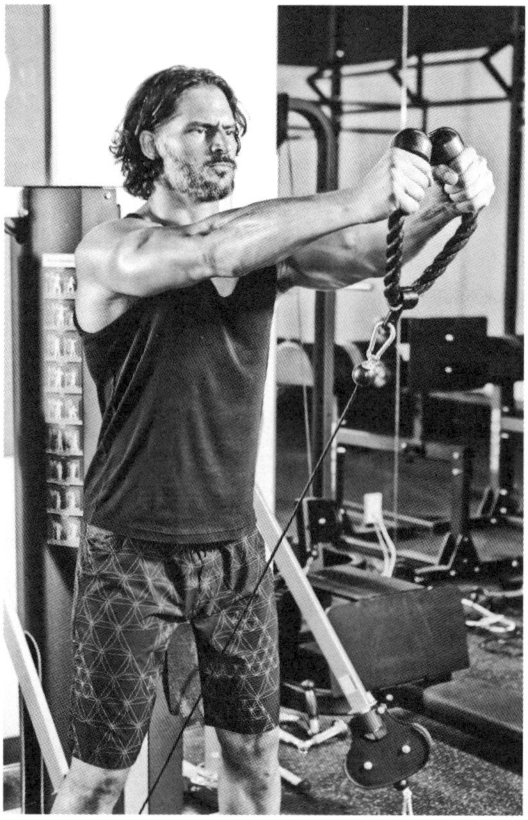

Kurzhantelheben, hinterer Deltamuskel

1. Ein Paar Kurzhanteln packen und mit vollständig gestreckten Armen aufrecht stehen. Die Handflächen sind einander zugewandt.

2. Mit gerader Wirbelsäule das Gesäß nach hinten schieben, ein wenig in die Knie gehen und den Oberkörper vorbeugen, bis er fast parallel zum Boden ist. Die Arme hängen unter der Brust.

3. Mit leicht gebeugten Ellbogen die Arme seitwärts heben, bis sie sich auf Schulterhöhe befinden.

4. Pause machen, dann die Hanteln langsam in die Ausgangsposition absenken.

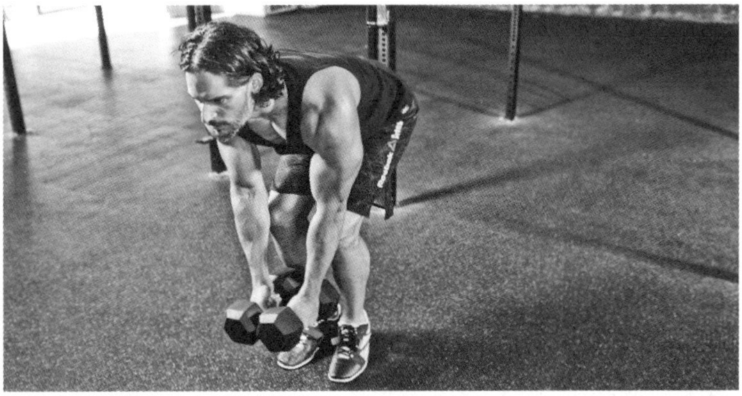

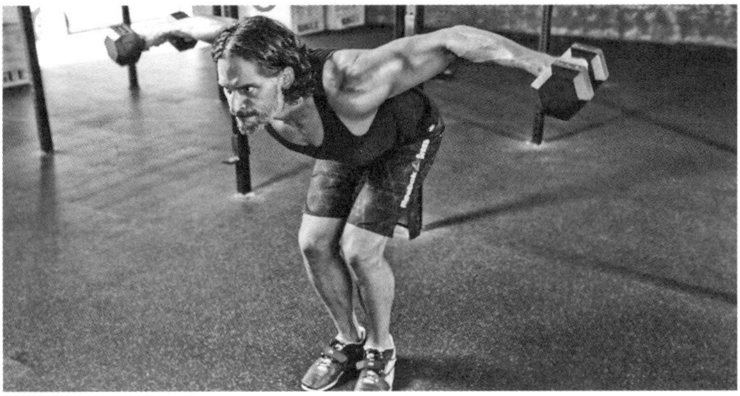

Kurzhantel Frontheben und Seitheben

1. Mit hüftweit gespreizten Beinen aufrecht stehen und in jeder Hand vor dem Oberschenkel eine Kurzhantel halten. Die Handflächen zeigen zum Körper. Nun die Arme vor dem Rumpf anheben. Pause machen, wenn die Hanteln sich auf Schulterhöhe befinden. Dann die Hanteln in die Ausgangsposition absenken.

2. Die Arme seitwärts heben. Pause machen, wenn die Hanteln sich auf Schulterhöhe befinden. Dann die Hanteln in die Ausgangsposition absenken. Das ist eine Rep.

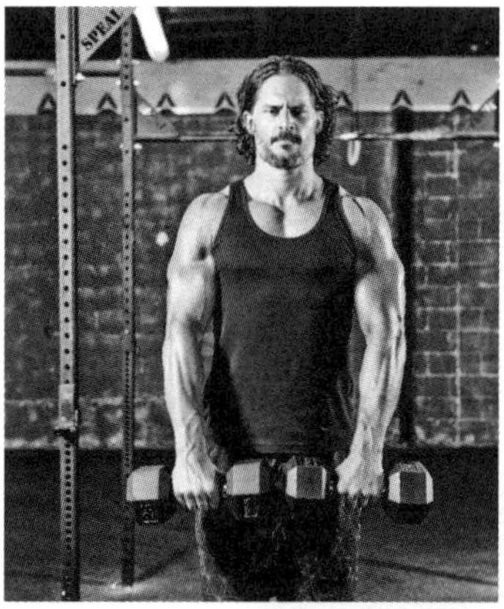

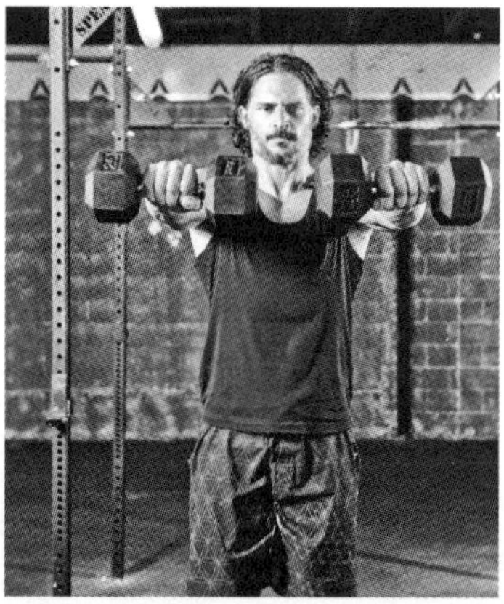

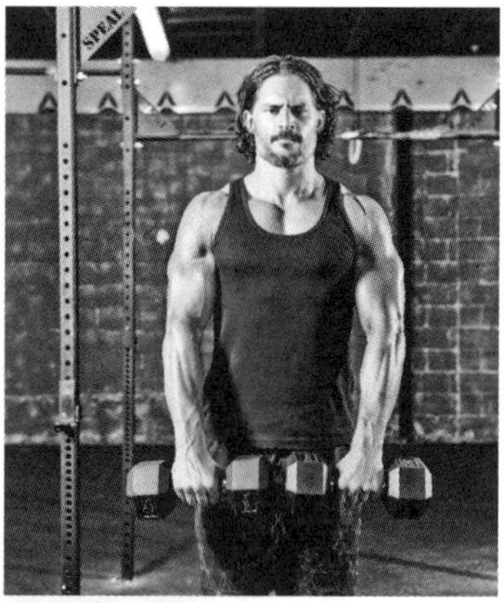

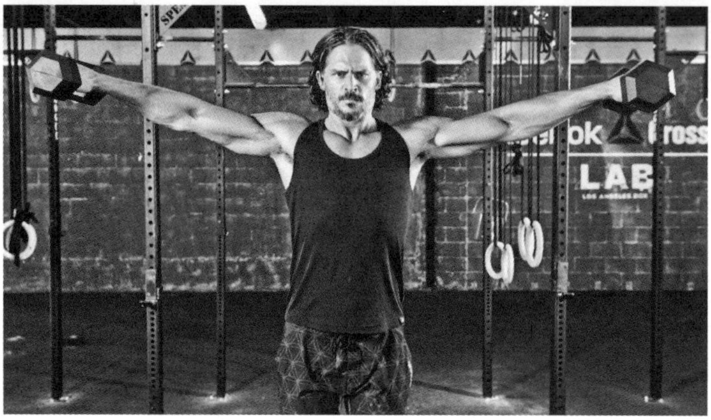

Rudern mit Langhantel aufrecht

1. Eine Langhantel mit Obergriff packen. Die Hände sind etwa eine Schulterbreite auseinander.
2. Die Stange möglichst nah am Körper halten und nach oben an die Brust ziehen.
3. Die Ellbogen bleiben während der Bewegung nach außen gestreckt.
4. Wenn die Stange sich auf Brusthöhe (nicht am Kinn) befindet, 1 bis 2 Sekunden pausieren, dann die Hantel in die Ausgangsposition absenken.

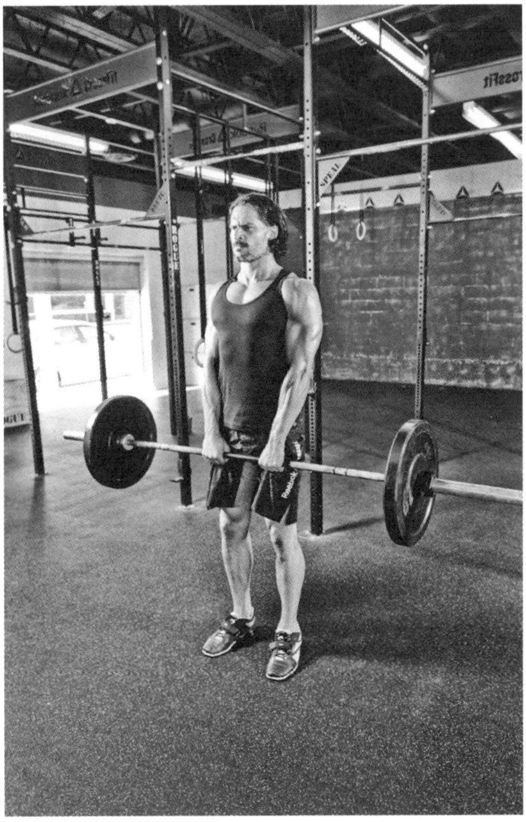

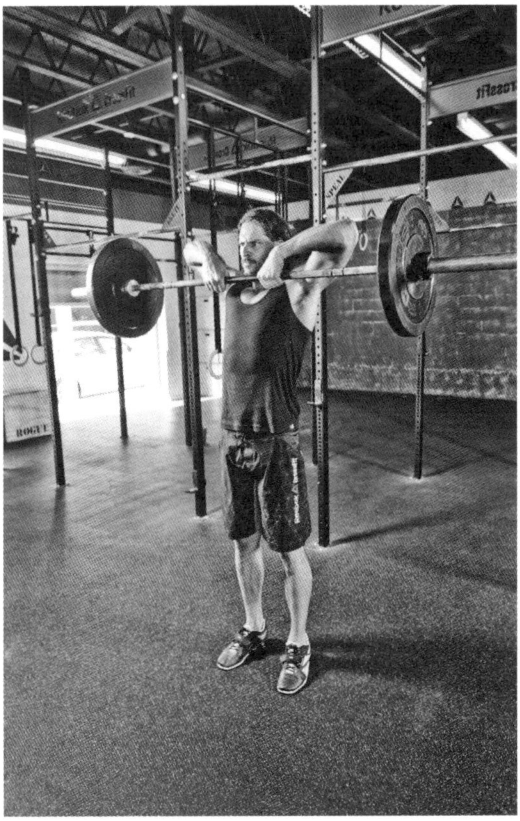

Arnold-Presse sitzend

1. Sie sitzen aufrecht auf einer Bank (am besten mit Rückenstütze).
2. Ein Paar Kurzhanteln in Schulterhöhe halten. Die Arme sind gebeugt, die Handflächen zeigen nach vorn.
3. Die Hanteln so fest wie möglich packen und über den Kopf drücken, bis die Ellbogen vollständig gestreckt sind.
4. Pausieren, dann die Hanteln langsam absenken, bis die Ellbogen einen Winkel von 90 Grad bilden.
5. Die Unterarme so drehen, dass die Handflächen dem Gesicht zugewandt sind und die inneren Scheiben der Hanteln einander berühren.
6. Pause machen, dann in die Ausgangsposition zurückkehren.

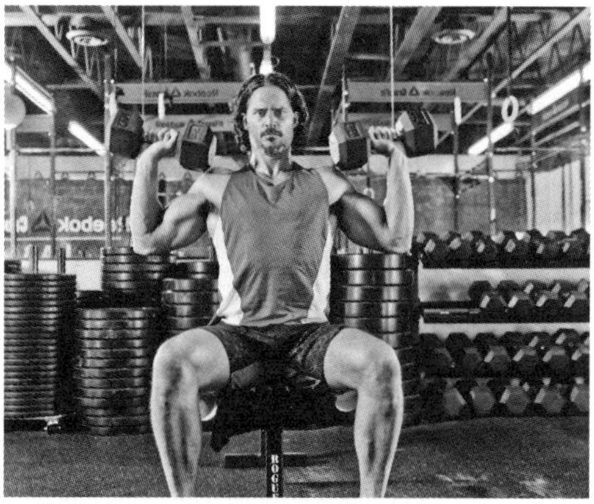

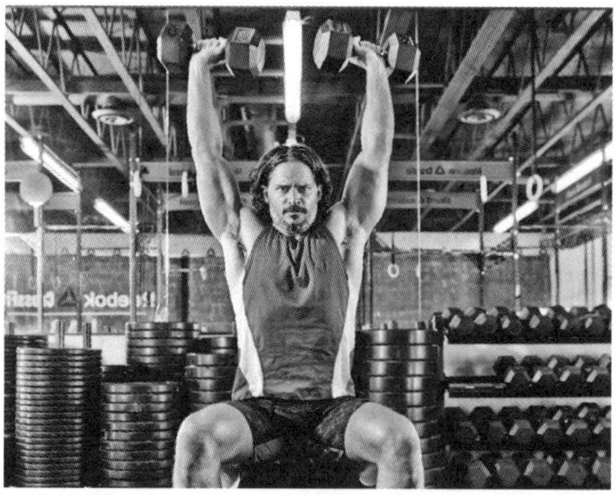

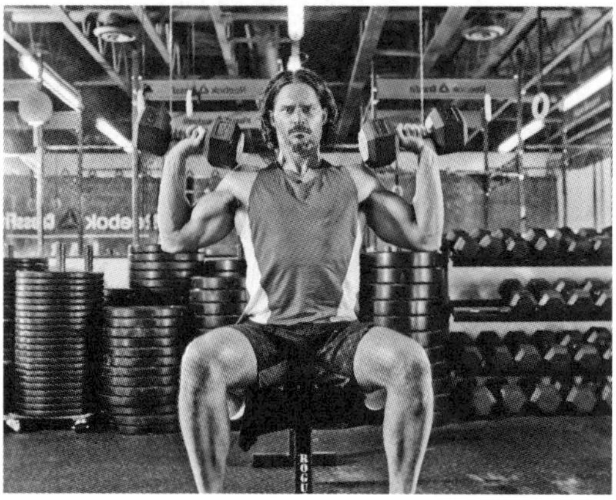

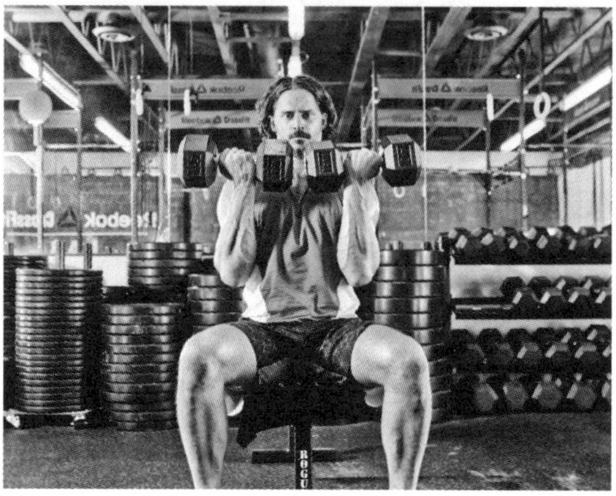

Kurzhantel Reverse Flye vorgebeugt, sitzend, hinterer Deltamuskel

1. Auf der Kante einer Bank sitzend ein Paar Kurzhanteln mit gestreckten Armen halten. Die Handflächen sind einander zugewandt.

2. Das Kreuz bleibt natürlich gewölbt. In den Hüften vorbeugen und den Rumpf ein wenig zum Boden hin senken. Ohne den Oberkörper zu bewegen oder die Beugung der Ellbogen zu ändern, die Arme gerade seitwärts strecken, bis sie parallel zum Boden sind.

3. Pause machen, dann langsam in die Ausgangsposition zurückkehren.

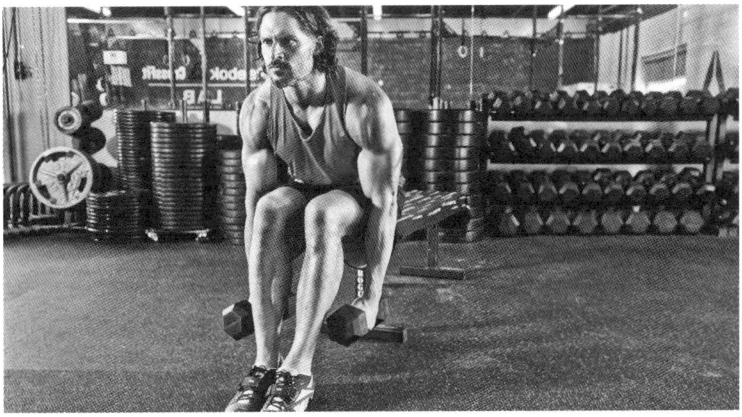

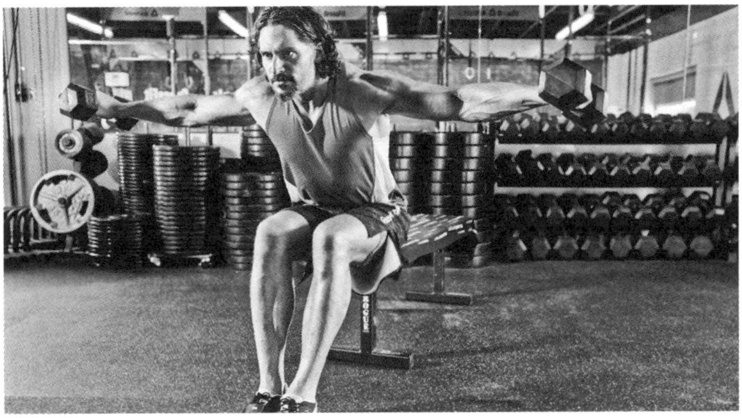

Kabelzug beidarmig Reverse Flye

1. Sie stehen in der Mitte eines doppelten Kabelzugs mit einem Gewichtsblock an beiden Seiten. Die Griffe befinden sich in Brusthöhe. Den rechten Griff mit der linken und den linken Griff mit der rechten Hand packen. Aufrecht und mit gerader Wirbelsäule stehen.

2. Die Ellbogen bleiben leicht gebeugt. Die Arme gerade seitwärts strecken, parallel zum Boden, bis sie mit dem Körper ein T bilden.

3. Pause machen, dann die Gewichte langsam in die Ausgangsposition absenken.

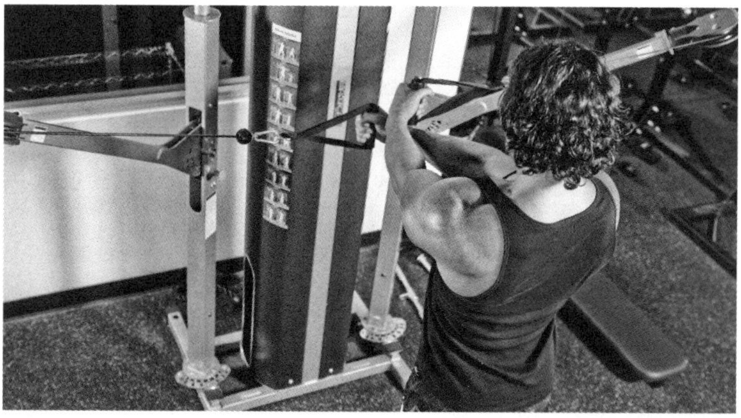

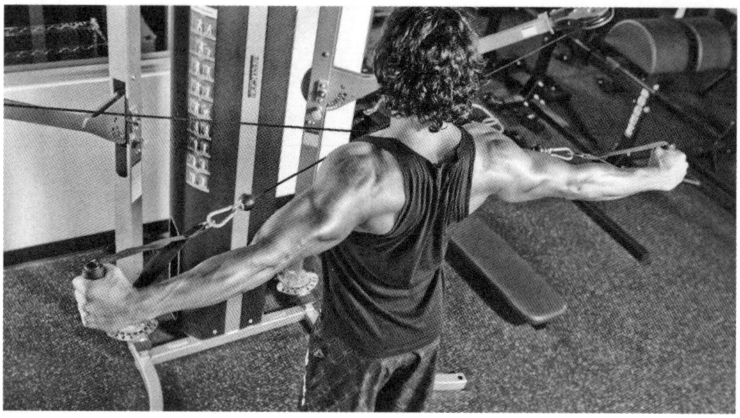

Langhantelcurls stehend

1. Eine Langhantel mit Untergriff und hängenden Armen halten. Die Handflächen zeigen nach vorn.

2. Ohne die Oberarme zu bewegen, die Ellbogen beugen und die Hantel so nahe wie möglich an die Schultern ziehen.

3. Pause machen, dann die Hantel in die Ausgangsposition absenken.

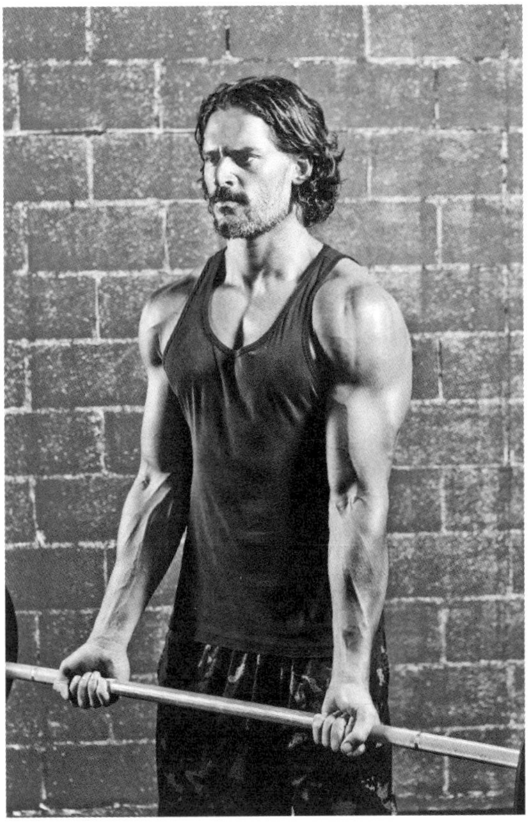

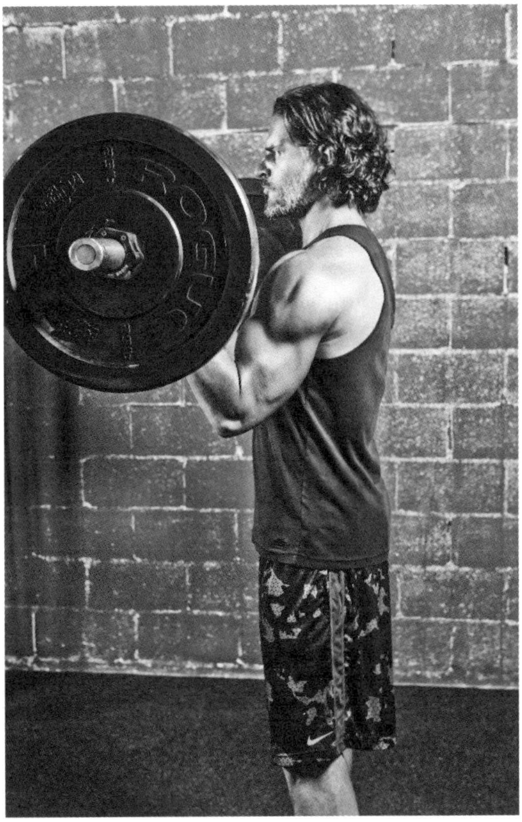

SZ-Hantel-Curls mit engem Griff

1. Eine SZ-Hantel mit engem Untergriff vor der Taille halten.

2. Ohne die Oberarme zu bewegen, die Ellbogen beugen und die Hantel so nahe wie möglich an die Schultern ziehen.

3. Pause machen, dann die Hantel in die Ausgangsposition absenken.

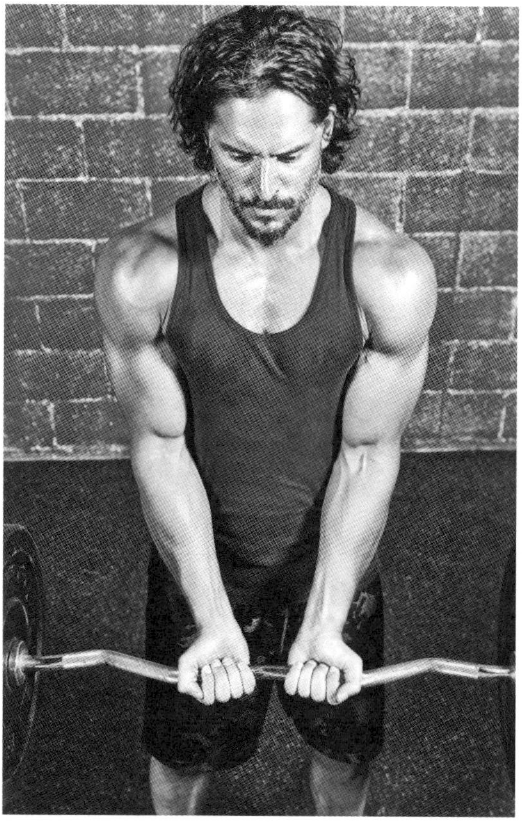

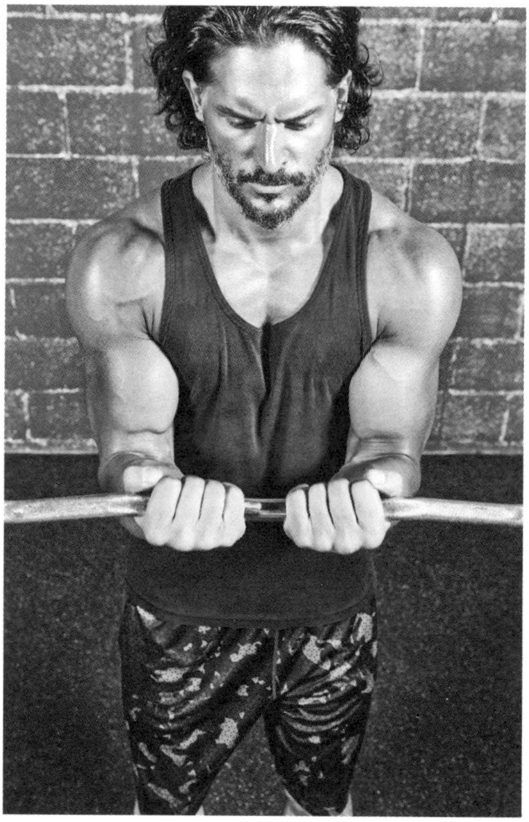

SZ-Hantel-Curls mit Außengriff

1. Eine SZ-Hantel mit schulterbreitem Untergriff vor der Taille halten.

2. Ohne die Oberarme zu bewegen, die Ellbogen beugen und die Hantel so nahe wie möglich an die Schultern ziehen.

3. Pause machen, dann die Hantel in die Ausgangsposition absenken.

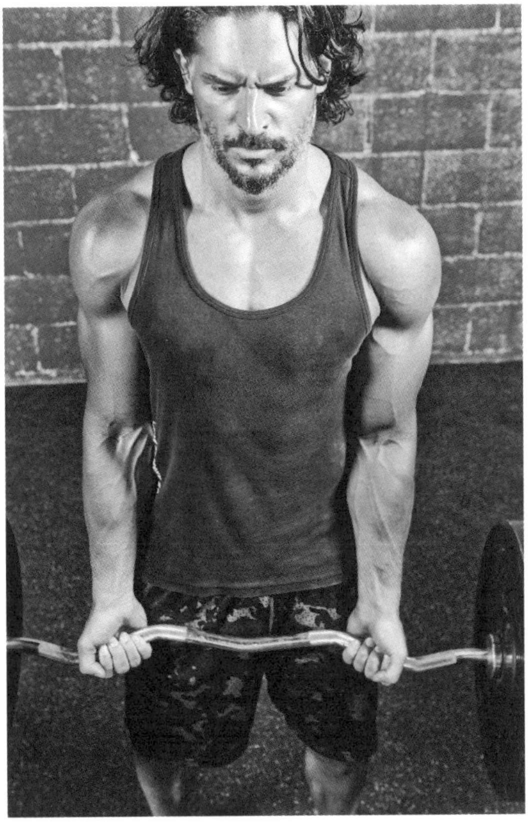

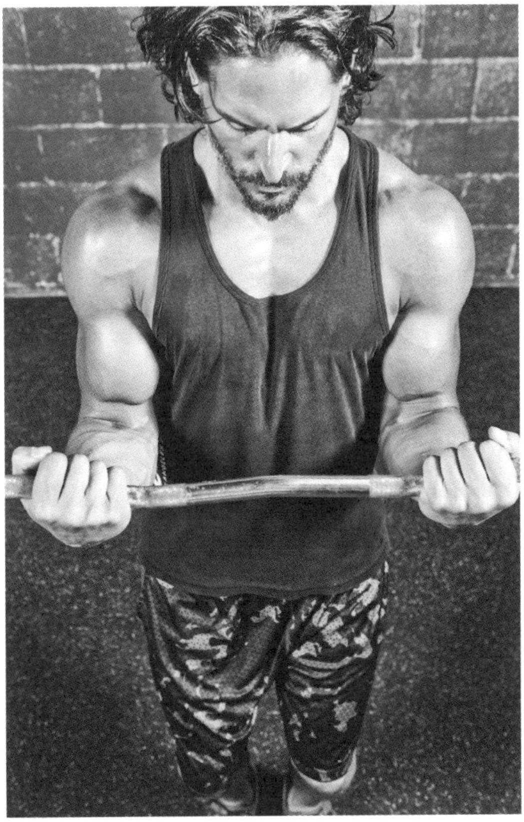

Scottcurls

1. Die Oberarme auf das schräge Polster einer Curl-Hantelbank stützen und die Stange vor dem Körper halten. Die Ellbogen sind etwa um 5 Grad gebeugt, die Hände ungefähr 15 cm auseinander.

2. Ohne die Oberarme zu bewegen (sie bleiben auf dem Polster), die Ellbogen beugen und die Hantel an die Schultern ziehen.

3. Pause machen, dann die Hantel langsam in die Ausgangsposition absenken.

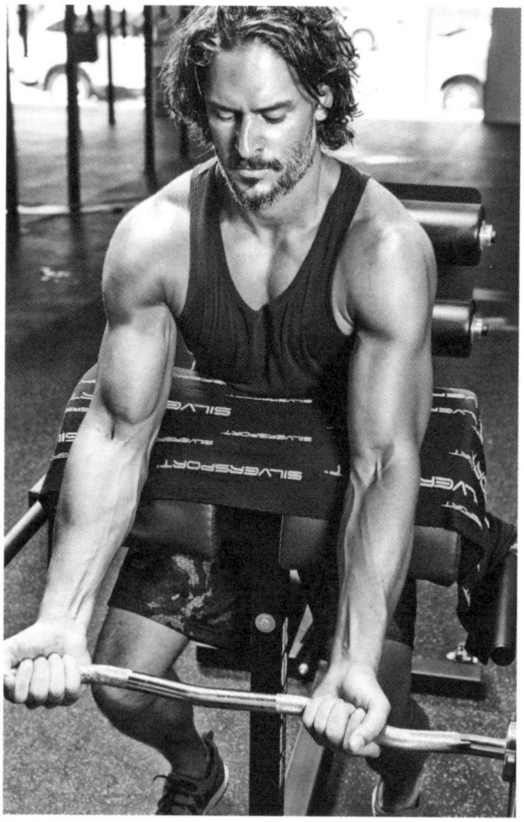

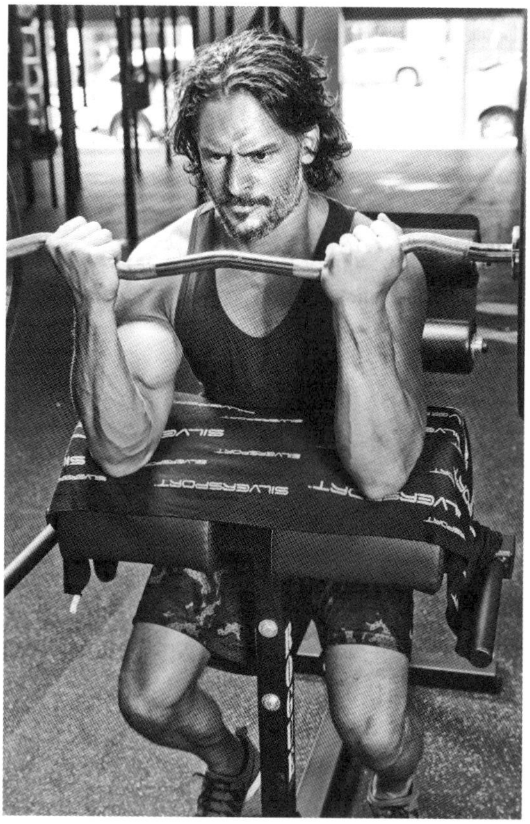

Scottcurls pulsierend

1. Die Oberarme auf das schräge Polster einer Curl-Hantelbank stützen und die Stange vor dem Körper halten. Die Ellbogen sind etwa um 5 Grad gebeugt, die Hände ungefähr 15 cm auseinander.

2. Ohne die Oberarme zu bewegen (sie bleiben auf dem Polster), die Ellbogen beugen und die Hantel an die Schultern ziehen. Während Sie die Hantel so weit nach oben ziehen, wie Sie können, kleine „pulsierende“ Reps einschieben, indem sie den Bizeps anspannen, wenn die Hantel ganz oben ist.

3. Pause machen, dann die Hantel langsam in die Ausgangsposition absenken.

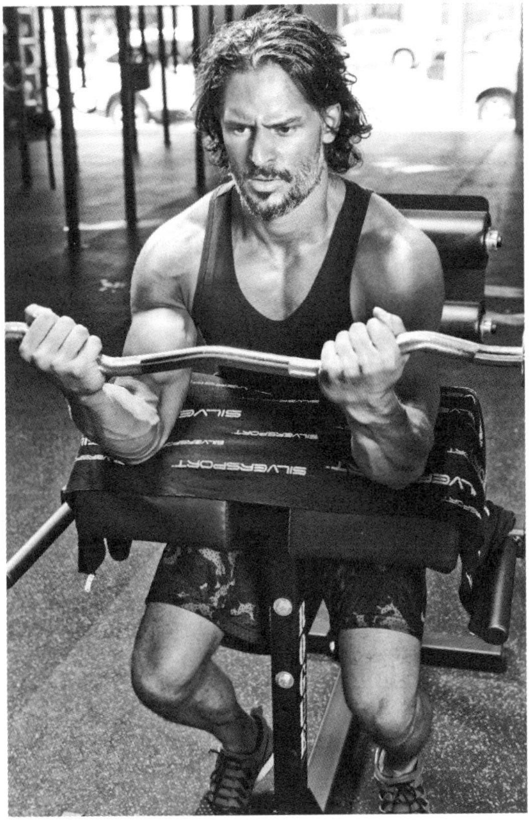

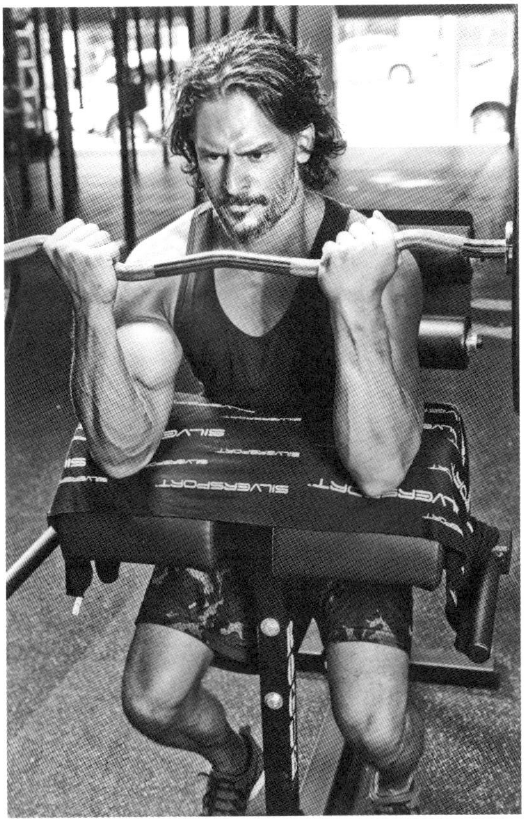

Beidarmige Kurzhantelcurls sitzend

1. Auf einer Bank sitzend ein Paar Kurzhanteln packen und die Arme an den Seiten nach unten hängen lassen. Die Handflächen zeigen nach vorn.
2. Ohne die Oberarme zu bewegen, die Ellbogen beugen und die Hanteln so nahe wie möglich an die Schultern ziehen.
3. Pause machen, dann die Hanteln langsam in die Ausgangsposition absenken.

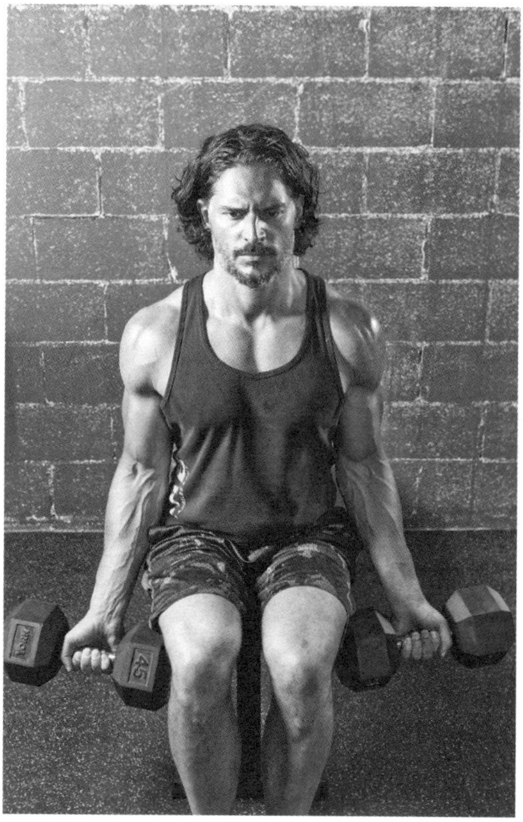

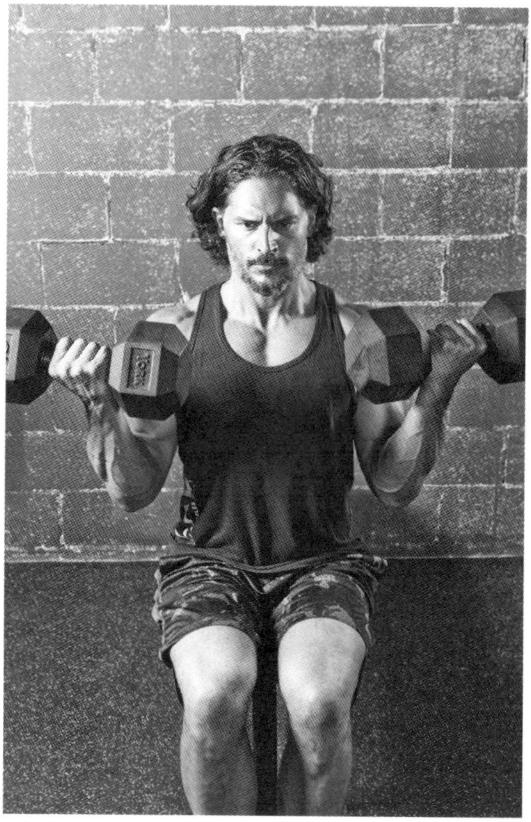

Hammercurls mit Kurzhanteln

1. Ein Paar Kurzhanteln mit Hammergriff packen. Die Handflächen sind einander zugewandt. Mit schulterweit gespreizten Beinen aufrecht stehen.

2. Die Bauchmuskeln anspannen, die Ellbogen beugen, bis die Hanteln sich auf Schulterhöhe befinden. Die Handflächen bleiben einander zugewandt.

3. Am höchsten Punkt der Bewegung Pause machen und den Bizeps anspannen, dann die Hanteln in die Ausgangsposition absenken.

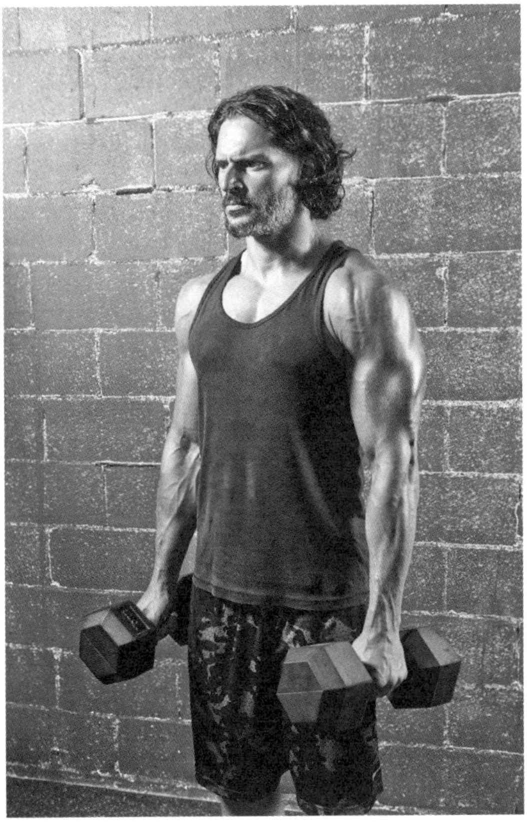

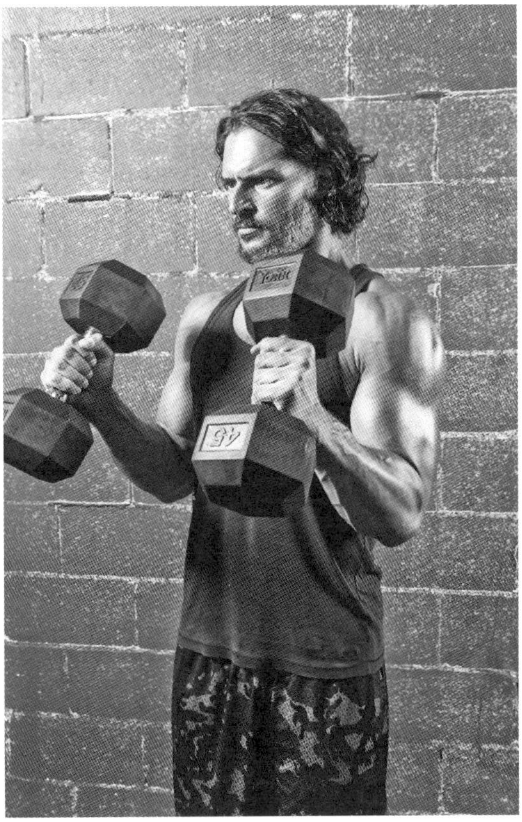

Hammercurls am Kabelzug

1. Den Kabelgriff mit Hammergriff packen – die Handflächen sind einander zugewandt – und die Arme nach unten hängen lassen.

2. Ohne die Oberarme zu bewegen, die Ellbogen beugen und das Seil so nahe wie möglich an die Schultern ziehen.

3. Pause machen, dann den Griff in die Ausgangsposition absenken.

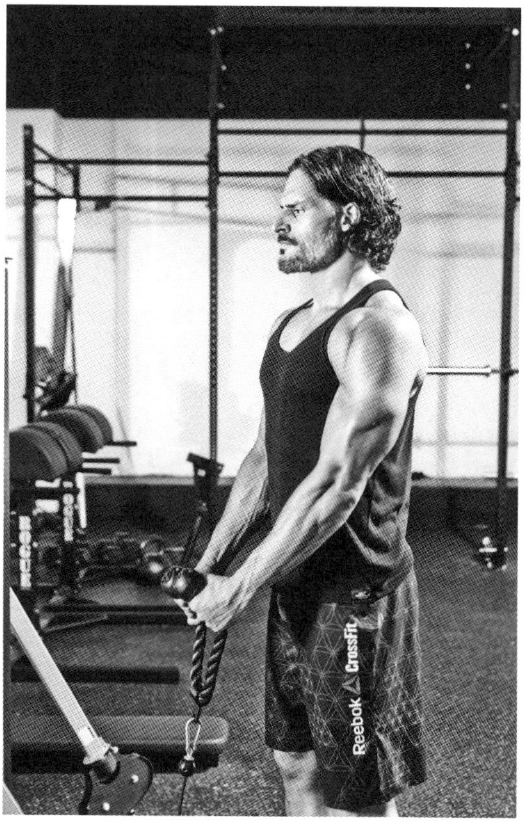

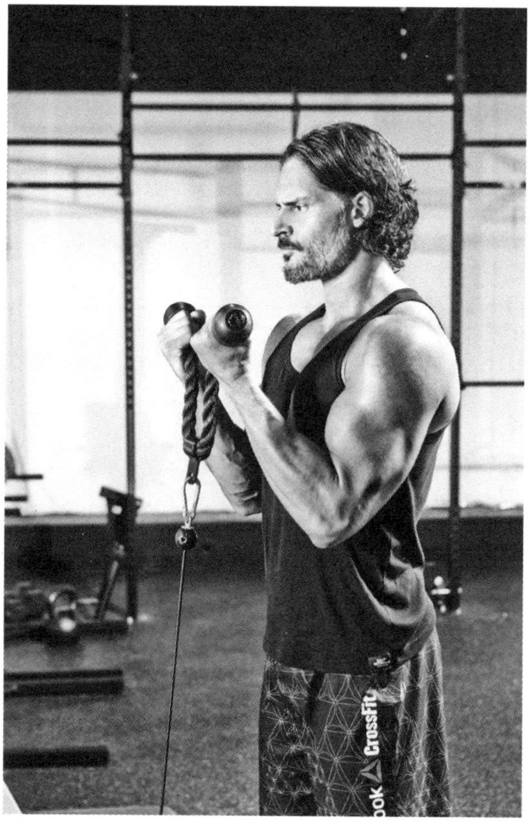

Dreifache Kurzhantelcurls

1. Die Arme parallel zum Boden ausstrecken. Dann die Ellbogen so oft wie vorgeschrieben abwechselnd beugen. Während ein Arm sich beugt, ist der andere mit der Hantel gestreckt.

2. Die Arme liegen an den Seiten. Mit beiden Armen gleichzeitig so viele einfache Armbeugen wie vorgeschrieben machen.

3. Auf einer Schrägbank im Sitzen zurücklehnen und die Arme hängen lassen. Mit beiden Armen gleichzeitig Armbeugen machen. Versuchen Sie dabei, mit dem kleinen Finger die Achselhöhle zu erreichen, ohne den Winkel des Oberarms zu verändern (also nicht schwingen).

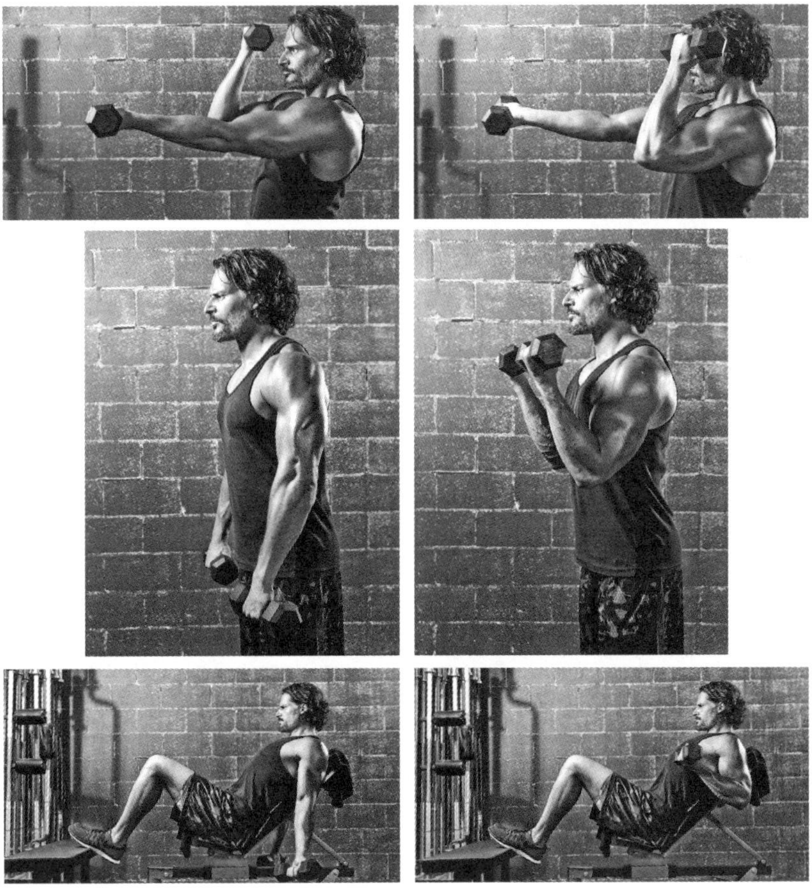

Kabelcurls mit gerader Stange

1. Die gerade Stange eines Kabelzugs mit Untergriff packen und die Arme nach unten hängen lassen.

2. Ohne die Oberarme zu bewegen, die Ellbogen beugen und das Seil so nahe wie möglich an die Schultern ziehen.

3. Pause machen, dann den Griff in die Ausgangsposition absenken.

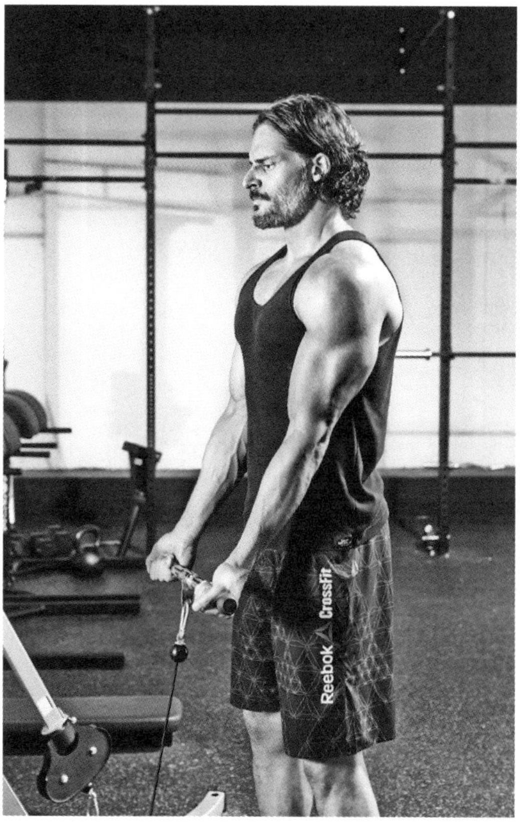

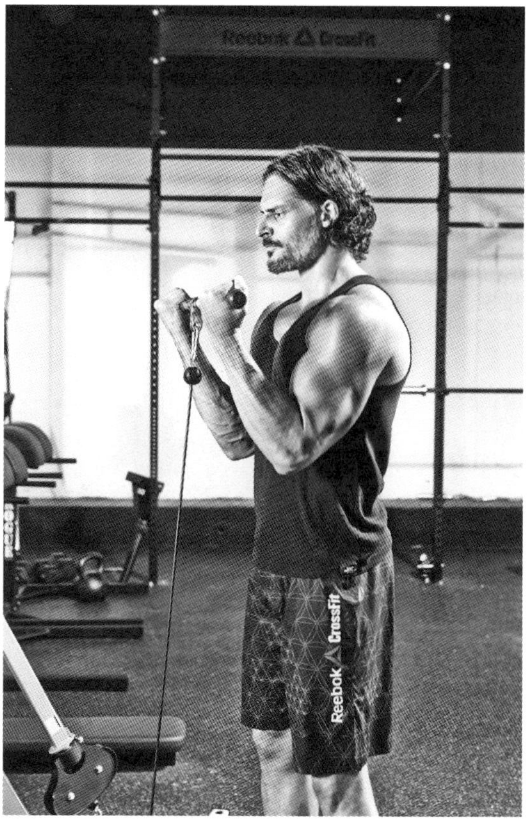

Alternierende Kurzhantelcurls

1. Mit schulterweit gespreizten Beinen aufrecht stehen und dabei in jeder Hand eine Kurzhantel halten. Die Handflächen zeigen nach vorn.

2. Die rechte Hantel an die rechte Schulter ziehen, die andere bleibt an der linken Seite. Versuchen Sie, den Ellbogen möglichst wenig zu bewegen und nicht mit dem Kreuz nachzuhelfen.

3. Wenn die Hantel oben ist, eine Sekunde pausieren, dann in die Ausgangsposition zurückkehren und die Bewegung mit der linken Hantel wiederholen.

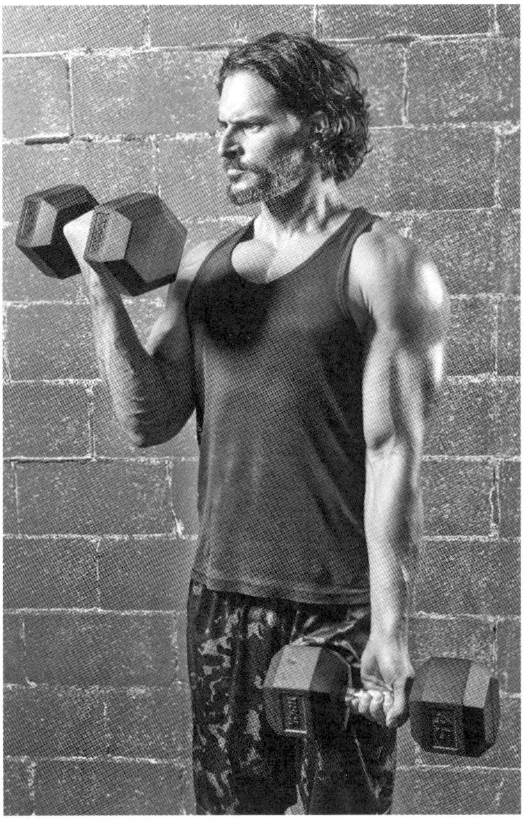

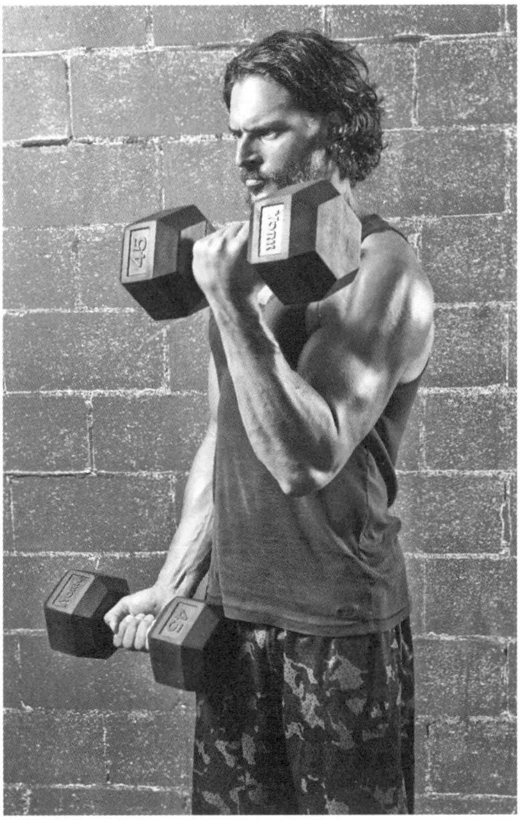

Alternierende Kurzhantelcurls, eingedreht

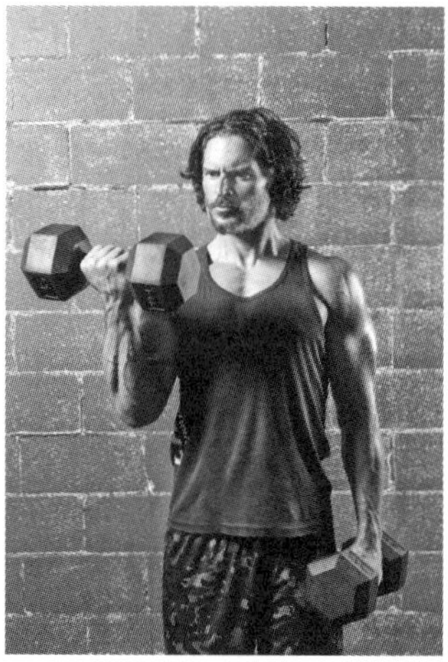

1. Mit schulterweit gespreizten Beinen aufrecht stehen und dabei in jeder Hand eine Kurzhantel mit Obergriff halten. Die Handflächen sind den Körperseiten zugewandt.

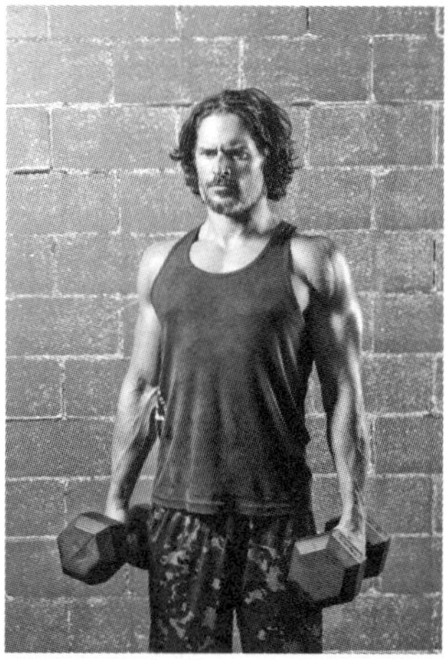

2. Die rechte Hantel an die rechte Schulter ziehen, die andere bleibt an der linken Seite. Versuchen Sie, den Ellbogen möglichst wenig zu bewegen und nicht mit dem Kreuz nachzuhelfen.

3. Beim Beugen des Arms den kleinen Finger zur Decke hin drehen. Dadurch wird der Bizeps stärker kontrahiert.

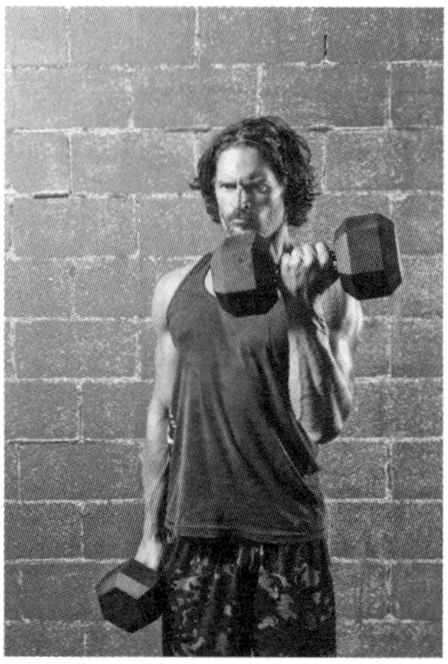

4. Wenn die Hantel oben ist, eine Sekunde pausieren, dann in die Ausgangsposition zurückkehren und die Bewegung mit der linken Hantel wiederholen.

Curls mit Obergriff

1. Eine Langhantel mit Obergriff packen. Die Handflächen zeigen nach unten, die Hände sind schulterweit auseinander.

2. Die Arme hängen lassen, ohne die Ellbogen ganz zu strecken. Die Schultern bleiben hinten. Nun die Hantel in Richtung Schultern ziehen.

3. Wenn die Hantel oben ist, einen Moment halten, dann langsam absenken.

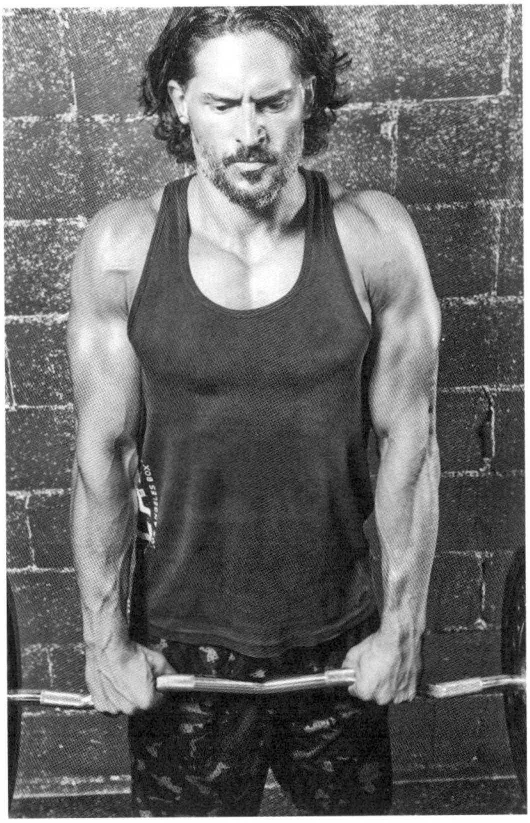

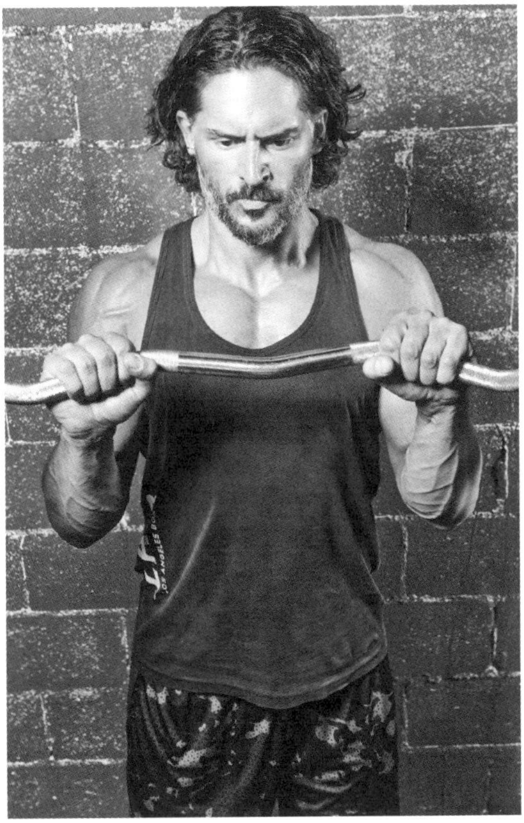

Seitwärts springen

1. Suchen Sie eine Linie auf dem Fußboden. Es kann eine Fuge zwischen Dielen oder Matten, ein Klebeband, ein Sprungseil oder ein Handtuch sein – alles, was brauchbar ist.

2. Mit beiden Füßen an einer Seite der Linie stehen. 30 Sekunden ohne Pause seitwärts über die Linie und zurück hüpfen. Die Sprünge sollten schnell aufeinander folgen. Immer mit beiden Füßen gleichzeitig springen und landen.

Vorwärts und rückwärts springen

1. Suchen Sie eine Linie auf dem Fußboden. Es kann eine Fuge zwischen Dielen oder Matten, ein Klebeband, ein Sprungseil oder ein Handtuch sein – alles, was brauchbar ist.

2. Mit beiden Füßen an einer Seite der Linie stehen. 30 Sekunden ohne Pause vorwärts und rückwärts über die Linie hüpfen. Versuchen Sie, die Linie nicht zu berühren, vor allem nicht beim Rückwärtssprung.

Radfahren

1. Sie liegen mit den Händen hinter den Ohren flach auf dem Boden. Die Beine etwa 15 cm hochheben und die Schultern anheben, sodass die Arme ein breites V bilden.

2. Nun mit Einsatz der Bauchmuskeln den rechten Ellbogen zum linken Knie führen. Entspannen, dann den linken Ellbogen zum rechten Knie führen. So weitermachen und dabei jedes Mal die Seite wechseln.

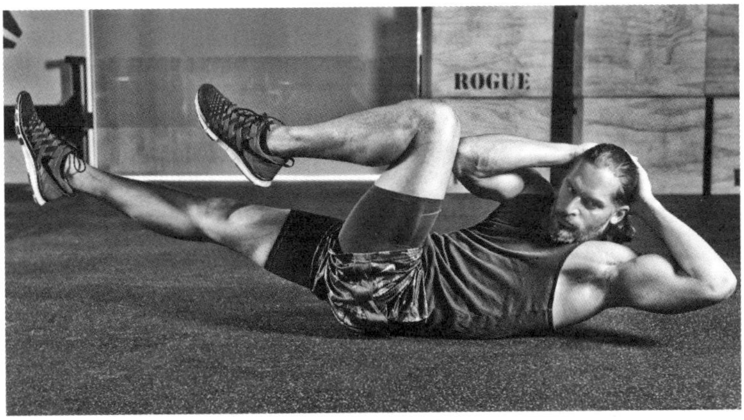

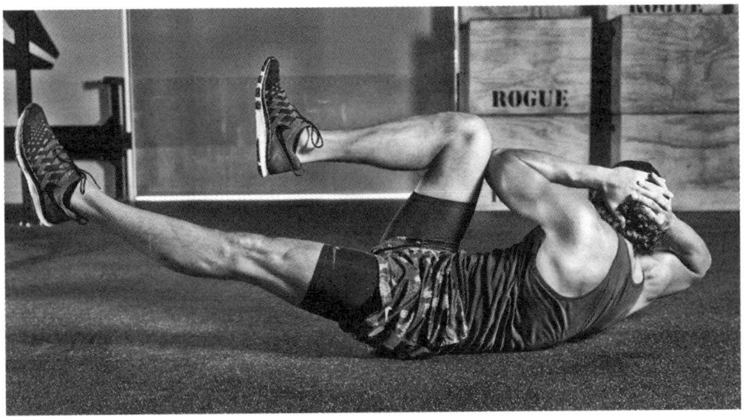

Bauchpressen

1. Mit gebeugten Knien auf den Rücken legen. Die Finger hinter den Ohren leicht auflegen – aber nicht am Hals ziehen.

2. Den Oberkörper langsam in Richtung Knie aufrichten, bis die Schultern 10 bis 15 cm vom Boden entfernt sind. Ein paar Sekunden halten, ohne dass das Kreuz vom Boden abhebt.

3. Den Oberkörper langsam in die Ausgangsstellung absenken.

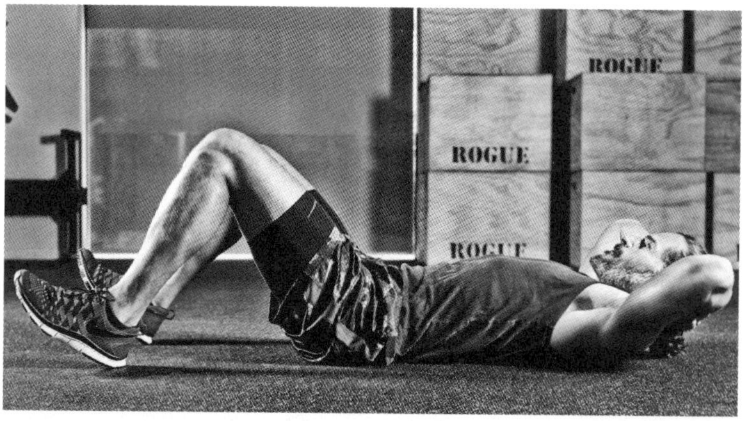

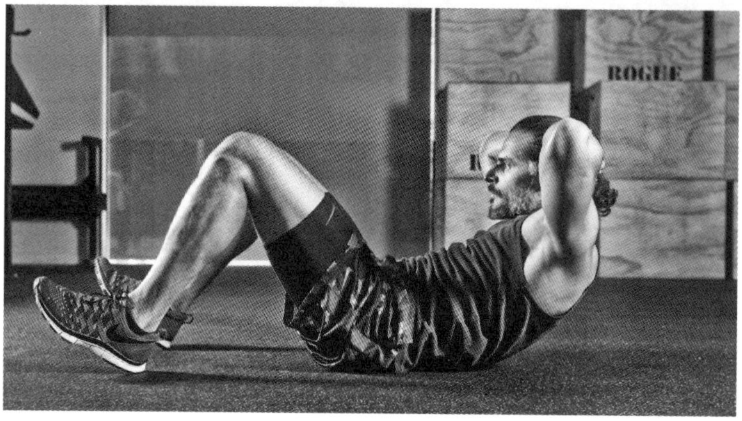

Beinheben hängend

1. Sie hängen an einer Stange. Die Hände sind etwas mehr als schulterweit auseinander, die Beine hängen gerade nach unten.

2. Den Rumpf durch Drehung des Beckens zum Körper hin nach oben beugen, dann langsam die Knie so nah wie möglich an die Brust führen. Versuchen Sie, den Rücken nicht zu wölben.

3. Nun die Knie langsam senken, bis die Beine sich wieder in der Ausgangsposition befinden.

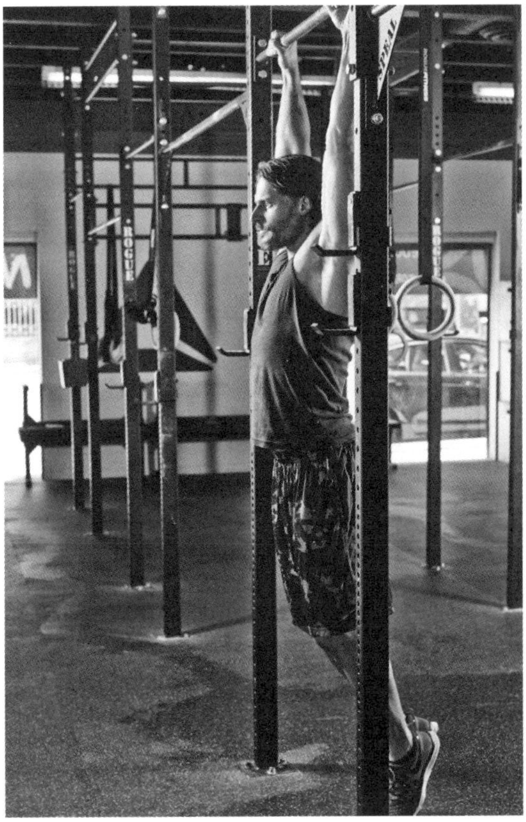

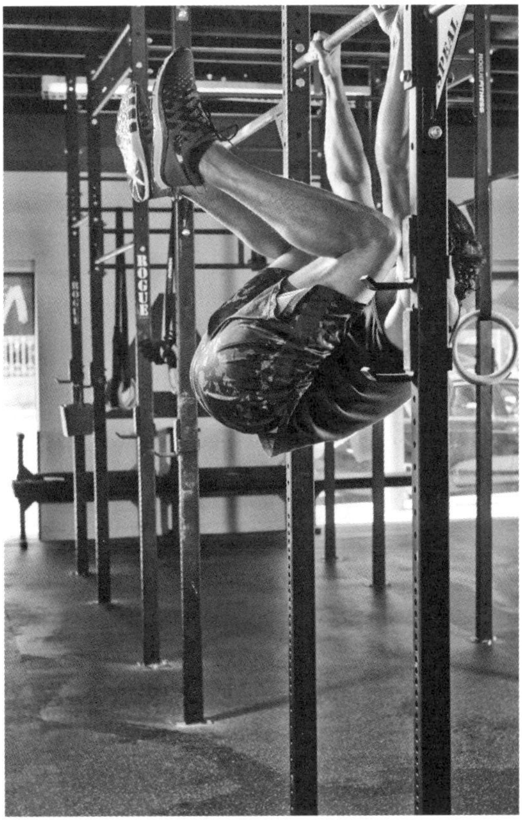

Verkehrte Bauchpressen

1. Rücklings auf einer Bank liegend die Bank neben dem Kopf greifen und die Beine strecken. Das Kreuz bleibt fest auf der Bank.

2. Langsam die Knie anheben und dadurch die Hüften von der Bank rollen, bis die Knie die Ellbogen berühren.

3. Dann die Hüften so langsam absenken, dass die Wirbel, die nacheinander die Bank berühren, einzeln zu spüren sind.

4. Wenn die Hüften auf der Bank liegen, langsam die Füße nach vorn strecken, bis die Beine gerade sind.

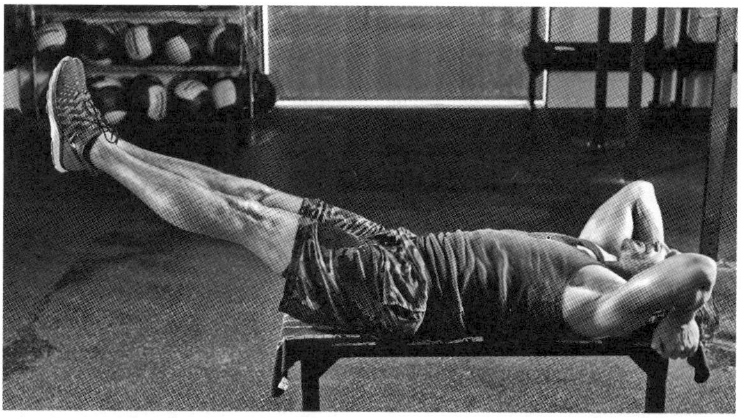

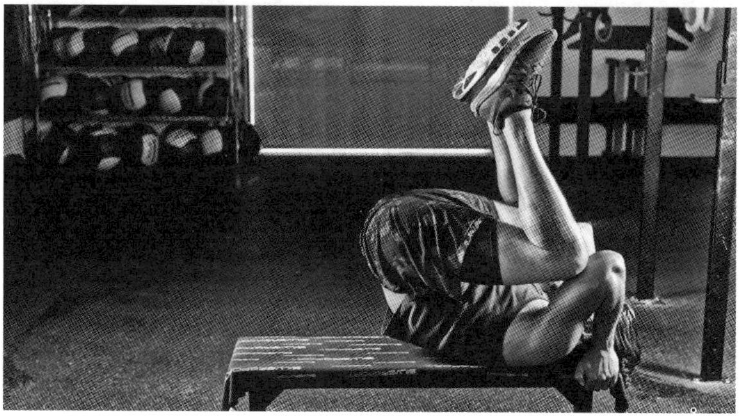

Umgekehrtes Radfahren

1. Anfangsposition wie beim „Radfahren“ einnehmen. Dann mit den Füßen „in die Pedale treten“, als würden Sie auf einem riesigen Fahrrad rückwärtsfahren.

2. Die Hände bleiben hinter dem Kopf, die Schulterblätter bleiben angehoben. Den Oberkörper als Einheit drehen, bis der linke Ellbogen das rechte Knie berührt, dann der rechte Ellbogen das linke Knie und so weiter.

3. Anmerkung: Das Tempo dieser Übung ist niedrig. Die Beine werden vollständig gestreckt.

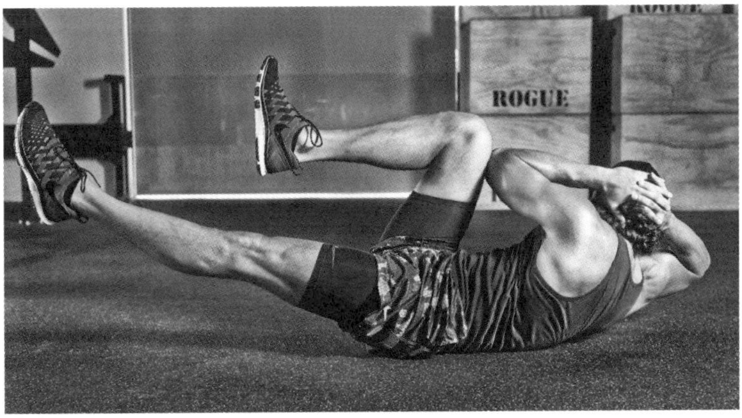

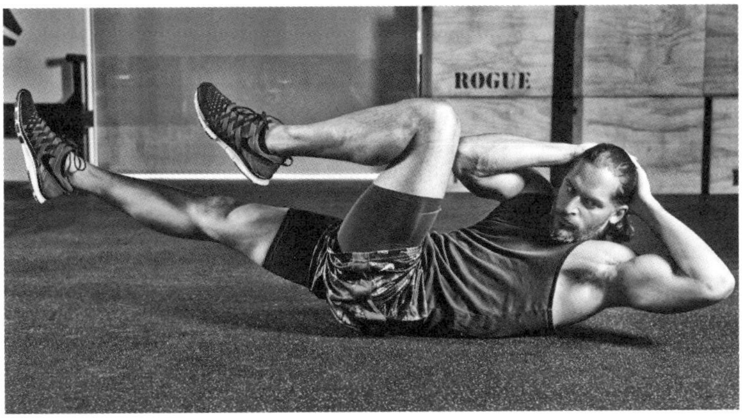

Bergsteiger

1. Die Liegestütz-Stellung einnehmen. Die Hände sind etwas mehr als schulterweit auseinander. Der Körper bildet von den Knöcheln bis zum Kopf eine Gerade.

2. Die Bauchmuskeln anspannen – als bekämen Sie gleich einen Faustschlag in den Bauch – und diese Kontraktion während der ganzen Übung beibehalten. Den rechten Fuß anheben und das Knie so weit wie möglich zur Brust führen. Dabei nicht die Position des unteren Rückens verändern.

3. Den Boden mit dem rechten Fuß berühren, dann in die Ausgangsstellung zurückkehren. Mit dem linken Bein wiederholen.

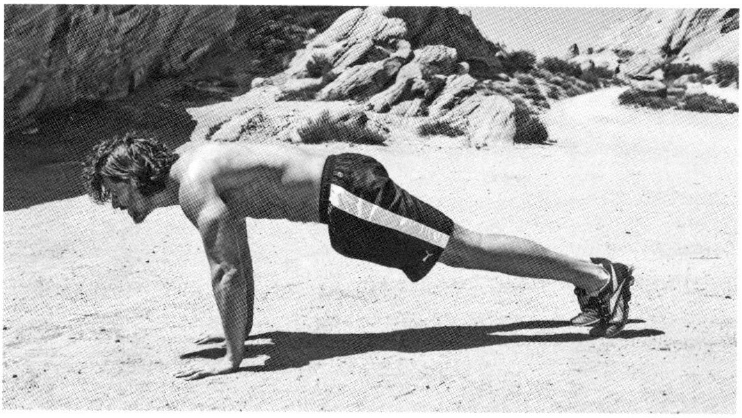

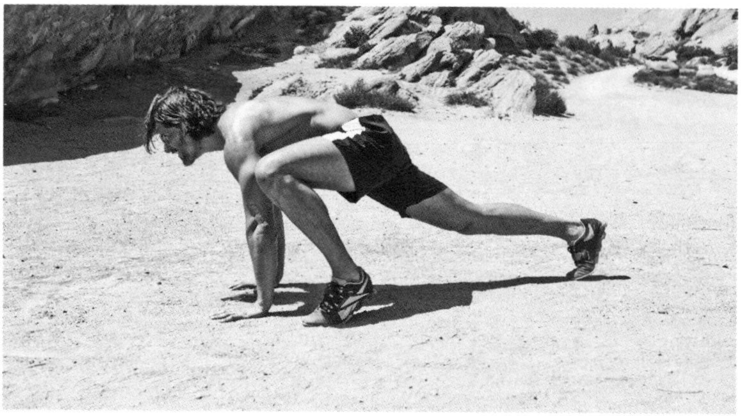

Zehen an die Stange

1. Sie hängen an der Klimmzugstange. Die Hände sind etwa schulterweit auseinander, Arme und Beine sind so gestreckt wie möglich.

2. Die Beine nach vorn schwingen und mit den Füßen die Stange über dem Kopf berühren. Dann Beine und Füße wieder vollständig zum Boden hin strecken. Jede Berührung der Stange mit den Füßen ist eine Rep.

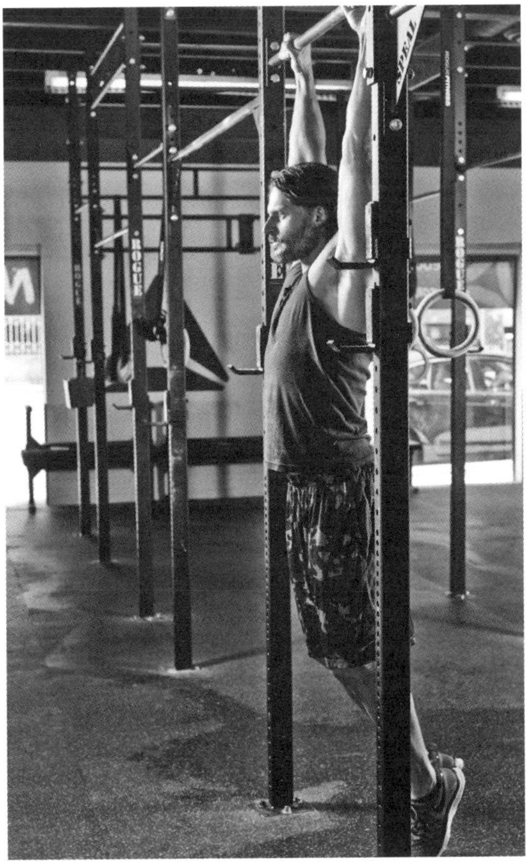

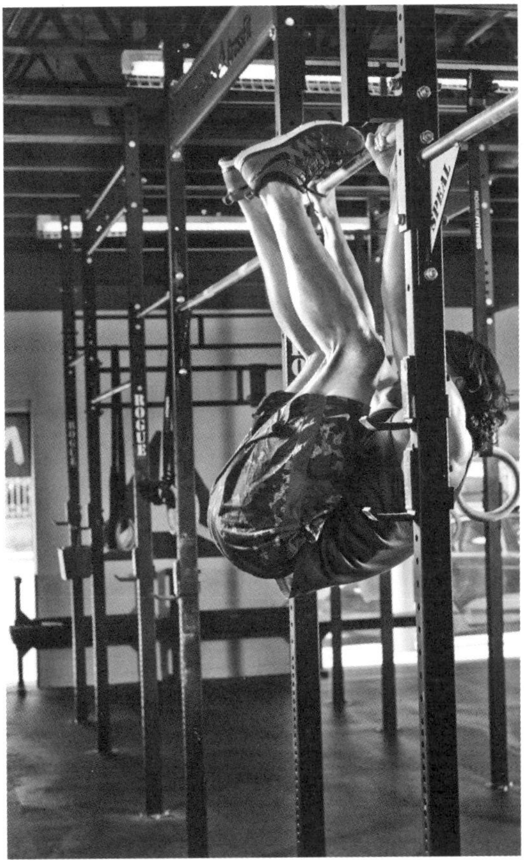

Danksagungen

Ich danke Adam Bornstein, dem größten Fitnessexperten auf diesem Planeten, ohne den das alles nicht möglich gewesen wäre.

Mein Dank gilt Simon Green und CAA. Jeremie Ruby-Strauss, Emilia Pisani, Jen Bergstrom und dem Team bei Simon & Schusters Gallery Books. Colleen Schlegel bei Artist Management. Lisa Perkins bei Fifteen Minutes. Den „B&R West Side Guys“. Meinen Brüdern Rich, Robbie und Geoff alias „the ’Scoes cheat-meal gang“.

Dem besten Fitnessfotografen der Welt, Patrik Giardino. Shawn Perine und der Zeitschrift *Muscle & Fitness*. Dan Jones. *Men's Health*-Magazinen weltweit. Der Zeitschrift *Muscle & Body*. Brantt Myhres. David Paul. Gordon Alatorre und GLA Masonry. Rodolfo Martinez. Jo Jo Odyssey. Daniel Ketchell. Jonathan Kundly. Don Swayze, der mir seine inspirierende Geschichte erzählte. Bridget für all ihre Liebe und Unterstützung und Geduld und Hausmannskost! Meinem Bruder und besten Freund Nick. Meinem Vater, der mir Disziplin beibrachte und mich lehrte, nur das Beste zu akzeptieren. Meiner Mutter, die mir nur Biokost zu essen gab, sich jahrelang mit mir ins Fitnessstudio schlich und immer mein größter Fan war.

Meinem Mentor Dr. Jim „Moon Dog“ Mooney, der das solide Fundament legte, zu dem ich jederzeit zurückkehren konnte, einerlei, wie weit ich mich davon entfernte. Der Ikone Arnold Schwarzenegger, der eine Generation von Männern inspirierte, stärker und produktiver zu werden, dafür, dass er mein Freund ist. Ron Mathews bei Reebok CrossFit LAB in L.A., dem besten Trainer der Welt, meinem Freund und persönlichen „Dr. Frankenstein“, der mein Leben änderte und mir half, endlich den Drachen zu besiegen, der mich gejagt hatte, solange ich zurückdenken konnte: mein Potenzial.

Und allen Trainingspartnern in allen Studios in allen Städten in all diesen Jahren auf der ganzen Welt. Dieses Buch ist für euch.